법정신의학

-사례연구-

Bernard Glueck

오 채 근 옮김

圖書出版 하나醫學社

역자 서문

임상 정신의학에 익숙한 대부분의 정신과 의사들에게 법정신의학은 다소 생소하게 느껴지는 것이 현실이다. 하지만 실제 임상현장에서 정신과 의사들은 법과 관련된 문제에 깊이 관여하여 왔고 앞으로도 그러한 요구는 더욱 증가할 것이다. 법정신의학은 이러한 법적 문제의 해결에 도움을 주기 위해 등장한 것이다. 그렇지만 법정신의학이 그 사회적 역할을 충실히 수행하기 위해서는 정신과 임상측면에서의 지식의 축적뿐 아니라 법정의학으로서의 기본 원칙에 대한 이해와 기준정립이 있어야 하며 다른 한편으로 법적, 사회적 문제에 내재된 정신의학적 문제를 정신과 영역에서 다룰 수 있는 법적, 제도적 장치가 필요하다.

그러나 오늘날 우리의 현실은 아직 법정신의학에 대한 합의된 기준도 없을 뿐더러 기본 교과서조차 정립되어 있지 않다. 나아가 제도적 측면에서 법정신의학적 연구를 전문적으로 수행할 수 있는 여건 역시 아직은 미미한 형편이다.

이 시점에서 법정신의학 사례연구를 소개하게 된 것은 법정신의학의 출발점이 된 선구적 연구를 그대로 제시해 줌으로써 법정신의학을 이론이 아닌 사실적 측면에서 바라볼 수 있도록 하기 위함이다.

현재의 법정신의학은 범죄와 관련된 정신질환의 평가, 예측, 치료 뿐 아니라 재판과 관련된 감정, 범죄 수사와 관련된 각종 평가 및 예측, 나아가 사법절차와 관련된 정신과적 문제 전반을 다루고 있다. 이러한 광범위한 법정신의학에 대해 우리현실에 맞는 체계적인 이론서의 도입이 시급함에도 불구하고 Bernard Glueck(1884-1972)의 저서를 먼저 출간하게 된 것은 본서가 법정신의학을 바람직하게 발전시켜 나가는데 도움을 줄 수 있으리라는 생각 때문이었다.

법정신의학은 법문제 해결을 위한 정신의학이지만 본질적으로 의학이지 법학이 아니다. 따라서 의학적 전문성이 절대적으로 중요한 것이다. 그럼에도 불구하고 법정신의학과 관련된 전문성이 법학에서뿐만 아니라 의학에서조차도 간과되고 있는 것이 현실이다.

정신과 의사라면 한 개인의 정신적 문제가 가정의 문제가 되고 나아가 법적, 사회적 문제의 근본원인이 된다는 사실을 누구나 인정할 것이다. 그렇지만 대부분의 정신과 의사들은 한 개인의 문제가 가정을 벗어나게 되면 정신과 영역이 아닌 법률가들이 다루어야 할 문제로 선을 긋게 된다. 법률가들 역시 법적, 사회적 문제의 근원에는 한 개인의 병리적 문제가 있다는 점을 간과하고 있다. 본서가 다루는 내용은 범죄자 전문병원에서 발생한 실제 사례의 임상적 측면을 다루고 있다. 따라서 본서의 내용은 의학적 내용이 주를 이루며 일반 정신과 의사들이 접하기 어려운 영역을 소개하고 있다. 즉 Glueck 자신이 법정신의학 전문병원에서 다룬 죄수들의 정신병, 소송편집증, 꾀병, 병적 절도에 대한 사례를 소개하고 있다. 비록 여기서 다루는 내용이 몇 가지 영역에 제한되어 있지만 중요한 점은 법정신의학적 전문성은 이처럼 직접 사례를 통한 임상적 경험의 축적이 없이는 발전할 수 없다는 점이다. 법정신의학이 발전하기 위해서는 법적 영역으로 넘어간 정신과 환자들을 정신과 의사가 다룰 수 있는 여건이 조성되어야 한다. 그래서 반사회적 성격장애, 성도착 등을 비롯한 각종 범죄에서부터 민사적 문제에 이르기까지 정신과 환자이지만 정신병원이 아닌 법정에 먼저 서게 되는 많은 사례들을 정신과 의사가 일정 부분 관여할 수 있어야 한다. 또한 이러한 문제를 다루는 법조인들도 인간의 자유의지의 이면에 있는 생물학적 요인에 대한 인식이 절실히 요구된다. 이러한 과정을 통해야만 우리 사회의 문제를 근본적으로 해결할 수 있는 법학적, 의학적 전문성의 토대가 이룩될 수 있을 것이다. 본서는 그러한 출발점에서 의사나 법조인 모두에게 법정신의학에 대한 이해를 돕는데 일정 정도 도움이 되리라 생각된다.

끝으로 이 책이 나올 수 있도록 도와주신 대한법정신의학회 최상섭 회장님과 관계자 분들께 감사드리며 옆에서 조언을 많이 해준 정희순 파트너에게도 감사의 말씀을 드린다.

2009. 12. 연구실에서

오채근

서문

1810년 Franz Joseph Gall이 "죄의 크기나 형벌의 크기는 위법행위 자체에 대한 조사에 의해서가 아니라 위법행위를 저지른 개인에 대한 조사에 의해서 결정된다"라고 말했을 때, 그는 오늘날에는 당연한 것으로 여겨지는 새로운 사상을 제시한 것이었다. 이것은 피할 수 없는 결과로서 범죄자의 인격을 구성하는 다양한 사회적 기제에 대한 활발한 관심을 불러일으켰고 점차 범죄의 억제는 법적 문제가 아니라 의사, 사회학자, 경제학자들의 문제라는 확신을 주게 되었다. 오늘날 가장 중요한 사회적 문제인 범죄에 대한 방향 제시는 그것이 무엇이든지 간에 형법과 형사절차에서 논의되는 추상적이고 다소 메마른 주제에 대한 숙고가 아니라 경제학자, 사회학자, 의사, 특히 정신병리학자들이 수행한 연구 업적에서 기인하였다. 현대 범죄학자들의 슬로건은 법령에 의해 정해지는 특정 범죄에 대한 특정 형벌의 정확한 적용이 아니라 범죄자 개개인에 대한 모든 관점과 각도에서의 철저한 조사이다. 실제로 형벌에 대한 개념은 교정과 개선의 관점으로 변해가고 있다. 이러한 급격한 변화 추세는 단순히 현대 사회의 잘못된 감성주의로 간주될 수 없다. 범죄를 우리 사회 중심부로부터 박멸하기 위하여 우리 사회가 기대고 있는 단순한 처벌적 범죄학은 완전한 실패임이 입증되었다는 최종적인 확신에 따른 필연적 결과로 보아야 한다. 따라서 범죄의 억제로서 형벌에 대한 관점은 서서히 현대 범죄학자들 사이에서 사라져 가고 있다. 대신 우리들은 짧은 기간 동안이지만 가석방, 부정기형, 집행유예 등과 같은 조치를 실험하고 있다. 오늘날 공정한 재판을 위해 이러한 조치를 이용함에 있어 범죄를 범한 범인이 아니라 범죄행동만을 다루는 과거의 단순한 처벌적 방법의 잘못된 점을 경계해야 한다는 것은 아무리 강조해도 지나치지 않다. 이론적으로 충분한 근거가 있는 집행유예, 가석방 등과 같은 새로운 조치가 범죄학내의 문제점을 실제적으로 다루는데 그 정당성을 확보하려면 우리는 반드시 고려해야만 하는 것이 있다. 즉, 인간은 교정과 개선의 가능성에 있어서 매우 큰 개인차가 있고 일부 사람들은 그들의 질적 또는 양적 측면에서의 심리학적 기질특성 때문에 절대적이고 영구적으로 교정불가능하고 그들의 문제를 해결하는 유일한 방법은 사회로부터 영구적 격리라는 사실은 매우 분명하고 당연한 자연현상의 하나라는 점이다. 범죄학내에서 정신병리학자들의 위치를 자리매김 할 수 있는 것은 이러한 매우 중요한 면이 있기 때문이다. 범죄학내의 문제를 해결하는데 도움을 주기 위해서 정신병리학자들이 새로운 방법을 찾을 필요는 없고 정신질환의 문제를 규명하는데 그들이 도와온 사람들을 토대로 할 수 있다. 범죄학은 정신병리학의 통합된 한 부분이기 때문에 범죄는 심리학적 수준에서 적절히 적응하는데 실패했음을 나타내는 비정상적 행동의 한 유형이다.

우리가 정신병리에 대한 참된 통찰을 얻고 좀 더 정확한 예후를 줄 수 있게 된 것은 클래펠린(Kraepelin)학파의 출현과 함께 객관적 사실에 대한 집중적 추구와 이에 따른 정신질환의 분류 및 정확한 기술을 할 수 있게 된 때에 비로소 가능하게 된 것이다. 이러한 순수한 서술적 방식의 연구는 오늘날 정신분석적 방법에서 볼 수 있듯이 얻어진 사실에 대해 철저히 분석하는 방식으로 이어지고 있다. 범죄학도 궁극적인 해답을 얻기 위해서는 위와 같은 경로를 따라야 한다는 점은 현재 모든 사려 깊은 연구자들 사이에서 인정되고 있다. 본서는 이러한 방향에서의 노력을 반영한다. 본서는 정신병리학자의 관점에서 범죄 유형에 따라 잘 정리된 사례를 제공하고자 했고 적어도 한 사례에서는 상습절도의 기저에서 생물학적 요인이 작용하는 경우에 대해 정확하고 집중적인 심리적 분석을 시도했다. 그러나 어렵고 복잡한 공식화를 시도하지는 않았다. 범죄자들에 대한 우리의 지식은 대단히 미미하여 신뢰할만한 결론을 내리는데 어느 한 결론만을 정당화하지는 못했다. 그러나 제공된 임상적 자료는 범죄학적 문제에 대한 정신병리학적 방식의 접근방법의 필요성을 충분히 강조하고 있다고 생각한다. 이러한 문제에 대하여 시카고 소년법원과 연계한 윌리엄 힐리(Healy) 박사와 다른 많은 지역의 정신병리학자들에 의해 수행된 훌륭한 연구업적은 정신 병리적 접근방식이 점차 우리 사회에서 인정받아가고 있다는 사실을 증명하고 있다. 우리는 교도소가 범죄자들을 연구하는 진료소의 기능을 제공할 날이 멀지 않았다는 바램과 임상적 지식에 대한 교육이 적어도 검사들의 교육과정의 한 부분이 될 수 있을 것이라는 희망을 갖고 있다.

Bernard Glueck

차례

1장

수감자들의 정신병 발생과 관련된 정신병리학

수감자들의 정신질환은 본질적으로 순수히 심리적 원인에 기인되는 것으로 볼 수 있다는 사실은 일반적으로 인정되고 있다. 과거의 정신과의사들은 이러한 사실을 크게 강조했고 현재 그러한 관점은 정신분석적 접근방식에서 다시 부활하고 있다. 지난 수십 년간 정신과를 지배했던 과도한 생물학적 접근에 대한 반발이 나타나고 있다. 이러한 움직임은 특히 임상 의사들에 의해 강조되고 있다. 왜냐하면 생물학적 접근방식에서 이들은 대부분의 정신질환에 대한 치료자로서 완전히 무기력함을 느꼈기 때문이다. 따라서 이와 다른 새로운 길을 모색할 것을 강요받고 있다.

블로러(Bleuler)는 그가 세계정신과 영역에서 차지하는 위치 때문에 이러한 문제에 대한 그의 태도는 흥미를 주고 있다.

"포렐(Forel)에 이어 취리히 정신의학과 교수 겸 부르그횔츨리 요양소 소장이었던 블로러는 정신 장애에서 나타나는 수많은 수

수께끼들은 해부학적 접근방식을 따라가서는 어떠한 해결책에도 도달할 수 없다는 확신을 하게 되면서, 오랫동안 심리학적 접근방식을 선택했다. 그가 이 방법을 취하게 된 것은 보호시설에 있는 장기입원환자들 중 고작 5분이 1정도만이 그들이 드러낸 정신적 문제(일탈)를 중추신경계의 해부학적 변화로 충분히 설명할 수 있었기 때문이었다."

정신과에서의 이러한 태도 변화에 의해 이루어진 결과는 그 존재를 정당화하기에 충분했다.

사람들은 특히 범죄자들의 정신이상에 관한 관찰과 조사로부터 정신장애(정신병)를 만들어내는데 있어 정신적 요인이 우세하다는 것을 더욱 확신하게 되었다. 한 개인이 정신질환을 통해 만족스런 타협을 추구하게 되는 갈등은 대단히 구체적이어서 그 원인과 결과에 대해 의문의 여지를 남기지 않는다.

크래펠린(Kraepelin)은 정신장애는 자유로운 상태에서보다 수감된 상태에서 10배는 더 자주 일어난다고 주장했다. 범죄자들은 실제 많은 예에서 이미 어느 정도 정신질환의 소인이 있기도 하지만 감옥에 수감되면 즉시 자신의 정신적 파괴가 쉽게 일어날 환경에 처해 있음을 발견한다. 투옥은 우발적 격정범의 정신에 더 나쁜 영향을 미치지만 자유의 상실에 따른 고통을 덜 느끼는 상습범도 감옥생활의 해로운 영향을 피할 순 없다. 대부분의 감옥은 좋지 않은 위생환경을 가지고 있고 운동과 신선한 공기가 부족하기 때문에 상습범죄자들 조차도 쉽게 정신적 파괴에 빠지게 된다. 그렇지만 무엇보다도 정신질환 발생에 중요한 역할을 하는 것은 고립, 외로움, 자유상실에 수반되는 우울과 정서적 충격이다. 이러한 우울과 정서적 충격은 죄수들을 자기반성에 빠지게 하고 자신이 한 일에 대한 후회, 미래에 대한 걱정과 불안을 느끼게 만든다. 이러한 현상은 아직도 여전히 자존심과 명예를 갖고 있는 우발적 범죄자들에게서 두드러진다. 투옥은 죄수들에게 정서적 충격에 직접 기인하는 다양한 정신질환을 일으킨다.

범죄자들의 정신병 발생의 정신병리적 기전은 공판을 기다리는 죄수들에게서 가장 잘 볼 수 있다. 여기서는 신체적 건강에 대한 투옥의 해로운 영향은 배제하고 병인론적 요인으로는 범죄수행과 그 결과가 초래하는 정서적 충격을 주로 조사한다. 감금, 교차신문 등이 정신에 미치는 강력한 영향, 결과의 불확실성과 염려는 모두 여기서 논의되는 요인들이다.

라이히(Reich)는 1871년에 공판을 기다리는 죄수들의 정신질환에 주목한 첫 번째 사람이다. 그는 감금 첫 수 시간 내에 발생하는 정신증상을 관찰했고 상황이 주는 정서적 충격과 정신병 사이의 관계는 분명하다는 점을 인식했다. 그는 급성 정신장애를 다음과 같이 기술했다. "투옥 후 수일 또는 수 시간 내에, 그리고 심한 정서적 충격 후 곧 정신적 긴장이 밀려온다. 수감자는 침묵하게 되고 골몰하게 된다. 일굴은 놀란 표성이고 거의 움직이지 않으며 시선은 허공을 바라보고 초점이 없다. 죄수가 움직이려고 한다면 그는 술에 취한 사람처럼 주저하게 된다. 현훈과 이명이 나타난다. 심한 불안에 휩싸이고 그러한 강력한 정서가 모든 다른 생각과 감각을 몰아내고 전체 인격을 지배한다. 의식은 점점 더 흐려지고 곧 착각, 환각, 망상이 나타난다. 죄수들은 특히 악마적 힘, 악령, 악마에 사로잡혀 박해를 받는다는 생각에 사로잡힌다. 이와 동시에 그들은 모든 종류의 신체감각에 대해 불평한다. 드물지만 경련이 일어날 수도 있다. 최종적으로 심한 운동성 흥분이 밀려온다. 죄수들은 시끄러워지고 비명을 지르고 목적 없이 배회하며 그들 앞에 놓인 모든 것들을 파괴한다. 이렇게 장애는 최고조에 도달한다. 이 단계에서 의식은 완전히 중단되고 이어서 기억상실에 빠진다." 라이히는 이러한 급성 수감자 정신병은 침범적 상황에서 발생하는 비정상적 정신과정에 포함될 수 있다고 제안했다.

라이히의 중요한 업적은 1888년 모에리(Moeli)가 그것에 다시 관심을 갖게 될 때까지는 이러한 분야에서 유일한 것이었다. 모에리는 모든 정신과정이 완전하고 명백하게 중단된 환자들에 대해 언급했다. 그들은 나이, 이름, 출생지와 같은 잘 알려져 있는 것들을 망각하고 동전과 같은 흔한 것들의 이름을 알지 못한다. 그렇지만 모에리는 비록 이들 환자들의 대답이 틀렸다하더라도 이들의 대답이 질문과 어떤 관계가 있다는 사실에 주목했다. 예를 들면, 저가의 지폐를 고가의 지폐로 착각하거나 우표를 종이라고 한다. 그들은 또한 그들의 과거 인생에 대하여 거짓된 기억을 만들어 내는 경향이 뚜렷이 나타난다. 가장 단순한 사고와 기억 활동의 장애가 있지만 그 밖의 행동이나 활동은 정상적이다.

독자는 위에 기술된 내용을 보고 즉시 잘 알려진 갠서증후군(Ganser syndrome)에 해당됨을 알 수 있을 것이다. 이러한 갠서증후군의 몇 가지 변형이 최근 빈번히 논의되고 있다. 갠서는 나아가 이들 사례에서 생생한 환시와 환청이 자주 나타난다고 주장했다. 동시에 다소간의 의식혼탁이 뚜렷이 나타나고 완전한 통각상실과 같은 히스테리 증상이 같이 나타난다. 회복에는 오랜 시간이 걸리지 않는다. 환자는 꿈에서 깬 듯이 갑자기 깬다. 그리고 일어난 사건에 대한 기억상실을 경험한다.

이러한 장애에 대한 많은 논의가 최근 여러 문헌에 나타나고 있다. 갠서증후군 또는 황혼상태(twilight state)는 점점 그 범위가 확장되고 있고 이들 상태의 몇 가지 변형은 별도의 독립된 상태로 분리되고 있다. 그렇지만 이 주제에 대한 여러 학자들의 주된 논쟁은 이러한 증후군이 히스테리로 볼 것인지 아니면 넓은 범위의 퇴행성 질환의 하나로 볼 것인지에 대한 것이다. 이러한 두 가지 견해는 모두 저명한 정신과의사들에 의해 주장되고 있다. 모에리는 최근 독성 탈진 정신병(toxic exhaustion psychosis)이 틀림없는 사례에서 갠서증후군을 관찰했다.

랙케(Raecke)는 모에리와 갠서에 의해 묘사된 이러한 질환을 정신병질적 인간에게서 보이는 히스테리 황혼상태라고 명명했다. 이러한 상태는 감옥에서 정서적 흥분의 결과로서 발생된다. 계속되는 심문, 혼동을 주는 교차신문, 처벌의 두려움, 독방에 감금되는 고통은 죄수들의 정신적 긴장을 깨뜨리고 충격을 준다. 이어서 무감동, 집중력 상실, 사고능력의 감퇴, 망망대해에 혼자 떠 있는 느낌 그리고 현훈과 그 밖의 신경증상들이 나타난다. 한편으로 절망감, 완고함은 광란상태로까지 증가되고 다시 함구, 고집불통, 음식거부로 변형된다. 또한 죄수는 환자로 인정됨으로서 감옥으로부터 해방되고자 하는 소망(이것은 히스테리의 한 요소이다)은 장애를 독특한 방식으로 수정시키고 나쁜 영향을 준다. 검사자가 환자에게 하는 다양한 질문은 여러 가지 암시로서 작용한다. 랙케는 이들의 상태가 긴장형 증상을 보이는 정신질환에서 나타나는 것들과 많은 유사점이 있다는 것에 주목했다. 히스테리 황혼 상태에서 함구증, 거부증, 강경증은 물론 꾸민듯한 유치한 언변, 운동성 상동증, 머리 흔들기, 원안에서 돌기, 이상한 행동, 갑작스런 의미없는 말의 조합과 같은 독특한 매너리즘이 나타난다. 랙케는 말년에 "죄수들의 히스테리 혼돈"이라고 명명한 강경증과 유사한 증상이 두드러지게 존재하는 증후군을 기술했다. 이러한 장애의 심각한 형태는 수주에서 수개월까지 지속될 수 있고 진행성 퇴행 과정과 혼동될 수 있다. 특히 예후가 불량한 것으로 여겨지는 이들 증상이 기만적으로 꾀병을 보이는 자들에게서 발견될 수 있어서 더 혼동하기가 쉽다. 이들 환자들이 보이는 꾸민듯한 어리석은 행동, 충동적 행동, 일시적 음송증, 의미없는 단어의 복합, 얼굴 찡그리기, 상동증, 점잔빼기 등은 전형적인 정신분열증의 긴장형으로 쉽게 오인될 수 있다. 랙케의 관점에 따르면 히스테리 혼돈은 갠서 황혼 증후군과 밀접하게 관련되어 있다. 히스테리 혼돈이 갠서 증후군에서 나타날 수 있고 역으로 갠서 증후군은 히스테리 혼돈으로 변화될 수 있다. 랙케가 말하는 혼돈은 갠서증후군과 유사한 것으로 체포 직후의 범죄자에서 자주 나타나거나 또는 신체적, 정신적 노고의 결과로서 나타날 수 있다. 때때로 혼돈은 경련에 앞서서 나타나거나 일반적인 신경과민의 전구 증상으로 나타난다. 다른 경우로서 불쾌한 망상과 기본적인 환각이 혼돈에 앞서 나타나거나 의식의 혼탁을 수반한 짧은 기간 동안의 조증이 있은 후 혼돈이 나타날 수 있다. 갠서 황혼 상태뿐만 아니라 랙케의 혼돈도 깊은 혼동 상태에서 *정상적인 태도와 행동으로 갑작스럽게 전환된다는 점에서 깊은 인상을 주는 점이 특징적이다.* 두통, 현훈 그리고 여러 가지 히스테리 증상은 히스테리 혼돈과 갠서 황혼 증후군 모두에서 공통적이다. 때때로 회복은 갑자기 일어난다. 그러나 대체로 회복은 서서히 일어나며 반복되는 경향이다. 이들 장애의 기간은 다양하다. 수 시간에서 수개월까지 지속될 수 있고 혼돈의 전기간에 대한 기억상실이 있다.

쿠트너(Kutner)는 퇴행성 질환에서의 긴장성 상태에 대한 연구에서 이들 환자들의 상태에 대해 자세히 기술했다. 그는 이들 환자들의 많은 히스테리 특성을 잘 알고 있음에도 이러한 긴장성 상태를 퇴행성 정신병의 하나로 보는 것을 선호했다. 그는 이러한 정신질환에 대해 랙케가 언급한 것들에 주목할 만한 어떤 것도 추가하지 못했지만 그가 제시한 진짜 긴장증과 이들 질환의 구별점에 대한 것은 흥미롭고 여기서 소개할 만하다. 그가 제시한 것들은 첫째 이들 질환은 중요한 퇴행성 질환에 기초해서 발생한다. 둘째 위협이나 장기 투옥의 시작과 같은 강한 감정이 동반된 상황의 즉각적 결과로서 정신병이 갑작스럽게 발생한다. 셋째 전체 증상은 환경변화에 따라 어느 정도 갑작스럽게 사라진다. 마지막으로 이차적인 치매를 수반하지는 않는다는 것이다. 치매가 수반되지 않는다는 것은 이들 환자들이 충분히 오랫동안 추적되지 않았다는 주장만으로 충분히 설명되지 않는다. 본호프(Bonhoeffer)는 이러한 환자들 중 일부를 10년 동안 추적했지만 이들 중 누구도 퇴행성 과정의 어떤 증상도 나타나지 않았다는 것을 관찰했다.

여기서 랙케의 극적인 퇴행성 정신병에 대해 언급하는 것은 흥미로울 것이다. 실제 그것은 갠서 황혼 증후군의 변형된 형태를 묘사하는 그 이상도 이하도 아니다.

라이히(Reich), 모에리(Moeli), 쿠트너(Kutner), 갠서(Ganser), 리쉬(Rish) 등에 의해 기술된 장애들은 서로 밀접히 관련되어서 이들을 분류하기 위한 어떤 시도도 인위적인 것으로 보여져왔다. 이들 질환이 어떤 독립된 히스테리 요소 때문에 본질적으로 히스테리적인 것으로 볼 수 있는지에 대한 질문은 결코 해결되지 않았다. 단지 신체적, 히스테리적인 오점만으로 이들 질환을 히스테리적이라고 부르는 것은 충분하지 않다. 본호프는 윌만(Wilmanns), 번바움(Birnbaum), 시퍼트(Siefert) 등과 같은 학자들에 반대하며 소위 감옥 정신병은 본질적으로 히스테리라고 주장했다. 그가 그렇게 주장한 것은 이들 환자들에게 정신병자로 여겨지고 싶은 바램 그리고 정신병자를 위한 시설로 이송되기를 바라는 바램과 같은 소원이 지배하고 있음을 볼 수 있다고 생각했기 때문이다.

그는 이러한 소원의 충족에 기초해서 시설로 이송된 후에 이들 환자가 회복되는 것을 설명했다. 우리의 경험은 대부분의 예에서 이러한 심인성 장애와 특정 히스테리 상태를 구별하는 것은 매우 어렵다는 것이다. 여기서 제시될 사례 가운데 하나는 이러한 점을 잘 설명해준다. 이 환자는 우리 병원에 두 번 입원했다. 첫 번째는 살인죄로 공판을 기다리는 중이었고 두 번째는 무기징역형을 선고받은 직후였다. 그의 첫 번째 발작은 히스테리적 요소가 거의 없었지만 두 번째 발작은 히스테리 정신병으로 볼 수 있는 많은 특성을 가진 것이었다.

사례 1

E. E, 흑인, 32세, 누나는 정신병이 있었고 동생은 간질발작이 있었다고 했다. 환자의 출생과 어린 시절은 정상적이었다. 학교는 4년 정도 다녔고 그곳에서도 정상적인 성장을 보였다. 아주 어린 나이에 노동일을 시작했고 항상 가족과 자신의 생계를 책임질 만큼 상당한 돈을 벌었다. 6-7세경에 장티푸스를 앓은 것을 제외하고는 결코 아파본 적이 없었다. 술은 적당히 마셨고 성병을 앓은 적은 없다고 했다. 범죄경력은 불분명했다. 그의 말에 따르면 전에 단 한번 싸움으로 인해서 체포된 적이 있었다고 했다. 그가 강도죄로 체포된 8월 19일까지는 평범한 노동자로 보였다. 그는 그가 체포된 사건에 대해 희미한 기억만 가지고 있었다. 그는 이 사건이 얼마나 오래전에 발생했는지 말할 수 없었다. 단지 8월경이라고 생각했다. 그는 밤에 체포되었는데 몇 시인지 말할 수 없었고 해가 진 후라고 생각했다. 누가 그를 체포했는지 몰랐고 단지

여러 명이 있었다고만 말하고 그들이 경찰인지 아닌지는 모르겠다고 했다. 경찰 기록에 의하면 그는 8월 19일 밤 격렬한 저항을 하며 체포된 것으로 기록되어 있었다. 다음날 그는 감옥에서 갑자기 미쳐버렸다. 그는 매우 흥분했고 적에 의해 복부에 총상을 입었다고 소리쳤다. 음식이 제공되었을 때 그는 그것을 감옥 문을 통해 경찰에 집어 던졌고 벽에 머리를 들이박기 시작했다. 그는 워싱턴 정신병원의 관찰실로 옮겨졌다. 입원 후에도 계속 소리 지르고 욕을 하며 매우 흥분했다. 완전히 지남력을 상실했고 노래하는 것처럼 같은 문장을 계속 반복했다. 그는 신과 이야기했고 상상의 질문에 대답했다. 환청과 환시를 보였고 다양한 망상을 가지고 있었다. 누군가가 그에게 항상 이야기 한다고 생각했고 몇 분마다 총을 맞고 가상적인 총상에 고통스러워하며 소리쳤다. 그는 울고 노래하고를 번갈아 했다. 그의 과도한 흥분 때문에 그는 계속 강박된 상태에 있어야만 했다.

장애가 시작된 후 3일째인 8월 23일 주립정신병원에 입원할 때 그는 반 혼수상태였고 질문에 답을 할 수 없었으며 심하게 흔들어야 겨우 검사자를 볼 정도의 주의력만 있었다. 전반적으로 통각저하가 있었다. 바늘 자극에 아주 약하게 반응했다. 그는 입원검사에 절대적으로 수동적이었고 시술되는 모든 것에 저항하지 않았다. 그의 몸은 수동적 움직임에 어떤 저항도 보이지 않았고 오히려 흐느적댔다. 그는 침대서 천장을 응시하며 움직임 없이 누워있었고 때때로 알 수 없는 소리를 내곤했다. 음식을 거부했고 옷은 지저분했으며 주위에 대해 완전히 망각하고 있는 것처럼 보였다. 호흡과 심장활동은 약간 증가 되어 있었고 맥박은 약하고 빨랐다.

8월 25일—계속해서 같은 상태를 유지 했다. 주위에 대해 완전히 망각하였고 음식을 거부했고 옷은 지저분했고 입원 후 알 수 없는 소리를 내는 것 이외에는 아무 말도 하지 않았다. 등 쪽에 여러 개의 농포가 생겼다.

8월 28일—약간의 호전이 있었다. 자발적으로 물에 대한 요구가 있었고 그의 등에 통증을 호소하였다. 도움 없이는 식사가 어려웠고 옷을 입지 못했으며 지남력이 없었다.

8월 30일—홀에 나왔고 의자에 조용히 앉아서 시간을 보냈다. 그의 주변에 아무런 관심도 보이지 않았고 자발적으로 아무 말도 하지 않았다. 대답은 간단했고 주로 단음절로 적절치 못했고 지연되어 있었다. 시간, 장소 등에 대해 질문을 하면 나의 등(back), 교회, 책 이것들이 나를 괴롭힌다고 말했다. 겉모습은 완전한 혼란 상태에 있음을 보여주었다.

9월 3일—환자는 아침에 갑자기 정신적으로 맑아졌다. 혼수상태로부터 완전히 회복된 것처럼 보였다. 자신의 욕구에 주의하면서 질문에 분명하고 조리 있게 답했다. 아침에 의사에게 다가가 변비약을 요구했다. 그는 그가 체포된 이후 발생한 일을 기억하지 못한다고 말했다. 등 부위에 통증을 호소했고 그가 어디에 있는지 모른다고 했고 어제 여기에 온 것 같다고 했다.

Q. "당신의 이름은 무엇입니까?"
A. "E. E 입니다."

Q. "나이는?"
A. "4월 16일이 되면 33세가 됩니다."

Q. "당신은 언제 태어났나요?"
A. "1879년이요."

Q. "직업은 무엇입니까?"
A. "행상인입니다."

Q. "어디에서 태어났습니까?"
A. "사우스캐롤리나 콜롬브스에서 태어났습니다."

Q. "오늘은 무슨 요일 입니까?"
A. "일요일입니다." (실제 일요일이었음).

Q. "몇 년, 몇 월, 몇 일 입니까?"
A. "1911년 9월 날짜는 잘 모르겠습니다. 저는 달력을 보지 못

했습니다."

Q. "몇 시인가요?"
A. "잘 모르겠습니다. 약 1시경이라고 생각합니다." (실제 1시 정도 되었음).

Q. "당신은 어디에서 왔습니까?"
A. "제가 어디에서 왔는지 잘 모르겠습니다. 그들이 저의 머리를 때렸습니다."

Q. "언제 여기에 왔습니까?"
A. "모르겠습니다. 건물 밖으로 국회의사당처럼 생긴 건물을 보고 (잠깐 동안 주위를 살핀 후) 여기는 아나코스티아임이 틀림없다. 저는 전에 여기에 와 본적이 없었습니다." (맞는 말임).

Q. "당신이 여기까지 오는데 얼마나 걸렸습니까?"
A. "모르겠습니다."

Q. "이 장소의 이름은 무엇입니까?"
A. "모르겠습니다."

Q. "이 곳은 어디에 위치해 있습니까?"

A. “아나코스티아에 있는 것으로 보입니다.” (맞는 대답임)

Q. “이 장소는 어떤 종류의 장소입니까?”
A. “글쎄요. 제 판단에는 모든 것이 좋은 것처럼 보입니다.”

Q. “여기에 있는 사람들은 어떤 사람들입니까?”
A. “모르겠습니다.”

Q. “사람들이 어떤 문제가 있습니까?”
A. “모르겠습니다. 말하기 두렵습니다. 제 자신을 제외하고 어떤 사람에 대해서도 잘 모르겠습니다.”

Q. “당신은 왜 이러한 질문을 받고 있다고 생각하십니까?”
A. “글쎄, 저는 이것이 저의 지식을 조사하는 것이라고 생각합니다.”

Q. “당신은 여기에 왜 보내졌습니까?”
A. “모르겠습니다.”

Q. “기분은 어떻습니까?”
A. “등을 제외하고는 좋습니다.”

Q. “기쁜가요? 슬픈가요?”

A. "둘다 아닙니다."

Q. "어떤 것에 대해 걱정하고 있나요?"
A. "아니요."

Q. "당신은 당신이 설명할 수 없는 이상한 일이 당신에게 일어났다고 생각하십니까?"
A. "저는 제가 왜 여기에 있는지 저에게 무슨 일이 일어났는지 이해할 수 없습니다."

Q. "당신에게 이야기 하는 소리를 들은 적이 있습니까?"
A. "없습니다."

Q. "어떤 이상한 것을 본적이 있습니까?"
A. "아니오. 저는 어떤 이상한 것도 본적이 없습니다."

Q. "당신은 전에 경련이나 발작을 한 적이 있었습니까?"
A. "아니오."

Q. "자살을 시도해 본적이 있었습니까?"
A. "아니오. 결코 시도해 본적이 없습니다."

Q. "누군가가 어떻게든 당신에게 해를 주려고 합니까?"

A. "예, 저는 실제로 누군가가 저에게 어떤 일을 하려고 한다고 믿고 있습니다."

계속되는 질문에 주저함 없이 신속하게 답을 했다.

9월 6일—환자는 조리 있고 적절하게 그의 과거력에 대해여 말하였다. 그는 자유롭게 이야기 했고 의심하거나 회피하려는 증거는 없었다. 검사 시 그는 모든 것에 대해 완전한 지남력을 가지고 있었다. 환청과 망상은 없었고 최근의 정신장애에 대해 통찰을 하고 있었다. 그가 미쳤었다는 사실은 인정하는 것을 꺼려하기는 하였으나 그에게 어떤 것이 잘못되었었다는 사실을 잘 알고 있었다. 그는 주위 상황에 대해 정상적인 정서적 반응을 보였다. 그는 주위 환경에 만족해하며 석방에 대해 걱정을 많이 하였다. 지능검사상 어떤 지적 결핍도 보이지 않았다. 그렇지만 그는 다소 무식한 사람이었다. 기억력과 주의력이 떨어졌다. 통각은 정상이었고 신체검사상 키는 159 cm, 몸무게는 68 kg 이었다. 등에 몇 개의 농포가 있는 것을 제외하고 신체적 장애는 없었고 신경학적 이상도 없었다.

9월 14일—환자는 오늘 미친 것이 아닌 것으로 인정되어 판사에 의해 병원에서 퇴원하였다. 그는 병원을 떠날 때 거의 정상처럼 보였다. 통찰은 잘 하고 있었고 그가 체포된 8월 19일부터 혼돈에서 벗어난 9월 3일까지의 일에 대해 기억상실증을 보였다.

이러한 사례는 본질적으로 정서와 관련된 상황(이 사례에서는 중대한 범죄에 대한 공포스런 감금)의 즉각적 결과로서 정신장애가 발생하는 것을 잘 보여준다.

체포의 정서적 충격은 이전에 정상적인 한 인간에게 환각과 망상이 수반된 심한 흥분을 초래했다. 지속적인 강박이 필요한 이러한 흥분은 혼돈상태와 의식의 완전한 혼탁을 초래했다. 병원으로 옮겨진 후 새로운 환경에 처해서 단지 며칠을 보낸 후 환자는 그러한 과정의 유익한 효과에 대한 증거를 보여주었다. 입원 후 10일째인 9월 3일에 혼돈은 사라졌다. 정신장애의 유일한 흔적은 전체 기간에 대한 기억상실뿐이었다. 환자가 입원시 보였던 통각저하와 기억상실은 성질상 히스테리적인 것으로 볼 수 있는 두 가지 증상이다. 이런 점을 제외하고는 위와 같은 정신병이 히스테리 질환과 유사하다고 보기는 어렵다. 뒤에 더 자세히 논의되겠지만 여기서 언급해야할 또 다른 점은 이러한 사례의 법의학적 중요성이다. 이 환자는 이웃 주에서 강도로 수배되어 있었다. 병원에 입원하자마자 콜롬비아 주 검사로부터 이 환자의 질환의 경과와 가능한 기간에 대해 질문을 받았다. 그들은 범죄가 발생한 주로부터 범죄인 인도 요청서를 소지하고 있었다. 우리가 당국에 위 환자의 예후에 대한 정확한 정보와 질환의 경과를 세세하게 확인해 주기 위해서는 이러한 질환의 본질에 대해 알아야만 한다. 이러한 장애는 범죄행위의 결과라는 사실을 알아야만 실제 범행시에 정신이상 상태에 있었다는 가능성을 배제할 수 있다.

사례 2

R. S. C., 백인 남자, 48세, 살인죄로 종신형을 받고 복역 중이다. 형과 누나가 결핵으로 사망하였다. 또 다른 누나와 두 이모가 정신병을 앓고 있고 아버지는 알코올중독이다. 환자는 늘 몸이 약한 아이로 여겨졌다. 어린 시절 일상적으로 아팠고 평생토록 잦은 두통에 시달렸다. 그의 학교생활은 기질상 매우 불규칙했고 기초적인 주제를 넘어서지 못했다. 사회적으로 그는 보통의 시골사람에 해당되었고 그의 직업은 농사와 매매였다. 그는 정직하고 근면한 삶을 살았다. 1886년 결혼했고 결혼생활은 평범했다. 1901년 3월 인디언 거주지역인 애딩톤으로 이사했다. 이 지역은 새롭게 형성된 작은 도시로 그는 그곳에 토목사업을 하기 위해 약간의 토지를 구입했다. 그가 사업을 시작한 후 얼마 안 되어 도시 투기꾼들로 인해 경제적 어려움을 겪고 격분하여 이들을 총으로 살해하고 자신의 친척에게 부상을 입혔다. 그는 1901년 12월 13일에 주립정신병원에 입원되었다. 입원시 가지고온 소견서에 의하면 범행직후 환자는 지리멸렬한 이야기, 비현실적인 사고, 신경과민, 과도한 흥분 등의 정신이상의 증거를 보이고 있었다. 뒤에 이들 증상은 함구증, 식사거부, 혼돈으로 이어졌다. 병원에 입원한 후 그는 심한 혼돈과 자신에 대한 모든 것에 대해 망각하고 있었다. 눈을 크게 뜬 채 응시하고 동공은 확대되고 자발적 움직임은 거의 중단되었다. 간간히 스스로에게 횡설수설하는 것을 제외하고는

함구하고 있었다. 그는 자발적으로 먹으려 하지는 않았고 입에 음식을 넣어주면 삼키기는 하였다. 옷은 매우 지저분했고 대, 소변을 제대로 조절하지 못했다. 그의 사고내용은 그의 대답이 불분명하고 단음절이었기 때문에 분간하기 어려웠고 상당한 노력을 하여야만 이해할 수 있었다. 그는 비록 분명하지는 않았지만 그에게 요구되는 것을 이해하고 있는 것 같았다. 그의 지각은 매우 무뎠고 사고는 느리고 난해했다. 주의력은 상당한 노력을 들여야 얻을 수 있었고 일차적으로 심한 혼돈으로부터 먼저 각성되어야만 했다. 자발적 말은 거의 없었지만 때때로 아내와 아이들에 대해 한두 마디 말을 하였다. 망상과 환각은 없었다. 신체검사상 매우 마르고 여위였으며 걸음걸이는 느리고 불안정했다. 자발적 움직임은 지연되었고 무릎을 떨며 서로 부딪쳤다. 마비나 부전마비는 관찰되지 않았다. 심한 전반적 떨림이 가끔씩 나타났다. 근육발달은 잘 되었지만 축 쳐져 있었다. 심부반사는 감소되었고 거고근반사(cremasteric reflex)는 없었다. 다른 표재성 반사는 정상으로 보였지만 기관반사는 소실되었다. 배변 및 배뇨 조절이 안 되었다. 오른쪽 폐첨부위가 약간 손상되었으며 거친 숨소리와 수축기 잡음이 있었다. 그는 입원 후 한 달 동안 수동적으로 혼돈상태를 지속했다. 이후 두 달 동안 매우 초조해하였고 겉으로 나타나는 행동은 그가 우울해 있었음을 추측케 했다. 입원 후 4달 반째인 4월 25일에 그에게 그가 얼마나 오랫동안 병원에 입원해 있었는지를 묻자 그는 3일이라고 대답했다. 그 시점부터 그는 좋아지기 시작했다. 의식은 점점 깨끗해졌고 6월에는 이성적으로 행동하고 말을 했다. 그는 혼돈과 초조상태에서 발생된 일과 살인범행을 포함하여 그 이전 며칠 동안에 대한 역행성 기억상실을 나타냈다. 그가 다시 혼돈상태에 빠지게 된 1902년 11월 말경까지 정신적으로 명료하고 정상적 상태를 유지했다. 이 시점부터 1903년 4월 말경까지 그는 혼돈과 명료함 그리고 혼돈상태에 대한 기억상실증을 번갈아 가며 반복했다. 1903년 6월 21일 그는 회복되어서 퇴원하였고 그의 죄에 대해 재판을 받게 되었다. 불행하게도 병원 기록에는 주기적인 혼돈상태와 이를 유발할 수 있는 환경조건사이의 관계에 대한 언급이 없었고 퇴원시 환자가 가진 통찰의 정도도 기록되어 있지 않았다.

그는 1904년 4월 8일 1심에서 살인죄로 유죄판결을 받을 때까지 아드모어 감옥에 투옥되었고 약 1년 후 종신형이 확정 되고나서 리벤월스에 있는 교도소로 이송되었다. 그는 1906년 3월 25일 주립정신병원에 다시 입원하게 되었다. 입원시 어떤 의학적 소견서도 가지고 오지 않아서 현재의 정신질환이 시작된 대략의 날짜조차 추정할 수 없었다. 그러나 해당 교도소에 가게 된 것은 병원에 이송되기 1년도 채 안 되는 때였고 입원을 위해 필요한 절차를 거치는 데는 수개월이 걸리기 때문에 그의 정신질환은 교도소에 수감된 후 곧바로 발병하였음이 틀림없다.

그는 병원에 재입원시 혼돈상태였고 주위 환경에 대해 완전히 망각하고 있었다. 약 24시간동안 접근이 불가능하였고 질문에 대답하지 못했으며 주의력을 얻기 위해서는 기면상태에서 각성이 필요했다. 다음 날 의식은 어느 정도 맑아졌고 이전 입원 시 알고 있었던 몇몇 보조원들을 알아보았다. 그렇지만 며칠 동안 여전히 혼란스러워했고 그 뒤로는 정신은 명료해졌으나 동시에 편집증과 피해망상이 분명해졌다. 그는 얼마동안 혼돈상태에 있었는지 알지 못했고 전체기간에 대해 완전한 기억상실이 있었다. 그는 교도소에서 음식에 독을 넣었고 그를 죽이려는 시도가 있었다고 말했다. 그는 여러 차례 약을 먹게 되었다고 생각했다. 이러한 편집증 이외에도 그는 완전한 좌측 기능마비의 증상과 증후가 있었다. 좌측시야는 상당히 축소되었다. 1906년 5월부터 1907년 2월까지 그는 여러 차례 혼돈상태를 보였고 그때마다 한 번에 수 일에서 일주까지 침대에 감금되었다. 이럴 때마다 그는 허공에 이야기하고 노려보는 표정을 지으며 질문에 대해 대답을 잘 하지 못했다. 때때로 수액으로 영양을 공급해야 했고 숟가락으로 떠먹여 주어야 했다. 맑은 정신이 회복된 기간 동안에는 기분이 상승되었고 즐거워했다. 때때로 동료환자들과 게임을 했으나 여전히 매우 의심했고 자주 독이 든 음식이 있다고 말했다. 약을 먹기를 거부하고 가끔씩 음식에 마약이 들어있다고 생각하고 음식을 거부하였다. 1907년 2월 10일 진료기록에 의하면 그는 과대사고를 가지고 있었으며 지남력이 크게 손상되었다. 그의 대답 중 일부는 완전히 터무니 없었다. 예를 들면, "너는 얼마나 오랫동안 여기에 있었니"라고 물으면 그는 "내가 3월 25일에 여기에 왔다면 나는 삼십만 육천 오백일 동안 여기에 있었다"라고 대답했다. 그는 "화학물질로 나에게 영향을 주고자 하는 시도가 계속되고 있고 이러한 물질들이 나의 음식에 들어가고 방벽에 칠해져 있으며 그래서 내가 어지럽고 독특한 냄새가 난다"고 말했다. 또한 "먼 곳에서 일어나는, 심지어 이웃나라에서 일어나는 일도 마치 내가 그곳에 있는 것처럼 들을 수 있고 미래의 일을 예측할 수 있고 볼 수 있다, 이러한 능력은 나에게 부여된 초인적 힘에 기인한 것이다. 감옥에서 나를 죽이려는 모든 수단이 동원되었으나 실패했다. 밤낮으로 클로로포름이 투여되었으나 나를 죽일 수 없었다"고 말했다.

1907년 5월—여전히 망상이 있고 건강염려증이 있다. 마비는 훨씬 좋아졌다. 때때로 오른쪽 팔다리의 떨림과 왼쪽의 감각마비를 호소했다.

1907년 8월—그는 다시 4일 동안 혼돈상태에 있게 되었다. 여전히 편집적 사고와 건강염려증을 가지고 있었다. 그리고 나서 그가 다시 깊은 혼돈상태에 빠져 주위를 망각하게 된 11월 25일까지 명료한 의식을 회복했다.

1911년 1월—정신은 맑았다 질문에 대답을 기꺼이 조리 있게 하였다. 주의력은 유지되었고 장, 단기 기억 모두 잘 유지되었으나 혼돈기간에 대한 기억상실이 있었다. 그는 특징적인 히스테리 모습을 보였다. 병적으로 암시성이 높았고 의심이 많았다. 자기중심성이 매우 강했고 작은 자극에도 쉽게 화를 내었다. 실제 질환을 지나치게 과장하고 건강염려증이 심하였다. 계속해서 감옥보다 천배나 더 나쁜 이러한 장소에 강제로 있어야만 하는 운명을 슬퍼했다. 그의 재판이 왜곡되고 불규칙적이었으며 공정한 기회가 주어지지 않았었다는 것은 분명한 것 같았다. 그는 그의 범죄에 대해 책임능력이 없었기 때문에 그에 대한 형은 부당하고 비인간적이다. 그는 발생한 사건에 대해 전혀 기억하지 못하는 것으로 보아 그 당시 정신이상이었음이 틀림없다. 그는 많은 환상적인 백일몽을 꾸고 시를 쓰며 종교적인 논문을 쓰려고 했다. 그는 항상 고위층에 대한 편지에서 그의 불행한 운명을 비탄하고 가난하고 학대받는 순교자들에 대한 동정을 탄원했다. 내내 정신적으로 명료했고 뚜렷한 망상이나 환각을 보이지는 않았다. 그렇지만 그의 병적인 의심은 그가 주위에서 일어나는 일들을 다소 망상적 방식으로 해석하게 만들었다.

1911년 8월—신체적인 증상이 사라졌다는 점을 제외하고는 위에서 말한 상태에서 변화는 없었다. 환자는 자신의 혼돈상태에 대해 충분히 통찰하고 있었지만 그의 전체적인 모습이 다소 병적이라는 것을 알지 못했다.

환자는 마침내 교도소에 되돌아 갈 수 있을 만큼 회복되었고 그가 변화를 바랬기 때문에 1912년 3월 25일 병원에서 퇴원하여 캔사스 리벤웰스에 있는 교도소로 돌아갔다. 1915년 11월 나는 그 환자가 교도소내 진료소에서 일을 하며 교도소 생활을 잘 하고 있다는 소식을 들었다.

무엇보다도 우리는 여기에서 심한 문제가 있는 가정 출신의 한 사람을 다루고 있었다. 그는 홧김에 그와 금전적인 문제가 있는 한 남자를 총으로 살해할 때까지 정직하고 근면하게 살아왔다. 타락하지 않고 범죄적 소인이 없는 한 사람이 저지른 범죄의 잔혹함을 그는 순간 알게 되었다. 그는 그의 행동의 의미를 알게 되면서 초래하는 심리적 충격을 견딜 수 없었고 붕괴되어 정신질환이 발생했다. 그는 병원에 옮겨졌고 새로운 환경의 치료적 효과로 서서히 정상적인 정신 상태로 회복되었다. 이와 동시에 그는 그의 행동에 대한 처벌을 피할 수 있다는 희망을 갖게 되었다. 그가 범행을 저질렀던 기간에 대한 기억상실은 자신의 범죄 결과에 대한 낙관적 전망을 갖게 했고 살인죄에 대해 무죄로 석방될 수 있다는 생각에 사로잡히게 했다. 그는 그의 행동에 대해 전혀 기억하지 못했다. 그의 희망은 그가 유죄판결을 받고 종신형에 처해 졌을 때 완전히 산산조각 났다. 그의 신경 시스템은 충격을 견딜 수 없었고 다시 한번 두드러지게 붕괴되었다.

우리가 범죄나 유죄판결에 따르는 심리적 충격 등 심리적 원인에 명확하게 기인하는 정신질환이 있다는 것을 보이기 위해 더 이상 길게 논의 할 필요는 없다. 인과관계가 명백함이 밝혀졌다. 우리는 명확한 심리적 원인의 정신질환을 알고 있다. 이외에도 인간의 정신장애의 과정은 즉각적인 환경의 영향을 받는다. 그 환자가 거의 정상으로 돌아온 후 상당기간이 지난 다음 주치의는 환자를 교도소에 다시 보낼 목적으로 그의 환자 사례를 스텝 컨퍼런스에 올렸다. 이 컨퍼런스에서 과거 감옥생활이 환자에게 주었던 해로운 영향을 고려하여 지금 이 시기에 환자를 교도소에 다시 보내는 것은 바람직하지 않다고 결론이 났다. 환자에게 병원에서 계속 입원해 있어야 한다고 말했을 때 환자는 다시 신경질적이 되었고 건강염려증과 식사거부 및 다른 환자들과 어울리지 않고 혼자 지내기 시작했다. 병원 직원에 대한 막연한 피해의식과 의심은 더 뚜렷해졌고 직원이 그를 박해하고 있다는 생각이외에 여기에 머물러 있어야 할 이유를 알 수 없다고 했다. 나는 의심할여지 없이 지금 환자가 가지고 있는 병적인 것으로 여겨지는 모든 증상은 그를 사면해 준다면 즉시 사라질 것이라는 것을 확신했다. 두 번의 발병에서 보인 증상의 차이는 이들 질환이 히스테리와 어떤 관계가 있다는 것을 말하기가 얼마나 어려운가를 보여준다. 우리는 이 환자가 과거 그의 인생에서 히스테리 성격으로 분수 있는 어떤 것도 발견하지 못했다. 그는 범죄 자체에 기인한 심인성 질환을 보였다. 그의 첫 번째 증상에서 히스테리적 성질로 볼 수 있는 것은 극히 적었다. 그는 시간이 흐름에 따라 좋아졌다. 그 후 그에게 종신형이 선고되었을 때 기능적 반신마비라는 주소를 가진 정신질환으로 다시 병원에 왔다. 그의 두 번째 발병만을 횡단적으로 보면 그를 히스테리로 볼 수 있다. 그렇지만 사례를 전체로서 종단적으로 살펴보면 히스테리적 요소에 대해 판단하는데 신중을 기해야만 하는 것이다.

사례 3

G. W. W., 26세, 백인, 남자 유전력은 불분명하였다. 어머니는 보스턴에서 청소부로 일하였으며 아버지가 다른 여러 명의 아이가 있었다. 환자는 고아원에서 성장하였고 18세가 되어서 미국 해군에 징집되어 콜로라도 덴버로 가기 전까지 농장에서 일하였다. 그는 좋은 성적으로 군복무를 마쳤고 훌륭한 선원으로 모든 면에서 잘 하였다. 그는 1909년 중반에 두 번째로 입대하였으나 그의 동료의 부추김으로 동료와 함께 해군에서 탈영하였다. 1910년 8월 20일 그는 배에 보관 중이던 돈을 빼앗기 위하여 배의 선장을 위협하여 강도를 하였다. 선장은 환자의 친구에 의하여 살해되었고 친구는 도망갔으나 환자는 살인죄로 체포되었다. 8월 24일 그는 캘리포니아 오클랜드에 있는 감옥에 보내졌다. 처음부터 그는 교도관들 사이에서 문제가 있는 어리석은 사람으로 간주되었다. 그는 그의 범죄에 대해 크게 관심을 보이지 않았고 변호사에게 자신의 죄에 대해 주도적인 이야기를 하지 않았다.

1911년 5월 8일 그는 처음으로 정신과 의사에게 보내졌다. 그는 매우 주의산만하고 부주의했으며 의심하고 흥분을 잘했으며 경직된 태도를 보였다. 그는 지남력은 잘 보전되었으며 그가 살인혐의로 재판중이라는 사실을 잘 알고 있었다. 비록 교도관은 그가 처음부터 정상이 아니라고 알았다하더라도 법적 절차는 계속 되었고 그의 행동이 이상해서 그가 제 정신이 아니라는 것을 공공연히 인지하게 된 것은 재판시작 후 4-5일이 지난 후였다는 것을 미리 언급한다. 그제서야 정신과 의사가 요청되었고 정신과 의사는 그가 정신이상임을 선언했다. 그리고 재판절차는 그 시점에서 중단되었다. 그 당시 검사결과는 다음과 같다—전반적 감각은 크게 감소되었다. 통각저하가 있어 혀를 바늘로 찔러도 혀가 미동도 없었다. 경직되고 구부정한 자세로 걸었고 롬버그(Romberg) 징후는 없었고 푸르스름하고 차가운 손 등 약간의 혈관운동 정체가 있었다. 걸음걸이에 특이점은 없었다. 대광반사는 정상이었다. 무릎, 아킬레스건, 팔 반사는 크게 증가되었으나 대칭적이었다. 발 경련과 바빈스키 증후는 없었다. 복부반사는 있었으며 거고근반사는 없었다. 강경증은 항상 있는 것은 아니었다.

정신상태 검사—태도는 변화가 있었으나 혼돈 상태에서 보이는 것이었다. 손, 팔, 다리는 불편해 보이는 자세로 위치한 채 20-30분 이상 움직이지 않고 있었다. 그에게 주어진 제한에 분개하지 않았고 사람들에게 어리석은 웃음을 보였다. 지남력은 정상, 통찰은 없었고 환각, 망상은 관찰되지 않았다. 주의력은 떨어져 있었고 아주 짧은 시간동안만 유지되었다. 정신운동은 지연되었고 움직임도 느리고 경직되었다. 그렇지만 자극이 주어졌을 때 반응은 신속했다. 말하기와 글쓰기에는 이상이 없었다.

5월 11일—납굴증이 심해졌고 함구증, 타액의 정체가 있었고 음식은 자발적으로 먹었으나 변비에 주의를 해야 했다.

5월 20일—음식을 먹여주어야만 했다. 잠은 잘 잤으나 경직된 태도로 침대에만 머물렀다.

6월 1일—3~4일간 하루 한, 두 끼를 제외하고는 식사를 거부했다. 때때로 다른 환자가 "저분이 000다"라고 말하면 환자는 신속히 "아니다, 저분은 000다"라는 분별 있는 말로 보조원들을 놀라게 했다. 거부증은 더 뚜렷해졌다. 눈을 떴을 때 의사를 알아보고 때때로 휘파람소리를 냈다.

6월 13일—지난 1주 동안 시끄럽고 흥분하였다. 접시 달그락거리는 소리를 들으면 오랜 시간동안 차우차우 하고 소리를 질렀다. 한 시간 동안 뜨거운 물로 목욕을 하면 흥분이 가라앉았다. 신체적 이상은 없었고 매독검사, 피검사, 소변검사 모두 정상이었다.

6월 18일—주립 정신병원에 입원되었다. 캘리포니아에서 이곳으로 환자를 데려온 책임자는 환자가 저항적이고 거부적이라고 말했다. 환자는 여러 가지 어색한 태도를 취했고 단정치 못했으며 말을 하지 않고 음식을 거부했다. 그렇지만 이러한 경향은 책임자의 말에 크게 영향을 받았다. 책임자가 환자에게 그의 단정치 못한 태도를 버리지 않으면 벌을 받을 것이라고 말했을 때 이러한 태도는 사라졌다. 정신병원에 입원했을 때 환자는 걷기를 거부했기 때문에 병실까지 카트로 옮겨졌다. 그는 함구하며 거부적이고 여러 가지 불편하고 어색한 태도를 보였다. 때때로 그는 그를 다루는 사람들에게 투덜거렸고 화를 냈다. 그는 목욕에 매우 저항적이었고 그를 돌보는 보조원들에게 갑자기 화를 냈다. 그렇지만 감독자로부터 꾸지람을 받고 목욕을 해야 한다고 지시받으면 조용히 이에 따랐다.

신체검사—동공은 크게 확대되었다. 얼굴은 찡그렸고 동공반사는 정상이었다. 비록 팔 다리를 움직이게 하면 고정된 자세를 유지함에도 불구하고 그에게서 전형적인 납굴증의 증거는 없었다. 그는 수동적인 움직임을 예상한 것처럼 보였고 현재 약간의 자발적 의사가 있었다. 모든 표면반사는 활발했다. 핀으로 찔렀을 때 움찔했으나 분명한 감각저하가 있었다. 그는 음식을 거부했고 말이 없었으며 자신에 대한 모든 것에 대해 망각하였다. 그렇지만 이것은 단지 그렇게 보이는 것이었다. 왜냐하면 그는 여러 가지 행동을 통해서 그의 주변에 대해 어느 정도 알고 있음을 보여주었기 때문이다. 예를 들면, 검사 시에 그는 검사자를 갑자기 털썩 잡고 검사자가 당황해 하는 모습에 순간적으로 낄낄거리며 웃는 모습을 보였다. 음식을 주기 위하여 코에 튜브를 넣으려 할 때 그는 벌떡 일어나 "나 스스로 먹을 것이다"라고 말하며 음식을 먹었다. 그의 몸 중 여러 부분이 여전히 고정되고 긴장되었지만 그의 얼굴은 꾸준히 여러 가지 찡그림을 보였고 때때로 턱을 움직이며 소리를 냈다. 이어지는 며칠 밤동안 그는 매우 시끄럽고 흥분하였으며 밤새 노래를 하며 소리를 질렀다. 당시 그의 사고내용은 알 수 없었다.

1911년 6월 28일—그는 여전히 혼돈되고 긴장증을 보였다. 지난 며칠 동안 유치하고 의미 없고 단조로운 어리석은 행동을 하였다. 때때로 으르렁거리는 것을 제외하고는 여전히 함구하였다. 오늘은 매우 단정치 못했으나 이것을 지적하고 화장실을 이용할 것을 지시하자 이에 순응하였다.

1911년 7월 1일—환자는 지난 며칠 동안 몇몇 상황에서 매우 시끄러웠으나 그렇게 하라고 시키면 항상 조용해졌다. 거부적이고 혼돈되며 젠체하는 태도는 지속되었다. 오늘 그가 다음과 같이 말하는 것을 들을 수 있었다. "나는 원숭이다. 들판으로 나가서 벤치에 앉고 싶다. 정신이상이라는 변명은 없다. 저 소년들은 누구니? 소년들아, 이리와라. 물, 그것을 마시지 마라. 왜냐하면 그 안에 독이 있기 때문이다. 그것은 좋아 보인다. 먹어봐라. 그 안에 어떤 것이 있다는 것을 믿지 마라." 그는 이러한 말을 계속해서 반복했다.

7월 2일—낮은 톤으로 아침 내내 노래를 했다. 누군가가 그의 방에 들어가면 노래를 멈추고 얼굴을 찡그리기를 시작했다.

7월 3일—입원 후 처음으로 검사자의 질문에 답을 하였다.

Q. "당신의 이름은 무엇입니까?"
A. "조지 워싱턴입니다."

Q. "몇 살입니까?"
A. "36살입니다."

Q. "언제 태어났습니까?"
A. "1884년."

Q. "직업은?"
A. "농부."

Q. "어디에서 태어났습니까?"
A. "보스턴 근처입니다."

Q. "태어난 요일은?"
A. "누군가 화요일이라고 말해주었습니다."

Q. "날짜는?"
A. "1911년 6월 17일."

Q. "당신은 여기에서 얼마나 오랫동안 있었습니까?"
A. "말해줄 수 없습니다."

Q. "이곳의 이름은 무엇입니까?"
A. "미국병원입니다."

Q. "당신을 누가 이곳으로 데리고 왔습니까?"
A. "말할 수 없습니다. 그는 원숭이처럼 생겼습니다."

Q. "당신이 여기에 오는 데는 얼마나 걸렸습니까?"
A. "하룻밤하고 24시간이 걸렸습니다."

Q. "여기에 언제 왔습니까?"
A. "내가 여기에 언제 왔는지 말할 수 없습니다."

Q. "이곳의 이름을 정말 모릅니까?"
A. "해군 선원들은 이곳을 레드하우스라고 불렀습니다."

Q. "그것은 어디에 위치해 있습니까?"
A. "워싱턴입니다."

Q. "이곳은 어떤 종류의 장소입니까?"
A. "왜요, 이곳은 어떤 장소보다도 좋습니다."

Q. "여기에 있는 사람들은 누구입니까?"
A. "그들은 아마 군인들일 것입니다."

Q. "그들에게 어떤 문제가 있습니까?"
A. "내가 어떻게 알겠습니까?"

Q. "그들 가운데 누구라도 미친 사람이 있습니까?"
A. "모릅니다."

Q. "기분이 어떻습니까?"
A. "어떻게 나의 두통을 치료할 수 있습니까? 나는 당신을 포크로 찌를 것입니다. 그 포크가 당신을 통해서 또한 나에게 향할 것입니다."

Q. "당신은 아픕니까?"
A. "나는 아팠습니다. 머리에 통증이 있었습니다."

Q. "지금은 어떻습니까?"
A. "오! 지금은 상당히 좋습니다."

Q. "당신의 마음에 어떤 문제가 있습니까?"
A. "모르겠습니다. 말할 수 없습니다."

Q. "당신은 어떤 이상한 소리나 목소리를 들었습니까?"
A. "당신은 저 나무를 조사해볼 수 있나요? 아기가 비명을 지르는 소리가 들립니다. 아기를 질식시키는 사람입니다."

Q. "당신은 이상한 것을 본적이 있나요?"
A. "내가 이상한 것을 보았냐고요? 나는 잡지 속에서 그들에 대

해 읽었습니다."

Q. "목소리를 들은 적이 있습니까?"
A. "나는 당신에게 말하는 목소리를 들었습니다. '너는 죄가 없다.'"

Q. "당신은 얼마나 많은 돈이 있습니까?"
A. "100달러, 나는 반드시 당신에게 그것을 줄 것입니다."

앞에서 본 기록에서처럼 환자는 부분적으로 지남력이 있다. 그가 질문에 성의 없이 대답하는 경향이 있기 때문에 실제는 좀 나을 것이다. 그는 질문에 "비켜가는 말"을 하는 경향이 있다. 진료기록은 그가 그릇된 감각 지각을 가진 것을 시사한다. 그렇지만 우리가 고려해야 할 가장 중요한 것은 정신적 붕괴를 유발한 사건이 환자의 의식에서 중요한 역할을 한다는 것이다. 그러한 것들에는 그가 주위 환경에 대해 거의 망각하고 있다는 것, 검사자에게 검사자는 죄가 없다고 말하는 소리를 들었다는 것, 환자가 소유하고 있던 100달러를 주겠다는 것… 이러한 것들은 그 장애가 심인성이라는 분명한 징후이다.

7월 31일—환자는 지남력이 완전했고 느리게 말했다. 대부분의 질문에 정확하게 대답했고 가끔 유사한 답을 했다. 그의 기억은 먼 과거 일에 대해서는 잘 보존되었으나 범죄가 있은 후에 발생한 사건에 대해서는 부정확했다. 환자의 통찰은 보존되었다. 그는 자신에게 어떤 문제가 있다는 것을 깨닫고 있었다. 정서적으로 퇴화는 없었다. 그의 범죄에 대해 논의 하는 것을 거부하며 범죄가 그를 나쁘게 느끼도록 만들었다고 말하였다. 유치하고 꾸민 듯한 목소리로 말하였고 여러 가지 찡그린 얼굴표정을 지었다. 그의 주변에서 일어나는 일들을 완전히 이해하고 있다는 증거를 주었으며 자발적으로 먹고 말하였다. 행동은 단정하였고 때때로 비웃는 꾸민 듯한 태도로 웃었다. 납굴증과 강경증은 완전히 사라졌다. 체중이 상당히 늘었으며 계속해서 주변에서 일어나는 일들에 크게 영향을 받았다. 전반적으로 그의 상태는 좋아졌다.

우리는 여기서 과거 경력이 화려하지 않은 한 개인에 대해 이야기하고 있다. 그는 살인죄로 기소되었고 공판 중에 정신질환이 발생했다. 그의 정신병의 증상들은 긴장형 정신질환의 증상으로 쉽게 오인될 수 있다. 사실 그를 처음 관찰한 의사도 그렇게 진단했다. 그렇지만 그 사례를 자세히 조사해 보면 우리가 긴장형 정신병 환자를 다루고 있지 않음이 분명해진다. 첫 번째로, 살인죄의 심리적 충격, 그것에 대한 가능한 처벌과 정신질환의 발생 사이의 직접적 관계를 고려해야만 한다. 이것은 단순히 우연한 관계가 아니다. 비록 우리가 위와 같은 점에 대해 명확히 증명할 수 없다고 하더라도 전체적으로 증상이 환자의 주변에서 일어난 사건에 의해 영향을 받고 그것에 의존하고 있음을 기억한다면 위와 같은 사례가 심인성임은 의심할 수 없다. 그는 식사를 거부했고 이것은 긴장형 정신병에서 흔한 증상이지만 거부적 혼돈과 함구증이 심한 긴장형 환자가 튜브를 통한 음식공급을 피하기 위해 "나는 그것을 먹을 수 있다"라고 말하고 실제 그릇에 있는 음식물을 모두 먹어치우는 것은 매우 드문 일이다. 그는 지저분했고 이것 또한 긴장형 정신병환자에서 특징적이다. 그러나 긴장형 정신병이 한창일 때 지저분한 모습을 꾸짖는다고 깨끗이 단정한다는 것을 기대할 수 있는가?

이와 유사한 많은 예를 위 사례에서 관찰할 수 있다. 이 질환이 심인성이라는 또 다른 특징은 질환을 발생시키는데 중요한 역할을 한 정신직 경험이 증상을 형성하는데도 중요한 역할을 한다는 것이다. 나는 앞서 환자에게 목소리를 들은 적이 있느냐하는 질문을 했고 그에 대한 그의 대답을 제시한 적이 있은데 이를 보면 추론할 수 있다.

증상에 관한한 이 질환 자체는 심인성 정신질환중 어느 한 종류에 전형적인 것은 아니다. 위 환자에게서 랙케의 혼돈성 환각장애뿐만 아니라 쿠트너의 퇴행성 긴장성 질환도 함께 나타나고 있다. 위 사례에서 환자를 퇴행성 질환의 하나로 분류한다는 것은 결코 명확한 것이 아니다.

나는 정확한 예후를 판단한다는 관점에서 위와 같은 사례의 올바른 인식의 중요성을 생각하고 있다. 이와 같은 사례와 관련하여 논의 되어야만 하는 또 다른 중요한 점이 있다. 그것은 바로 꾀병에 대한 의문이다. 모든 면에서 정상적이었던, 정신적으로 병적인 것으로 여겨질 수 있었던 어떤 것도 보이지 않았던 한 사람을 상상해보라. 그는 죄를 저질렀고 그러한 죄로 체포되자마자 또는 재판에 서게 되자마자 갑자기 완전한 치매의 상태로 빠져들었다. 정신질환을 시사하는 행동을 전혀 보이지 않았던 사람이 갑자기 자신의 이름, 나이, 위치도 알지 못하는 상태로 변하였다. 질문에 대한 그의 대답은 부적절하고 바보같이 보이는 것이었다. 그는 유치하고 꾸민듯하게 행동했고 어리석고 의미 없어 보이는 많은 행동을 하였다. 때때로 그를 체포한 사람들을 위협하고 자신의 결백을 주장하며 사납게 흥분하기도 하였다. 이외에도 이러한 병적인 상태가 엄격하고 적극적인 조치에 의해 영향을 받을 수 있다는 것이 주목된다. 환자의 단정치 못한 모습은 위협이나 격려에 의해 개선될 수 있다. 말을 하지 않고 식사를 거부하는 사람을 튜브로 음식을 주겠다고 위협함으로써 자발적으로 먹고 말할 수 있게 할 수 있다. 더욱이 이러한 완전한 치매와 사고과정의 차단이 뚜렷함에도, 비록 그의 주변에 대해서는 잊고 있다하더라도 자신에게 일어나는 일에 대해서는 알고 있음을 표현하는 매우 현명하고 적절한 말을 함으로써 사람들을 놀라게 했다.

이와 같은 모습은 우리가 꾀병 환자를 다루고 있다는 의심을 쉽게 일으킨다. 실제로 몇몇 유명한 독일의 정신과 의사들은 이와 유사한 꾀병 환자 사례를 보고 했다. 이러한 종류의 사례에 익숙하지 않다면 숙련된 정신과 의사들도 이러한 경우에 적절한 정신과 질환을 알 수 없어 당황할 것이다. 왜냐하면 어떤 기존의 정신질환도 이 경우에 꼭 들어맞지 않기 때문이다.

이러한 종류의 환자들이 보이는 정신병적 증상의 진실성을 옹

호하기 위하여 나는 시험을 치르는 학생들의 일시적인 정신장애를 다시 상기하고자 한다. 엄하고 무서운 선생님이 학생들에게 자주 유발시키는 잘 알고 있는 사실에 대한 기억상실은 우리가 여기서 다루고 있는 가성 치매와 크게 다르지 않다. 그것은 모든 사고과정의 완전한 억제와 차단과 관련되고 모든 심인성 질환처럼 유발인자를 제거하면 사라지는 경향이 있다.

비록 잘 알려진 사실에 대한 질문에 아이가 대답을 못할 때 누구도 아이가 알면서도 모른 체 한다고 생각하지는 않는다. 급성 감옥 정신병 증후군을 실제 정신질환으로 인식하지 못하는 결과는 이들 정신질환의 증상이 환경 조건에 의존하고 있다는 점을 감안할 때 매우 위험하다.

나는 그러한 심인성 정신질환, 그 병인은 단일하고 어느 정도 독립된 심리적 사건으로 구성된다고 생각한다. 우리는 대다수 이러한 환자들이 그들이 살고 있는 지역사회에서 잘 적응하고 살아온 것과 조화되지 않는 이상한 점을 과거 기록에서 거의 볼 수 없다. 이들 환자들은 정신적 붕괴를 유발한 사건이 없었다면 그들의 인생에서 정신과 의사의 관심을 끌지 못했을 것이라고 말할 수 있다.

이제 퇴행성 특징이 뚜렷해서 "퇴행성 정신질환"으로 불릴 수 있는 사례들을 보고자 한다. 이들 환자들의 정신병적 증상은 그 성질상 순수하게 심인성이고 그들이 처한 환경에 의해 유발되었기 때문에 여기에서 이들 사례를 다루어야 한다. 이들 사례는 주립정신병원의 범죄인 병동에서 얻어진 것이기 때문에 그 원인요소는 투옥에서 찾을 수 있다. 이들 사례는 그 병인이 단일한 심리적 사건만으로 보기 어렵다는 점에서 소위 말하는 급성 감옥 정신병과 다르다. 여기서는 범죄가 그들의 인생에서 우발적 사건인, 타락하지 않은 환자에 대해 다루는 것이 아니다. 다루는 환자들은 일반적으로 오랜 범죄자로 범죄로 점철되고 그들의 인생이 법과의 투쟁이었던 사람들이다. 이러한 사람들은 어릴 적부터 반사회적 경향을 가지고 있었으며 자기중심적이고 자기애적인 경향이 매우 심했다. 그리고 사회적 마찰에 대해 보복적이고 악의적으로 반응했다. 법의 처벌을 받게 되었을 때 그들은 새로운 환경에 적응할 수 없었고 감옥의 틀에 박힌 일상에 거칠고 미친 듯한 태도로 반응했다. 따라서 투옥기간동안 자주 중요한 범죄를 범하였다.

이러한 사람들의 정신병리에 대한 현재의 지식은 타락에 대한 연구에 많은 기여를 한 마그난(Magnan)의 제자들이 한 훌륭한 연구 성과에 토대를 두고 있다.

시퍼트(Siefert)는 순수한 내인성 질환과 외부환경에 의해 유발되고 퇴행적 토대(degenerative soil)를 갖는 질환을 구별한 첫 번째 사람이다. 그는 그가 연구한 87명의 범죄자인 정신병환자를 진성 정신병과 퇴행적 정신병이라는 두 가지 분명히 구분되는 그룹으로 구분하였다. 진성 정신병에 속하는 33명은 조기치매, 간질, 부전마비 등에 해당되었다. 그에 따르면 이들은 이들이 속해있는 환경(이들 사례에서는 감옥)에 의한 영향을 받지 않는다. 반면에 54명의 퇴행적 정신병자들은 그들이 속해있는 환경과 밀접한 관계가 있고 그런 환경의 영향을 받는다는 점이 특징적이다. 이들에게 정신병을 발생시키는 병적인 퇴행적 기반은 이자극성, 불안정함, 자생적인 기분의 변동, 환상적인 백일몽, 환경에 대한 과도한 주관성, 그들에 대한 불쾌한 사건들에 대해 비판적이고 올바른 판단을 내릴 수 없음, 그리고 강한 암시성으로 구성된다. 신체적 측면에서 이들 환자들은 두통, 편두통, 좌불안석, 불안을 가지기 쉽고 심장 활동의 장애, 건강염려증적인 불평, 신체적 또는 정신적 노고에 대해 쉽게 피로해지는 경향과 자주 관련된다. 또한 일반적으로 그들은 술에 대해 과민증을 보이고 알코올중독에 병적인 방식으로 반응하기 쉽다.

시퍼트는 54명의 퇴행적 감옥 정신병 환자들을 다음과 같은 그룹으로 나누었다.

첫째—히스테리적 퇴행상태, 이들은 발작, 신체적 증상, 화를 잘 내는 타고난 기질, 혼돈, 갠서 황혼 증후군 등과 같은 중요한 히스테리 사건을 보인다.

둘째—단순 퇴행상태, 이들은 히스테리적 오점이 없다는 점에서 첫 번째 그룹과 구별된다. 이들 환자들은 심한 조증 발작, 운동성 흥분, 함구증, 불안 발작, 혼돈을 가진 섬망 상태에 빠지기 쉽다.

셋째—환상적 퇴행형, 이 그룹은 병적으로 과장된 상상력, 강한 자기 암시성, 속이고 거짓말을 하는 습성, 내인성 기분 변동, 히스테리적 오점을 가진 심하게 퇴행된 사람들이다. 이러한 토대에서 환상적 거짓말, 모든 종류의 체계적 망상, 섬망형 정신병 등을 보인다.

넷째—편집성 퇴행형, 이 그룹은 다시 불평 많은 편집형과 환각형 편집형으로 세분된다. 전자는 전형적인 편집광, 낯선 환경으로부터 인위적으로 형성되는 정신병과 유사하다. 자유로운 상태에서는 거의 발생하지 않고 감옥에서 잘 발생한다. 환각성 편집형은 잘못된 감각 지각, 피해적 성질의 망상을 보이고 자주 강한 건강염려증으로 표현된다. 간단히 말하면 실제 편집증과 매우 유사한 모습이다.

다섯째—가장된 증상을 가진 감옥 정신병 상태.

여섯째—치매 유사 과정, 이 그룹에 속하는 사람들은 매우 어린 시절부터 범죄적 성향이 뚜렷한 상습 범죄자로서 과거력상 정신장애의 증거가 없고 오래 감옥생활을 하면서 서서히 성격이 변화되고 결국 감옥 규칙을 어기고 잦은 반항을 나타낸다. 그들은 절대적으로 관리 불가능하고 그들의 의무와 일을 태만히 하며 결국 정신병원에 이송된다. 그들은 예를 들면 와해형 정신분열병 같이 잘 알려진 치매과정과 같은 특성을 보이지 않는다. 그러나 비록 아주 어리다하더라도 그들의 전체적 행동과 태도는 자주 황폐하고 퇴락함을 보인다.

시퍼트는 위에서 언급한 질환은 전적으로 감옥생활에 의해 유발되고 의존되며 이들 환자들은 정신적 퇴락의 경향을 가진다고 생각했다. 그는 감옥 정신병은 인생의 명확히 해로운 환경에 대한 병리적인 신경조직의 반응이라고 결론 내렸다. 그들은 범죄를 조건 지웠던 퇴행적 토대에 대한 조명, 왜곡 그리고 새로운 창조에 불과한 것이다.

시퍼트의 훌륭한 업적의 중요성은 부정할 수 없다. 그러나 그가 분류한 퇴행적 상태들에 대한 하위분류들이 타당한지는 의문이다. 여러 유형에 대한 그의 묘사는 각각을 분명히 구분하기가 어렵다는 것을 시사한다.

본호프는 이 분야에 대한 논문에서 퇴행이라는 관점에서 조울증, 히스테리 또는 간질성 기질 등에 포함되지 않는, 그리고 조발치매의 알려진 어떤 유형으로도 대체될 수 없으며 특별히 소인이 있는 사람들에게서 완전히 독립적인 정신병적 증상으로 발생하는 급성 정신병적 과정의 존재를 확립하기 위해 연구했다. 그의 연구에 제공된 자료는 그가 수많은 퇴행성 정신병환자를 발견한 베릴린 범죄인 보호병동의 수감자들로부터 수집되었다. 심인성 정신병의 발생에 대한 최근의 연구에서 그는 그의 앞선 견해를 지지하고 그가 연구한 사례들을 세 가지 뚜렷이 구별되는 그룹으로 나눌 수 있다고 믿었다. 첫 번째 그룹은 단순한 편집성 정신병 발생의 경향을 보이는 특정유형의 불안정한 사람들이다. 이들은 충동성과 반사회적 행동의 뚜렷한 경향성을 가지고 과도한 감정적 반응을 보이는 매우 불안정한 기질을 가진 환자들이다. 이러한 환자들은 그들의 특정한 기질적 소인이 심리적 원인에 의해 정신병적으로 과장된 것이 아니라 본래의 성격과 전혀 반대되는 것처럼 보이는 질병상태가 심리적으로 발생된다는 점이 특징적이다.

그는 브라츠(Bratz)가 잘 묘사한 이러한 사람들에서 나타나는 간질성 발작에 관심을 가졌다. 실제 내인성 간질과 대비하여 이들 환자들은 그 성질상 순순히 심리적인 상황에 대한 반응으로서 간질성 발작을 보인다. 이들에게서는 간질성 치매의 유발 없이 간질 발작에 따른 무의식, 흥분, 꿈과 같은 상태, 조증 발작이 발생한다. 이들은 특징적인 치매와 소발작(petit mal)이 없고 발작이 결코 순수한 내부적 원인에 기인하는 것이 아니라는 점에서 실제 간질과 구별된다. 이러한 질환은 항상 외부적 원인, 특히 정신적 성질이 뚜렷한 것에 기인한다. 그는 이러한 환자들은 심리적 경험에 의해서, 그리고 특정한 사상과 개념에 의해서 꿈과 같은 상태, 흥분, 조증 발작이 실제 간질환자보다 더 자주 발생한다고 믿었다. 그는 이들 그룹을 경찰 등을 보면 광란에 빠지는 "거친 사람"으로 표현했다. 그렇지만 비록 알코올이 이들에게서 그러한 쪽으로 유도한다하더라도 직접적인 원인은 심리적 경험 또는 그러한 경험들의 집합이다.

퇴행된 자들의 심리적 원인에 의한 흥분은 그 격렬함과 의식 상태에 관한한 증상학적으로 실제 간질과 거의 유사하다. 몇몇 경우에 있어서 발작 동안에 암시성을 유자함은 이들 질환의 심인성을 분명히 보여주지만 다른 예에 있어서는 극적이고 과장된 경향이 두드러져 히스테리적 요소를 생각하게 한다. 퇴행된 자들의 심인성 흥분에서 나타나는 특정한 가벼운 증상학적 특징이 이들과 진정한 간질환자간의 구별점을 제공하는 것 같다. 본호프는 소변을 마시고 배설물로 얼굴과 벽을 오염시키는 혐오스러움을 보이는 강한 경향에 대해 언급했다. 또 다른 특징으로 임박한 중대한 신체적 위험으로 자신들이 위협받는다고 생각한다는 점에서 이들은 상황에 대한 완전한 오해가 자주 있다는 점을 들었다. 이러한 결과 그들은 단순한 방어적 반응을 훨씬 초과하는 과도한 공격성을 보이고 분별없이 가구를 부순다. 이러한 사람들은 천박한 지적 재능, 잦은 이직과 범죄성의 조기 발현과 같은 점들로 쉽게 구분될 수 있다. 투옥기간동안과 그 곳에서의 스트레스 사건의 영향 아래에서 그들은 급성 편집성 증상, 관계섬망(delirium of reference) 그리고 이어지는 편견, 독립된 기본적 환각, 과거의 우울한 기분과 신경질적인 노여움에 대한 저항할 수 없는 욕구가 발생한다. 의식은 명료하고 모든 면에 있어서 지남력이 있다. 이러한 질환의 기간은 수개월에서 2년까지 다양하고 때때로 중간에 관해를 갖는다. 망상은 단지 짧은 기간 동안만 유지되고 의식내용의 회고적 변화를 초래하지는 않는다. 그러한 과정은 환자를 새로운 환경에 옮김으로써 그 환자의 성격에 어떤 변화도 남기지 않고 회복된다. 통찰은 항상 완벽한 것은 아니다. 교도소 직원에 대한 편견과 관계섬망이 관련이 없을 수 있다.

두 번째 그룹에 속하는 사례는 어릴 때부터 사회생활에서의 마찰에 대해 비정상적인 감정 반응을 보이는, 남에게 피해를 주는 사람으로 잘 알려진 부류의 사람들이다. 그들의 지나친 과장과 관련하여 자기중심적 자의식은 그들에게 모든 불쾌한 경험에 대해 개인적 침해로 인식하게 한다. 그들은 이 세상에서 그들에게 주어지는 것을 결코 얻을 수 없는 것처럼 보이는 가난한 순교자이고 그들이 완전한 정의라고 생각하는 것을 얻을 때까지 모든 수단을 다하여 그들의 권리를 주장할 준비가 되어있는 사람들이다. 이러한 사람들은 충분히 운이 좋다면 실제 정신병을 일으키지 않고 인생을 잘 살 수 있다. 그들은 그들이 속한 영역에서 단지 부담을 주고 사기를 꺾는 존재이다. 그렇지만 그들이 부당하다고 생각하는 일을 경험하게 되면 그들은 즉시 전형적인 편집증적 특성을 보인다. 이러한 특성은 문제의 근원을 형성하는 정신적 경험이 항상 전면에 있다는 것이다. 본호프는 망상적 믿음을 가지고 있는 베르니케 정신병환자들에게서 이러한 상태를 확인했다. 그는 "이러한 부류의 사람들이 살아가는 활동영역이 좁을수록 법, 교육, 종속관계에 의한 갈등의 가능성은 더 커지고 비정상적인 기질, 비록 덜 병적인 기질이더라도 정신병적 악화가 더 쉽게 일어난다. 이것은 관료주의, 특히 감옥생활의 제한이 이들에게 아주 심한 심인성 질환을 초래하는 이유이다. 죄수들에게서 심인성 질환의 특징이 특히 분명하다. 많은 사례에서 한 감옥에서 다른 감옥으로, 그리고 보호실로, 최종적으로 정신병원으로 이송됨으로써 병적 과정이 끝나게 되는 것을 볼 수 있다. 몇몇 사례에서는 환자를 유사한 환경에 돌려보냈을 때 다시 그 과정이 반복된다"고 했다.

본호프의 퇴행성 상태에 대한 세 가지 분류 중 첫 번째 것은 전체적으로 보았을 때 독립된 유형으로 가치가 있다고 생각된다. 정신병을 가진 죄수들과의 경험을 가진 어떤 사람도 그들의 사례에서 정신병은 대부분 특정한 생각에 집중되어 있음을 상기할 것이다. 대부분의 예에서 환자들은 공정한 재판을 받지 못했다는 생각을 가진다. 이들은 어떤 지적 손상도 보이지 않고 기존의 정신질환의 어떤 기준에도 잘 맞지 않는 정신장애를 보이며 항상 편집증적인 기질과 그들의 유죄판결 그리고 안전, 감독과 관련된 사람들에 대한 편집증적 경향을 보인다. 그들 주위에서 일어나는 대부분의 사소한 사건도 그들에게는 개인적 침해로 여겨진다. 편지의 지연, 그들의 비정상적 요구에 대한 거절, 보조원이 그들이 마시는 커피에 설탕을 실수로 충분이 넣지 않은 경우, 방문의사의 정기적 인사의 가벼운 일탈, 요약하면 어떠한 사소하고 의미없는 사건도 즉시 특별한 의미가 주어지고 어느 정도 망상적 방식으로 해석된다. 그렇지만 이들은 이들의 유죄판결 또는 감금과 관련이 없는 주제에 대해서는 완전히 이성적인 추론을 할 수 있다. 이들은 대체적으로 지적으로 영리하고 날카로우며 정서적 타락의 어떤 증거도 보이지 않는다. 오히려 그들의 정서는 대단히 섬세하고 예민하여 보통 사람 같으면 간과했을 사건도 그들에게는 상당히 불쾌한 것으로 여겨지고 중요한 방식으로 반응하게 된다. 실제 우리는 그들의 피해사고에 대해 망상으로 볼 가치가 있는지에 대해 의문이 있다. 우리는 스트록(Sturrock)이 다음과 같이 한 말에 대해 동의한다. “내가 꾸짖는 교도관을 공격하기 위해 테이블위의 칼을 들은 죄수에 대해 신체적 강박을 허락했다면 나는 그가 밤새 나를 죽이기 위해 위협하고 있더라도 그것을 피해망상이라고 부르지 않는다. 왜냐하면 내가 그에게 공평하게 하지 않았기 때문이다.” 우리는 이러한 것이 체포된 자가 체포한 자에 대한 어느 정도 정상적 반응이라는 점을 기억해야만 한다. 이러한 현상은 법으로부터 형의 유예를 누렸던 범죄자들에게서 좀 더 뚜렷이 나타난다. 중요한 점은 정신병이 아니라 그러한 병의 발생을 가능하게 하는 토대이다. 모든 죄수들이 감옥 환경에 대해 이러한 식으로 반응하는 것은 아니다. 사례들에서 제시되는 사람들처럼 일생동안 뚜렷한 편집적 경향을 보인 퇴행된 사람들에게만 해당되는 것이다. 일반적으로 이러한 상황은 인생에서 접촉하는 모든 것과 갈등을 보이는 상습범죄자들에게서 볼 수 있고 감옥 밖에서는 술집이나 도박장의 패싸움에서 등장하는 상황이다.

이와 같은 상황은 정체불명의 편집증임이 분명한 것들보다 좀 더 정확한 분류를 할 가치가 있다. 이러한 편집적 증상은 명확한 상황, 위 사례에서는 유죄판결과 투옥에 대한 뚜렷한 반응이고 이들의 독특한 퇴행적 기질이 이러한 반응을 가능하게 한다. 이러한 질환이 표현되는 색깔에 대한 의문은 우리가 다루는 성격이나 기질에 대한 의문보다는 덜 중요할 수 있다.

본호프는 이들 사례에서 보이는 특정한 히스테리적 요소에 대해 더 언급하였지만 위와 같은 이유로 이들의 편집증상이 히스테리적이라는 것을 믿지 않았다. 대신 그는 이들이 간질성 기질과 더 밀접히 관련되어있다고 믿었다. 히스테리적 요소는 히스테리적 오점으로 나타나거나 이들이 자신들과 관련된 편집적 사고에 대한 집착으로 인해 자주 표현하는 기억의 날조 등으로 나타나고 이들의 과거 경력 중 불쾌한 기억에 대한 완전한 기억상실을 초래한다. 그래서 이전에 받았던 판결, 투옥 등은 완전히 잊혀진다. 이들 사례에서 우리는 아마 히스테리에서 잘 알려진 소망적 요소를 볼 수 있을 것이다.

세 번째 그룹에 속하는 사례들은 다양한 증상을 보여 그들을 특징짓는 정확한 개념을 형성하기 어렵다.

본호프의 연구에 대한 검토를 통해 우리는 그가 연구한 사례 중 세 번째 유형으로 분류하고자 한 그룹은 어느 정도 인위적이라고 판단하였다. 우리가 정신질환을 다루고 있고 정신질환은 특정한 퇴행적 기질을 가진 자들에게서만 발생할 수 있다는 점을 인정한다할지라도 다음과 같은 의문이 든다. "이러한 환자들이 보이는 정신병적 증상을 분류하고자 하는 노력이 얼마나 실질적 가치가 있는가?" 하는 문제이다. 중요한 점은 이들 정신병이 보이는 특정한 색깔이 아니라 그것들이 발생하는 토대이다. 기껏해야 우리는 이러한 정신병의 증상학에서 그것이 사고 영역에 속하는지 또는 정서 영역에 속하는 것인지를 말할 수 있다. 이러한 주제에 대한 윌만(Wilmanns)의 훌륭한 업적을 검토해 보면 우리는 분류에 대한 비슷한 노력을 다시 만나게 된다. 지면의 제한은 윌만의 연구에 대한 폭넓은 논의를 허락하지 않는다. 우리는 이미 여기저기서 위 저자의 관점에서 중요한 몇 가지 관점을 다루었다.

우리는 퇴행의 정신병에 관한 번바움의 중요한 업적에 상당한 위안을 얻고 있다. 확인 가능한 범위에서 저자는 그가 연구한 퇴행된 상태를 많은 하위유형으로 나누고자 하는 노력을 하지 않았다. 저자에 따르면 퇴행성 정신병의 본질적 특성, 즉 질환에 대한 인상 이외에 특별한 결정인자, 발생 유형, 망상의 심리적 전개 등등은 퇴행적 성격에 본질적으로 귀결될 수 있다. 다시 말하면 과장된 자기암시성, 정신과 신체 상태의 불안정성, 지각과 상상력의 부조화, 메마른 사고에 생생한 환상적 색깔의 지배 등에 귀결된다. 그들은 명확히 특징적 형태의 질병과정을 형성하지 않고 퇴행적 토대위에 간헐적인 정신병적 증상을 보인다. 집합적 형태의 다양한 상태는 이들이 정신적 균형에 반복되는 요동이 있는 것으로 여겨질 수 있다. 이들 질환의 증상은 비교적 잘 체계화된 망상구조에 한정되고 편집증과는 대비되게 오랜 시간 지속되는 것이 아니며 특정한 이유로 사라진다. 그들은 어떠한 전형적인 증상군을 형성하지 않는다. 망상적 사고는 어떠한 특징도 취할 수 있다. 환각은 모든 감각영역에서 일어날 수 있다. 의식은 혼탁할 수도 있고 아닐 수도 있다. 그러나 질환 초기에는 거의 항상 혼탁하다. 일반적으로 회복은 서서히 일어나지만 상당히 갑작스럽게 회복될 수도 있다. 통찰은 있을 수도 있고 없을 수도 있다. 증상과 마찬가지로 질환의 경과는 어떠한 명확하고 특징적인 성질을 제공해 주지 못한다.

퇴행적 정신병에 대한 번바움의 뚜렷한 특징은 그들의 증상에서의 표현형에 있는 것이 아니라 그들의 전개 메커니즘과 무엇보다도 외부적 영향에 전적으로 달려있다는 점이다. 그들은 전형적인 심인성 질환이고 그 정신적 병인은 강력하고 단지 병의 발생뿐 아니라 형성과 유지에 관여한다. 번바움이 이들 정신병과 히스테리적 정신병 양상 사이에 밀접한 관련이 있다는 점에 주목하였다 할지라도 그는 이들을 히스테리와는 명확히 구별하려고 했다.

사례 4

A. C., 유색인, 여성, 32세 1909년 6월 18일 주립정신병원에 입원. 아버지는 신부전으로 사망하였고 오빠는 철길사고로 사망하였다. 한 언니는 무도병으로 고통 받고 있고 다른 언니는 결핵으로 사망하였다. 환자는 버지니아 제임스타운에서 태어났고 어린 시절은 건강하였다. 어린 시절 장티푸스를 앓은 것 이외에는 일상적인 질병에 대한 기억도 없었다. 14세까지 학교에 다녔고 학교를 떠나자마자 그녀는 객실종업원으로 일을 시작하였고 곧 과도한 알코올에 의존하였다. 그 결과 그녀는 수많은 다툼에 시달렸다. 1895년에 술에 취한 상태에서 한 남자를 등 뒤에서 총으로 저격하여 알바니 교도소에서 5년 11개월 동안 수감되었다. 그 기간 동안 그녀는 마티완 범죄인 정신병원에 보내졌고 그곳에서 45일간 입원했다. 퇴원하자마자 그녀는 집에 돌아왔고 어머니와 함께 살며 집안일을 도왔다. 그 후로 약 2년 동안 매춘부 생활을 하였다. 그녀는 1901년 절도죄로 버지니아 마운스빌에서 30개월 동안 수감생활을 하였다. 그에 앞서 그녀는 진전섬망으로 약 1달간 주립정신병원에 입원했었다. 마운스빌에서의 형기를 마친 후 그녀는 워싱턴에 돌아와서 곧 주거침입과 강도혐의로 다시 체포되어서 20년의 징역형을 선고받았다. 그녀는 항상 어느 정도 고통을 받고 있었고 다른 유색인종 여성과 수많은 싸움을 하며 그 중 몇몇 경우에는 그녀도 부상을 입었다. 1907년 2월 12일에 재봉실에

서 일을 하는 동안 그녀는 다른 동료와의 싸움에 연루되어 그 동료의 목을 가위로 찔렀다. 사건을 설명하면서 그녀는 "나는 그들 사이에 들어가서 그들을 조정하고 개화시키고 이끌어 주었다"고 말했다. 동료는 이 사건 후 약 5분간 살아있었다. 싸움은 그녀의 동료가 그녀에게 욕을 하고 그녀는 "종신형"을 받아야 한다고 비난해서 발단이 되었다. 그녀는 동료에게 "아나코스티아로 돌아가라, 그리고 다리 위에 버린 아이를 없애버려라."고 말했다. 이 말에 동료는 매우 화가 났고 살인을 유발한 가위로 그녀를 공격했다. 그녀는 이 일로 감옥에 보내졌고 다음날 지하감옥으로 이송되어 병원에 보내질 때까지 거기에 있었다. 지하 감옥에 있는 동안 그녀는 심한 두통과 신경과민에 시달렸다. 그녀는 절대적으로 고립되었고 누구도 그곳에 오지 않았으며 막대기를 통해 식사를 했다. 이러한 상태에서 그녀는 3달을 보냈다. 그녀는 이 기간 동안 기도를 많이 했다고 말했다. 왜냐하면 그녀는 그녀가 살인죄로 재판을 받고 교수형에 처해질 것이 분명하다는 말을 들었기 때문이었다. 그녀는 1907년 5월 8일 시설에 처음 보내졌고 의학적 소견서에는 그녀의 한 언니가 폐결핵으로 죽었고 다른 언니는 지금 무도병으로 고통 받고 있다고 쓰여 있었다. 환자는 알코올과 코카인에 중독되어 있었고 성도착이 있은 것으로 의심되었다. 그녀가 교도소에 온 이후로 그녀는 정신병의 증상과 증후를 보였다. 그녀의 현 증상은 통제하기 어려운 분노, 극단적 신경과민, 급성 조증과 유사한 발작, 판단력 상실, 그녀의 행동결과에 대한 무시 등으로 표현되었다. 피해망상 또한 주목되었다. 그녀의 어머니는 환자는 일생동안 잦은 분노발작이 있었고 이럴 때는 그녀의 오빠가 그녀가 다른 가족에게 피해를 주지 못하도록 그녀를 결박하였다고 말하였다. 처음 입원시 신체검사상 이상은 없었다. 정신적으로 그녀는 예민함과 밤에 자주 깨는 것을 호소하였다. 의식은 명료했고 지남력도 유지되었으며 환각과 망상은 관찰되지 않았다. 지적으로 그녀는 평균적인 흑인이상의 지능을 가진 것으로 보였다. 그녀는 글을 읽고 쓸 줄 알며 철자법도 잘 맞게 사용하는 등 훌륭한 영어를 구사하였다. 그녀의 기억은 장, 단기 기억 모두 좋았다. 전체 입원기간동안 지남력은 잘 유지되었고 그녀는 "누군가 나를 욕하는 소리를 듣고 그 사람을 찾았으나 아무도 없었다"고 지나가는 소리로 한번 말한 것을 제외하고는 환각성 장애를 보이지는 않았다. 망상적 사고가 정교하게 형성된 적은 없었다. 전체기간동안 그녀의 행동은 심한 이자극성에 의해 특징 지워졌다. 그녀는 자주 "더 이상 맨손으로 무기 없이 싸우지는 않겠다"고 말하면서 병동 의사에게 보복하겠다고 위협했다. 그녀는 자주 특별한 이유 없이 전등을 부수고 매우 험악한 태도를 취하다가 다시 흥겹고 유쾌하게 병동의 일을 도왔다. 그녀는 그녀가 전등을 깨지 못하도록 간호사가 제지하려고 하면 간호사들을 공격했다. 이러한 분노발작에 대해 이야기를 꺼내면 그녀는 결코 누구도 해하거나 위협한 적이 없다고 말하면서 모든 것을 부인했다. 그녀는 1909년 1월 12일 회복이 되어 퇴원하였고 다시 마운스빌 교도소에 보내졌다. 그녀는 1909년 6월 18일 매우 과민하고 망상에 빠져 유리창을 깨뜨리는 조증을 보인다는 소견서를 가지고 다시 주립정신병원에 보내졌다. 다른 정신병적 증거는 없었다. 입원시 그녀는 시무룩하고 불쾌해하면서 얼굴을 찌푸렸고 그녀의 요구를 강요하며 창밖을 바라보며 의자에 앉아 있었다. 그녀는 좀 더 활기찬 병동이라고 스스로 생각하는 다른 병동으로 옮겨 줄 것을 요구하였고 다양한 약을 요청했다. 그녀의 요청을 들어줄 수 없다고 하자 그녀는 화를 내고 욕을 하며 위협하였다. 오후에는 자신의 팔을 핀으로 찔러 피가 쏟아 졌고 이 일로 강박이 되었다. 이때 그녀는 매우 흥분하여 수갑을 부수고 밖으로 나오려고 하면서 "수갑을 채운다면 차라리 다시 마운스빌 교도소로 돌아갈 것이다"라고 소리쳤다. 그녀는 병원에 돌아온 것에 대해서는 그다지 말을 하지 않았다. 간호사에게 그녀는 돌아온 것에 대해 "다행이다, 마운스빌은 지옥이다"라고 말했다. 다음날 그녀는 계속해서 주사를 요구하며 두통을 호소했고 손가락을 식도에 넣어 구토를 시도했다. 질문을 받으면 신속하고 영리하지만 침울한 태도로 답했다. 교도소에 보내졌을 때 그녀는 전에 그녀가 죽였던 여자가 있었던 감방에 보내졌고 그것이 그녀를 무섭게 했다고 말했다. 그녀는 침대에서 잠을 자지 못했고 대신 식탁으로 사용되던 상자위에서 잠을 잤다. 그녀는 울면서 기도했고 마침내 2주 후에 다른 방으로 보내졌다고 말했다. 그녀는 방을 옮긴 후 어려움이 없었고 잘 지냈는데 왜 그녀가 여기로 보내졌는지 모르겠다고 말했다. 이번에 그녀가 병원에 입원해 있는 전체기간동안은 이자극성, 충동성과 재물손괴만을 보였다. 그녀는 그녀와 관계된 사람들 중 일부에 대해 심하게 헐뜯고 위협하였다. 그녀는 퉁명스러웠고 이기적이며 거짓말을 잘

했다. 그녀는 그녀를 돌보는 자들의 관심을 받기 위한 노력에는 치밀하였다. 한번은 더 사려 깊은 치료를 받으려고 그녀가 임신을 했다고 말했다. 그녀의 다른 많은 주장들처럼 이것은 거짓말이었다. 그녀는 입원기간 내내 지남력이 있었고 기억력도 좋았으며 환각이나 망상의 증거는 없었다. 그녀는 정서적으로 매우 불안정했고 이성과 판단력이 손상되었다. 그녀의 증상은 직접적인 환경에 의하여 형성되고 조절되었다. 특권이 거부되었을 때 그녀는 그녀와 관련된 사람들에게 화를 내고 위협했다. 그리고 손에 닿는 모든 것을 부수고 기회가 되면 간호사에게도 공격을 하였다. 다시 특권을 허용해주면 그녀는 다시 조용한 기분을 유지했다. 그녀는 1910년 6월 21일 까지 병원에서 이렇게 보내다가 다시 마운스빌 교도소에 보내졌다. 교도소 관리로부터 얻은 정보에 의하면 그녀는 계속해서 분노 발작을 반복했고 그럴 때는 도저히 통제가 되지 않았으며 유일한 방법은 그녀를 고립시켜서 분노상태를 끝낼 때까지 혼자 내버려 두는 것이라고 했다. 이러한 발작이 없는 사이에는 행동을 잘 하였고 그러한 행동은 여러 가지 특권을 줌으로써 고무되어져야만 하였다.

사례 5

J. J. M., 24세, 백인 남성, 건장한 체격에 가족력은 그가 제공을 거부하였기 때문에 얻어질 수 없었다. 그는 사우스캐롤리나 체스터에서 1885년에 태어났다. 알려진 바에 의하면 어린 시절과 학창 시절 특별한 일은 없었다. 그는 보통의 지적 재능을 가진 현명한 학생이었다. 그의 말에 따르면 그의 근로자로서의 인생은 비교적 일찍 시작되었고 정상적이었다. 그렇지만 그는 화를 잘 내어 다른 동료들과 싸움을 하여서 몇 차례 직장을 잃은 적이 있다는 점을 인정하였다. 그는 임균 감염이 몇 차례 있었다. 첫 번째는 15세였다. 더 어린나이에는 매독에 걸렸었다. 그는 술을 어느 정도 마셨고 여러 차례 술에 취했었다고 밝혔다. 1906년에 클럽에서 경찰관에게 머리를 맞은 적이 있었다. 그 해에 거리 폭동에서 머리에 손상을 입었다. 이러한 손상들은 어떠한 나쁜 증상도 유발하지는 않았다. 1907년 또는 1908년에 차위에 올라갔다가 펌프로 머리를 맞아 얼마간 의식을 잃었었다. 그 후 일어나 근처 기차역까지 혼자서 걸어가 신시내티에 가는 기차를 탔다. 그곳에서 10일 동안 입원하여 상처를 치료받았다. 그는 적법한 퇴원절차 없이 어느 날 병원을 떠났다. 머리에 손상을 받은 후 이로 인하여 이후로 아파본 적은 없었다. 1909년 여름에 그는 그의 동료와 함께 워싱턴에서 강도로 체포되었다. 그들은 모두 보석으로 석방되었다. 그렇지만 그는 재판을 회피했고 경찰이 그를 체포하기 위해 그가 있

는 도시에 왔을 때 그는 총으로 그들과 대치했다. 상당한 대치 후에 그는 마침내 굴복하고 체포되었다. 그의 동료는 단기형을 선고받았으나 그는 리벤월스 교도소에서 5년 형을 살게 되었다. 그 당시 그는 그와 수년 동안 같이 산 아내라고 주장한 전문 매춘부의 수입에 의존해서 살고 있었다. 그와 그녀와의 서신왕래를 보면 그가 그녀의 삶의 방식을 인정한 것으로 보였다. 그가 감옥에 투옥된 후 즉시 의사는 그의 흥분 잘하고 과민한 기질을 주목했다. 그는 점점 악화되었고 마침내 1910년 12월 9일 투옥 후 약 1달 정도 지난 시점에서 보호병동으로의 이송이 필요해졌다. 리벤월스 병원의 보호병동 일지의 기록에 의하면 다음과 같다.

1910년 12월 12일—환자는 두렵다고 말하며 잘을 잘 수 있게 해달라고 했다. 오후 4시에 잠자리에 들었다.

1910년 12월 22일—간호사가 간호사실에서 몇 명의 환자들에게서 오후 체온을 측정하고 있을 때 그는 갑자기 간호사의 머리와 얼굴을 때리며 공격을 하였다. 그와 다른 죄수가 병원규칙을 어기고 시끄럽게 소란을 피울 목적으로 한패가 되었다는 게 눈에 띄었다. 그들은 거의 매일 병원 규칙을 어겼다.

1910년 12월 23일—환자는 간호사에게 "아내가 빠른 시일 내에 편지를 쓰지 않는다면 뛰어내려 자살할 것이다"라고 말하였다. 그는 보조원과 간호사가 자신에 대해 이야기 하고 있다고 불평했다. 그리고 가끔씩 그들을 조사해서 때려죽이고 싶다고 했다. 덧붙여 그는 "나는 그들이 나에게 독을 주사하고 있다고 생각하는 것은 지독한 바보짓이라는 것을 알고 있으나 나도 어쩔 수 없다. 나는 내가 미쳐가고 있다는 것을 알고 있다. 나는 내 목을 잘라 나 자신을 죽이고 싶다"고 말했다. 이 환자는 확실히 상태가 좋지 않았고 쉽게 흥분했으며 의심하고 과민하며 사람들이 그에 대해 음모를 꾸미고 있다고 상상했다. 대화를 할 때 양손으로 동작을 취하고 고개를 흔들며 눈을 치켜 떴다. 그의 흥분 잘 하는 성질은 아침에 체온을 재기 위해 깨우는 경우 깜짝 놀라 거친 모습을 보일 때 잘 볼 수 있다.

1910년 12월 24일—그는 "무엇인가가 두렵다. 그러나 그것이 무엇인지 알 수 없다. 잠을 자고 싶다"라고 말했다. 항경련제를 계속 복용했다.

1911년 1월 2일—머리에 통증을 호소하며 놀란 것처럼 행동했다. 그의 눈은 거슴츠레했으며 동공은 확장돼 있었다. 때때로 자살사고가 그를 사로잡았으며 겉으로 보기에 그는 그것을 극복하기 위해 노력하는 것 같았다.

병원에서의 나머지 생활도 조증 발작과 그와 관계된 사람들에 대한 공격이 주로 나타났다. 그는 규칙의 완전한 무시와 명령을 따르기를 절대적으로 거부하며 이것을 강제하고자 하면 그의 상태는 눈에 띄게 악화되었으며 조증 발작이 자주 일어났다. 그는 자주 "어떤 것이 두렵다, 보조원들이 나에 대하여 음모를 꾸미고 박해를 한다"고 말했다. 우울한 시기 동안에 그는 유리조각으로 그의 목 부위에 가벼운 상처를 냈고 이로 인해 신체적 강박이 필요했다. 어느 날 그를 검사한 두 명의 의사가 그 앞에서 머리부위에 수술의 필요성에 대해 말했다. 그 후로 그는 그가 무정부주의자라고 지목한 의사에 의해 목이 잘리는 두려움에 대해 계속해서 말했다. 이러한 두려움을 정교하게 전개해나가는 것이 그의 정신질환의 주요 특징이 되었다. 그렇지만 그는 계속해서 불경스러웠고 사악했으며 행동을 통제할 수 없었다. 그의 주기적인 분노 발작은 전처럼 격렬하여 발작 시에는 옷과 침대 시트를 찢고 과민반응을 보였다. 그는 간질처럼 몇 차례의 발작을 보인 것이 주목을 받았다. 환자는 1911년 4월 7일 주립정신병원에 입원되었다. 입원 시 그는 매우 신경질적이었으며 두려움을 보였고 누군가 다가서거나 만지면 깜짝 놀라 펄쩍 뛰고 말을 걸어도 매우 흥분했다. 그의 몸은 흥분으로 흔들렸고 동공은 커졌으며 얼굴은 상기되어 거의 말을 하지 못했다. 그는 "지옥으로부터 왔다, 무정부주의자들이 나를 박해하는, 나에게 작업을 걸고 목을 자르려는 지하감옥으로부터 왔다"고 말하며 자신이 그들이 그것에 대해 이야기 하는 것을 직접 들었다고 했다. 그는 지남력이 불충분했으며 약간 혼동된 채 모든 면에서 그의 새로운 환경에 대한 충분한 이해가 없었다. 그렇지만 그는 밤이 되자 조용해졌으며 밤동안 잠도 잘 잤다. 신체적으로 그는 약간 수척했다. 그가 두통을 호소하는 것이외에는 신경학적 장해는 발견되지 않았다. 다음날 아침 의사가 그를 검사하고자 하였을 때 그는 분노하며 감정이 격해져서 위협하였다. 그리고 심한 두려움을 보이고 그의 목이 잘릴지 모른다는 공포를 나타냈다. 그는 교도소에서 관리들에 의한 박해를 되풀이하여 말하였다. 그는 그가 그에게 닥칠 일, 예를 들면 천국에 갈지, 지옥에 갈지 등에 대해서는 관심이 없었다. 그는 그가 수술을 받게 된다면 그전에 스스로 자살할 것이라고 말했다. 그는 "음식이 먹기에 부적합하다, 더 좋은 음식이 제공될 때까지 식사를 거부할 것이다"라고 말했다. 그의 아내의 방문은 그를 기쁘게 했다. 밤에 병원 잠옷을 제공했을 때 그는 이런 조잡한 옷을 입고 잠을 잘 수 없다며 그것을 집어 던졌다. 그래서 그의 아내가 사온 실크로 된 잠옷으로 교체되었다. 이후 2주 동안 그는 병원 마당에서의 자유가 허락되었고 의사에게 말할 때를 제외하고는 조용하고 잘 행동했다. 가끔씩 그는 갑자기 조증상태에 빠졌고 편집적 사고가 전면에 나타났으며 그런 생각 중에는 늘 수술을 받는다는 생각이 지배적이었다. 이번에는 그의 편집적 사고를 여기에 있는 관리들에게 완전히 옮긴 것은 아니었다. 그의 흐린 의식은 완전히 명료해졌다. 그는 매일 신문을 읽었고 주변 일에 적극적으로 참여하였으며 의사에게 말할 때 주기적으로 분노를 표현하는 것 이외에는 표면적으로 나쁜 행동은 하지 않았다. 그를 위한 특별한 식사가 제공된 후로는 규칙적으로 식사를 하였다. 약 한 달간의 입원이 지난 후 관리들은 그가 관리자들을 위협하여 탈출을 계획하고 있다는 사실에 주목하였다. 그 계획에는 그 당시 평판이 좋지 않았던 그의 아내가 그에게 총을 구해주기로 한 공모가 포함되었다. 그에게 특별한 주의를 주는 것이 합리적인 것으로 생각되어 마당에서의 산책은 금지 되었고 그의 방에서 못 나오게 하였다. 이것은 즉시 그의 정신병적 증상의 악화를 가져왔다. 그는 막무가내였고 욕을 하고 위협을 하였다. 그의 분노 발작은 흥분한 간질환자의 특성을 보였다. 그렇지만 그는 맑은 의식을 가졌다는 점과 발단이 내인적인 것이 아니라 명확한 상황에 의한 반응이라는 점에서 간질과 구분되었다. 요구를 들어주지 않을 때는 발작으로 이어졌고 그럴 때는 그를 감시하는 관리들을 죽이겠다고 협박하고 욕을 하며 파괴적으로 행동했으며 그들에 대한 편집적 사고를 공고히 했다. 편집적 사고는 주로 "나는 이곳을 지배하는 비기독교인 무정부주의자들에 의해 박해를 받고 있다. 그들이 나를 조정하기 전에 그들은 나를 지옥에서 처음 보았다. 나는 누군가를 기쁘게 하기 위해 여기에 온 것이 아니다. 나는 예수를 제외하고 누구의 우월성도 인정하지 않는다"는 내용이었다. 역으로 그에게 특권을 허용하면 그는 완전히 조용해졌고 이성적이고 조리 있게 말하며 정신병적 증상은 없었다. 그의 아내를 볼 수 있는 특혜를 허용하면 전에는 결코 할 수 없었던 철저한 검사도 시행할 수 있었다. 객관적 검사상 지적인 결손은 없었다. 이성과 판단력은 손상이 없었고 기억력도 좋았다. 관리들이 그를 박해하고 머리에 수술을 하려 한다는 편집적 사고를 제외하고는 정신병적 증상은 관찰되지 않았다. 환각에 대한 어떤 증거도 없었고 자신에 대한 통찰도 없었다. 최근 그는 의사에게 매독치료약을 달라고 요청했다. 그는 그

약에 매우 감사해 한다고 하였다. 그는 또한 그의 문제를 해결하기 위해 시내에 있는 변호사와 적극적으로 연락을 하기 시작했다. 1911년 7월 15일 그를 교도소에 다시 보낼 수 있는 지를 결정하기 위해 그는 병원 의사들의 컨퍼런스에 회부되었다. 컨퍼런스가 열리기전 수 주 동안 조용하고 정상적이었음에도 불구하고 검사실에 들어가자마자 그는 매우 감정적이고 욕을 하며 협박을 하였다. 그 당시 그를 보았던 모든 사람들은 환자가 보이는 정서적 불안에 강한 인상을 받았다. 이런 경험을 한 후 약 하루 동안 그는 계속해서 감정적이며 화를 내고 소동을 피웠다. 다시 그에게 특권을 주자 그는 평온해졌다. 그리고 그것은 그가 1911년 8월 10일 다시 교도소에 보내질 때까지 유지되었다. 그는 그를 데리고 가는 책임자에게 그가 교도소에 가면 형을 줄이고 좋은 대우를 받기 위해 잘 행동할 것이라고 말했다. 그는 교도소에 가자마자 그의 특이한 행동 때문에 관찰실에 머물게 되었다.

그곳에서의 기록은 다음과 같다.

8월 16일—오후와 저녁 시간에 매우 불손해졌다. 감옥 당국이 아내로부터의 편지를 차단하였다고 주장하면서 관리들에게 악의적으로 대하였다.

8월 17일—가석방실 죄수들이 운동 후 돌아오자 저주를 퍼부었다. 그들이 그의 편지를 보았다고 주장했다.

8월 18일—저녁시간에 그의 방 창문을 통해 소리 지르고 욕을 했다. 새벽 2시에 침대에서 일어나 가상의 적을 향해 욕을 하고 싸우기 시작했다. 그것을 2시간동안 계속했다.

8월 19일—그가 대하는 모든 사람들에 대하여 그가 할 수 있는 모든 불손한 말을 계속 하였다.

8월 20일—낮과 저녁 시간동안 매우 흥분하고 과민반응을 보였다. 관리들이 그의 아내를 그와 떼어놓았다고 욕하면서 교도관의 얼굴에 그의 음식을 집어 던지려고 시도하였다. 그는 밤에 그의 방 밖에서 아내가 그를 부르는 소리를 들을 수 있었다고 주장하였다.

8월 21일—교도관이 그가 독방에서 나가는 것을 허락하지 않았다고 화를 내었다. 저녁시간에는 노래를 하고 휘파람을 불었다.

8월 22일—교도관에 대한 규탄에 열을 올렸다.

8월 23일—간수를 검은 손이라고 비난했다. 간수가 그를 격리실에 가두기 위해 관리에게 뇌물을 주었으나 그는 "간수에게 더러운 돈을 주지 않을 것이다"라고 말하였다.

8월 29일—말과 행동은 나란히 악화되어갔다. 관리들과 죄수들을 저주하며 그들이 그의 아내를 그로부터 떼어놓고 그의 편지를 차단하고 있다고 주장하였다. 살해되는 것에 대해 두려워했고 그의 아내는 굶주리고 있는데 그는 여기서 쉬고 있다고 말하였다. 계속해서 큰소리로 욕설을 하였다.

8월 30일—저녁시간에 노래를 하고 휘파람을 불었다. 저속한 말을 중간 중간 곁들였다.

8월 31일—오늘은 매우 폭력적으로 되었다. 굶주리고 있는 아내와 아이로부터 격리되었다고 주장하며 관리들을 저주하였다. 하루 종일 소리 지르고 간간히 노래하고 욕하였다.

9월 7일—거의 매일 폭력적인 행동을 보였다. 그가 가상의 적에 사로잡혔다는 환각을 가지고 있었다. 그가 밤에 눈을 떴을 때 "침대위에 있는 빨간 머리의 스미스라는 녀석을 보았다"고 하였다. 그는 방밖에서 아이와 아내가 울고 있는 소리를 들었다고 말하며 반복해서 집에 가게 해달라고 요청했다. "아이와 아내가 굶주리고 있고 교도소 관리들은 나도 굶기려고 하고 있다"고 말했다. 두통과 눈을 다쳤다고 불평하며 그가 실명이 될 것 같다고 했다. 밤에는 파괴적으로 변하여 전구를 깨뜨리고 의자를 부수며 창문을 향해 잡지를 집어 던졌다.

9월 14일—그는 빨간 머리의 스미스가 그의 아내를 훔치려하고 있다는 것을 알고 있다. 그리고 그가 자신을 추적하고 있으며 플로리다 잭슨빌에서 자신을 죽이려고 하였는데 창문으로 뛰어내렸다고 말하였다. 그의 폭력적 행동은 더 심해지고 뚜렷해졌다. 그가 자해하는 것을 방지하기 위해 계속적인 감시가 필요했다. 그는 또한 때때로 가벼운 소발작(petit mal)을 보이기도 했다.

리벤웰스 교도소로부터 워싱턴 병원으로 가는 도중 환자는 폐결핵으로 추정되는 다른 죄수와 같은 수갑이 채워져 이송되었다. 그는 호송원에게 다른 죄수와 분리시켜줄 것을 간청했고 그의 요청은 마침내 허락되었다. 아이오와주를 통과할 때 그는 달리는 기차의 창문을 통해 뛰어내렸다고 했다. 그 당시 그는 수갑이 채워진 상태였다. 그는 약 30마일을 도망친 후 다시 체포되었다. 그는 기차에서 탈출하자마자 그의 수갑을 제거했다.

9월 27일—입원시 환자는 절룩거렸고 양 무릎에 통증을 호소했다. 무릎은 부어있었고 멍이 들어 만지면 심한 압통을 보였다. 환자는 조용히 병동에 들어갔으며 사람들을 알아보고 질문에 합리적으로 대답했다. 무릎에 통증이 있는 것이 외에도 왼쪽 어깨가 심하게 아프다고 하였다. 침대에 가자마자 검사자가 그에게 그가 왜 여기에 보내졌는지를 물었다. 그는 아마 죽이기 위해서 보내진 것 같다고 대답했다. 다른 질문에 대해서는 어떤 답도 하지 않았다. 면담은 중단할 수밖에 없었다.

9월 28일—환자는 병동에서의 질문에 대해 보조원에게 다음과 같이 답했다.

Q. "당신의 이름은 무엇입니까?"
A. "000입니다."

Q. "나이는?"
A. "25세."

Q. "언제 태어났습니까?"
A. "1885년."

Q. "직업은 무엇입니까?"
A. "철도회사에서 일합니다."

Q. "어디에서 태어났습니까?"
A. "사우스 캐롤리나 찰스톤입니다."

Q. "오늘은 무슨 요일입니까?"
A. "모르겠습니다."

Q. "몇 년, 몇 월, 몇 일 입니까?"
A. "1911년 8월. 몇 일인지는 모르겠습니다."

Q. "몇 시입니까?"
A. "모르겠습니다."

Q. "당신은 어디에서 왔습니까?"
A. "리벤웰스."

Q. "누가 당신을 여기로 데리고 왔습니까?"
A. "나를 굶겨 죽이려고 하는 살인마들입니다."

Q. "오는 데 얼마나 오래 걸렸습니까?"
A. "모르겠습니다."

Q. "언제 여기에 왔습니까?"
A. "몇 시인지는 모르겠습니다."

Q. "이곳의 이름은 무엇입니까?"
A. "모르겠습니다."

Q. "여기가 어디입니까?"
A. "강 위의 저주받은 섬이라고 생각합니다."

Q. "이곳은 어떤 종류의 장소입니까?"
A. "미친 집."

Q. “여기에 있는 사람들은 누구입니까?”

A. “나를 죽이려고 온 사람들.”

Q. “그들에게 어떤 문제가 있습니까?”

A. “검은 손의 무정부주의자라는 것 이외에는 아무것도 없습니다.”

Q. “저는 누구입니까?”

A. “000.”(정답)

Q. “내가 당신에게 왜 이러한 질문을 한다고 생각합니까?”

A. “모르겠습니다.”

Q. “당신은 여기에 왜 보내졌습니까?”

A. “아마 내버리려고 하는 것 같습니다.”

Q. “기분이 어떻습니까?”

A. “오늘 아침 아주 좋지 않습니다. 머리가 아픕니다.”

Q. “슬프십니까 아니면 행복합니까?”

A. “둘 다 아닙니다.”

Q. “걱정되는 게 있습니까?”

A. “왜요? 물론 있습니다.”

Q. “스스로 설명할 수 없는 이상한 일이 발생한 적이 있습니까?”
A. “아니요.”

Q. “당신에게 이야기를 하는 소리를 들은 적이 있습니까?”
A. “예. 지금 당신이 나에게 하는 소리를 듣고 있습니다.”

Q. “어떤 이상한 것을 본 적이 있습니까?”
A. “아니요.”

Q. “경련을 일으킨 적이 있었습니까?”
A. “없었습니다.”

Q. “자살을 시도해 본적이 있었습니까?”
A. “없었습니다.”

Q. “어떤 식으로든 당신을 해하려고 하는 사람이 있었습니까?”
A. “예. 검은 손의 무정부주의자들입니다.”

Q. “얼마나 많은 돈을 가지고 있나요?”
A. “없습니다.”

앞선 두 사례는 정신병 범죄자들을 다루는데 가장 어려운 부류의 대표적인 예이다. 이들은 그들의 정신병적 증상(그것을 정신병적인 것으로 본다는 전제하에)이 투옥에 대한 가장 거칠고 악의적으로 거역하는 것으로 나타난 경우이다. 그들은 어떠한 규정된 삶의 방식도 견딜 수 없는, 그리고 그것을 강요했을 때 그것에 정신병적 방식으로 대응하는 사람들이다.

본호프는 그들을 거친 사람들이라고 불렀다. 실제 그들은 짜증이 날 때 거칠기 때문이다. 규율에 대한 그들의 반항의 원인은 어디에 있는가? 라는 의문이 있다. 그것은 전적으로 환경에 기인될 수 만은 없는 것이 분명하다. 왜냐하면 이들은 훨씬 관대한 병원으로 이송된 후에도 유사한 방식으로 행동하기 때문이다. 우리는 이러한 사람들의 행동에 대한 설명을 그 자신 그리고 그의 기질에서 찾아야만 한다.

앞선 두 명의 환자들의 과거력을 볼 때 그들은 모두 저속한 사회계층에 속해 있는 것을 알 수 있다. 한 명은 직업적인 매춘부이고 다른 한명은 매춘부의 수입에 의존해서 살고 있는 사람이다. 그들의 사람들과의 관계는 일종의 악성 보복으로 특징지어진다. 그들의 예민한 감정적 기질은 그들이 많은 사건에서 관계되는 사람들과 심각한 갈등을 유발한다. 결국 법에 의해 제어되고 잘 규정된 삶의 방식이 강제되었을 때 그들의 고유한 특성은 결정적인 방식으로 자신들의 주장을 하고 그물에 걸린 호랑이처럼 상황에 반응하며 목적을 달성하기 위하여 무슨 짓이든 한다. 한 사람은 분노발작동안 살인을 범하였다. 다른 한 사람은 수갑을 찬 채 달리는 기차에서 뛰어내림으로써 자신의 목적을 위해 자신의 목숨을 걸었다. 그들의 삶은 충동의 긴 연속이고 극단적인 정서적 불안에 의해 형성되고 유지되는 것처럼 보인다. 지적으로 결손은 보이지 않는다. 그들은 날카롭고 그들에게 주어지는 기회에 민감하며 범죄적 행동을 하는 데는 빈틈이 없다. 그들이 어떠한 규칙이나 제도가 강제되는 상황이 있음을 발견할 때 그들은 그러한 환경에서 일어나는 일상적인 일도 망상적 방식으로 잘못 해석하기 시작한다. 그들은 감독자들에게 박해를 받는다고 생각한다. 왜냐하면 감독자들은 그들이 규칙에 순응할 것을 강요하기 때문이다. 감독자들은 무정부주의자들이고 이들의 일은 박해하고 굴복시키는 것이다. 이것은 오로지 그들에게 일을 하도록 하고 복종하게 하기 위함이다. 두 번째 환자는 우리에게 그는 복종하지 않을 것이고 누군가를 기쁘게 하기 위해 여기에 온 것도 아니며 기독교이외에 어떤 권위도 인정하지 않는다고 말했다. 첫 번째 환자는 그녀가 감옥에서 시끄럽게 굴었기 때문에 그들이 그녀를 병원에 다시 보냈다고 말했다. 이들이 정신병적 증상의 뚜렷한 특징은 본질적으로 명확한 환경에 의해 유발된다는 점이다. 그들은 진정 정신병에서 볼 수 있는 것과 같은 거칠고 방향성 없고 의미없는 미친 행동이 아니라 상황에 대한 명확한 반응이다. 그들의 요구를 거부하면 그들은 즉시 거칠게 욕하고 그들의 손안에 있은 모든 것을 부순다. 역으로 그들의 불합리한 요구를 들어주었을 때 그것은 즉시 적어도 얼마 동안은 그들을 조용히 있게 한다. 그렇지만 그들의 행동은 감옥 체계에 매우 유해하다. 그들의 방해적 요소 때문에 규칙이 유지될 수 없기 때문이다. 규칙에 대한 그들의 해석은 피해망상으로 간주되고, 그들의 분노 발작은 전형적인 조증 발작으로 여겨져서 결국 그들은 정신병원으로 보내진다. 여기에서 이들은 이들의 행동에 책임질 수 없는 사람들이라고 인정해주는 것이 우리의 의무를 다하는 것인지에 대한 의문이 발생한다. 다시 말하면 교정하기 어려운 심한 범죄적 성향을 가진 이들을 정신병원에서 보호함으로써 전적으로 법을 무시하는 것을 용인할 것인가? 물론 인도주의적 관점으로 넓게 보면 이들은 분명 어떠한 문제가 있고 그들의 정신적 기질이 그들의 행동을 지배하는 본질적 요소라는 사실을 인정하고 평가해야만 한다. 다른 한편 우리는 이러한 부류의 사람들이 일단 정신병원에 보내진 후에는 앞으로 법에 의한 처벌로부터 보호되고 이들은 이러한 사실을 기꺼이 이용할 준비가 되어있는 사람들이라는 사실을 잊지 말아야한다. 이것은 법에 의해 보호되고 있는 동안에는 결코 정신병원에 가보지 않았던 수많은 상습범과의 경험을 통해서 알게 된 사실이다. 이들 정신병 범죄자들을 만족스럽게 다루는 것은 아직 결코 해결되지 않은 문제이다. 본서가 퇴행된 정신병을 다루는 것이 주된 목적이 아니므로 더 이상의 사례를 제시하지는 않았다. 앞선 두 사례를 통해서 퇴행된 범죄자들의 정신장애가 본질적으로 심인성이라는 사실은 보여주었다고 믿는다.

참고문헌

1 VAN RENTERGHEM, A. W.: *Journal of Abnormal Psychology,* Jan.-Feb., 1915.

2 KRAEPELIN, E.: "Psychiatrie." Achte Auflage. Leipzig, 1910. Bd. 1.

3 REICH: "Ueber Akute Seelenstorungen in der Gefangenschaft." Allgem. Zeitschr. f. Psych., 1871, Bd. 27, p.405.

4 MOELI: Ueber irre Verbrecher, 1888.

5 GANSER: "Ueber einen eigenartigen hysterischen Dammerzustand." *Archiv f. Psych.*, 30, 1889.

6 RAECKE: "Hysterischer Stupor bei Gefangene." Allgem. Zeitschr. f. Psych., 18. 409, 1901.

7 RAECKE: " Beitrag zur Kenntniss des hysterischen Dammerzustandes." *Allgem. Zeitschr. f. Psych.*, 18. 115, 1901.

8 KUTNER: " Ueber Katatonische Zustandsbilder bei Degenerierten." *Allgem. Zeitschr. f. Psych.*, 67, p. 363.

9 SIEFERT: "Ueber die Geistesstorungen der Strafhaft." Halle a. S. 1907.

10 BONHOEFFER: "Klinische Beitrage zur Lehre von den Degenerationspsychosen." Halle a. S. 1907.

11 BRATZ: "Dass Krankheitsbild der Affect-Epilepsie." *Aerzt. Sachverst*. Berlin, 1907. XIII. 112-116.

12 STURROCK: "Certain Insane Conditions in Criminal Classes." *Journal of Mental Science,* 56. 1910, p. 653.

13 BIRNBAUM: "Psychosen mit Wahnbildungen und wahnhafte Einbildungen bei Degenerierten." Halle a. S. 1908.

2장

범죄자 정신병의 본성과 치료

정신질환에 대해 극단적인 생물학적 이론을 지지하는 자들은 정신병리학의 최근 연구를 통해 밝혀진 사실들을 설명할 수 없다는 점에서 그들의 이론을 유지하는 것이 어렵다는 것을 인식해야만 한다.

정신의학의 현대적 경향은 분명히 그 반대방향이다. 즉, 모든 정신병적 현상에서 조직과 세포의 변화를 주장하는 대신 생물학적 관점에서 정상이건 비정상이건 간에 정신적 생활을 탐구하고자 노력한다. 우리는 정신질환의 물질적 토대가 무엇이든지 간에 그것이 특정 정신병이 취하는 독특한 증상을 이해하는데 도움을 주지 못한다는 사실을 부성하기 어려운 현실에 직면하고 있다. 왜 어떤 환자는 과대망상으로 거만하게 우리를 대하고 다른 환자는 우울망상으로 우울함을 퍼뜨리는 지에 대해 세포의 변화가 설명을 해주지 못한다. 이것을 결정하는 물질적인 것 이외의 것이 있음이 분명하다.

결국 정신생활은 환경적 조건에 적절한 적응을 가능하게 하는 일련의 반응으로 표현된다. 그리고 특정한 반응을 결정하는 원인은 본질적으로 물질적인 것뿐 만 아니라 정신적인 것일 수 있다. 실제로 정신병리학 영역에서 우리는 정신질환의 정신적 원인이 물질적 원인보다 더 중요하다는 의심할 수 없는 증거를 보고 있다. 이곳에서는 이러한 문제에 대해 심도 있게 논할 것이다.

지난 세기동안 정신과에서 폭넓게 논의되었음에도 불구하고 감옥 정신병에 대한 문제는 결코 해결되지 않았고 이러한 많은 이유때문에 앞으로도 많은 관심과 감옥 생활에서의 정신병적 양상은 질병분류학에서 특정 위치를 가질 만한 가치가 있다. 그것은 사회에 의해 인위적으로 만들어진 환경 내에서 발생한다. 그리고 이러한 환경이 정신질환의 발생을 일으킨다면 여기에 작용하는 원인에 대한 연구는 예방 및 치료적 관점 모두에서 매우 중요하다. 이러한 정신병은 사회가 다루어야만 하는 가장 중요한 문제 가운데 하나를 형성하는 사람들과 관련된다. 그리고 이들의 정신병적 상태에 대한 연구가 범죄와 범죄자들의 일반적 문제에 대해 제시할 수 있는 해결책은 많은 환영을 받아야만 한다.

범죄자들에게서 발생하는 정신병적 현상에 대한 연구는 범죄적 성격에 대한 통찰을 제공해주고 오늘날 범죄학자들이 좌절하고 있는 문제에 대한 해결책을 제시하는 데 도움을 줄 것이라고 믿는다.

우리는 순수한 실험적 심리학과 정신병리학이 정상적, 비정상적인 인간의 마음을 이해하는데 도움을 주기는 하지만 이 분야의 많은 지식은 자연적 현상과 실험에 대한 연구를 통해 이루어졌음을 알고 있다. 매우 복잡하고 얽혀있는 기관인 인간의 마음은 그것이 조화롭게 작용할 때 분석하기가 매우 어렵다. 그것이 질병을 통해 여러 단위로 붕괴되었을 때 그것에 대한 접근이 가능해 진다. 이것은 심리학자와 정신병리학자들 모두가 인정하고 있다. 그렇지만 오늘날 넓은 관점에서 본다면 정신의학은 엄격한 의미에서 정신병적 현상에만 한정해서는 안되고 감옥, 소년원, 수용소 등에 거주하는 불행한 많은 사람들을 그 영역에 포함시켜야만 한다. 극빈자, 매춘부, 범죄계층이 정신적 결함과 퇴행의 주된 산물이고 이러한 점 때문에 정신의학의 범위에 포함되어야 한다는 점은 널리 인정되고 있다. 이런 관점에서 일반적으로 정신질환자들에게 적용되는 원칙은 위에서 언급한 유형의 사람들에게 비슷하게 적용되어야만 한다.

우리는 여기에서 특히 정신적 붕괴로 인해 정신과의사에게 보내진 범죄자들을 다룬다. 오늘날 범죄를 다루는 방법의 비효율성과 관련 학문이 초보적 수준에 머무는 것은 범죄적 인간들이라고 그룹지운 기형적 인간에 대한 과학적 이해의 부족 때문이라는 것이 범죄학자들의 주된 견해이다. 우리가 이에 동의한다면 정신의학적 관점에서 이들에게 접근함으로써 이 문제를 해결할 생각을 해야 한다. 정신병리에 대한 연구가 정상적인 인간의 마음을 이해하는 데 귀중한 자료를 준다면 정신병 범죄자들에 대한 유사한 연구가 일반적인 범죄와 범죄자들에 대한 귀중한 자료를 줄 것이다. 이러한 이유 때문에 감옥 정신병에 포함되는 투옥기간 동안에 범죄자들에게서 발생하는 많은 정신병은 정신과의사들에게 특히 중요하다.

역사적 관점에서 매우 흥미를 주었음에도 불구하고 이러한 주제에 대한 과거의 광범위한 연구는 과학적으로 가치가 있는 것을 거의 제시하지 못하였다. 이러한 문제에 대한 좀 더 합리적인 접근이 시도된 것은 단지 최근의 일이다. 정신의학 중 이러한 분야는 그 발전단계별로 일반 정신의학의 재산을 공유해야만 했고 감옥 정신병 연구에서도 그 시기를 지배하던 정신의학의 관점을 반영했다는 사실은 쉽게 이해가 된다. 현재 이 문제에 특히 관심을 가지고 있는 자들은 모에비우스(Moebius)와 마그난(Magnan)의 퇴행 학파이다.

간단히 말하면 이 분야의 대표주자는 일반적으로 다음과 같은 두 학파가운데 하나이다. 하나는 감옥에서 발생하는 정신질환은 일반 환경에서 발생하는 정신질환과 다르지 않으며 투옥은 기껏해야 그들에게 본질적으로 중요하지 않은 공통된 독특한 색깔을 제공해주는 것뿐이라는 입장이다. 다른 학파는 반대적 관점을 취한다. 이들은 자신들이 감옥 정신병(Prison psychoses)이라고 부르는 정신질환이 소질과 외부적 환경의 산물이라고 주장한다. 이러한 정신병은 내인성 진성 정신병과 비교할 때 특성상 순수한 심인성이라는 점이 차이점이다. 독특한 색깔의 다양한 증상은 특정 환경적 조건에 대한 특정한 경향성을 가지는 마음의 반응적 표현에 불과한 것이다. 이들 학파에 따르면 우리는 여기에서 그 시작, 과정, 종결이 범죄와 투옥과 무관한 일반적인 기능성 또는 기질성 정신병을 다루는 것이 아니라 몇몇 특정 환경과 밀접히 관련된 정신병적 증상으로 감옥 환경에 의해서 형성되고 독특한 색깔을 가지는 정신질환을 다루는 것이다.

사실, 정신병 범죄자들을 위한 시설에 수용된 범죄자들은 두 가지 분명한 그룹으로 나눌 수 있다. 하나는 일반 사회에서 흔히 볼 수 있는 잘 알려진 기능성, 기질성 정신병이다. 이들의 정신병자로서의 과거력을 조사해보면 그들의 정신병적인 생각 때문에, 또는 우연히 법에 저촉되는 범죄를 저지른 환자들임을 알 수 있다. 이들이 처해진 환경과는 독립적으로 정신병이 발생하고 정해진 과정을 따라 간다. 대다수의 경우 그들은 여러 가지 형태의 조기 치매로 고통 받고 범죄로 처벌되는지 여부와 관계없이 일반적인 조기 치매와 같은 비율로 치매로 진행된다. 흔히 기질성 뇌질환, 조울증, 간질 등을 볼 수 있다. 많은 학자들에 따르면 다른 한 그룹은 감옥에서 더 흔히 볼 수 있는 정신질환으로 소위 감옥 정신병에 해당되는 것이다. 이들은 첫 번째 유형과는 분명히 구별되는 특징을 가지고 있다. 전에 말한 것처럼 이들은 특별한 퇴행적 토대와 환경적 조건의 산물로서 임상적인, 그리고 행정적인 관점에서 모두 중요한 의미를 갖는다.

이러한 것에 적용되는 "반응성 표현(reactive manifestation)"이라는 용어는 다행스러운 것이다. 낮과 밤이 다른 것처럼 우발적 범죄자와 상습범죄자가 다르기 때문에 각 사례에서 서로 비슷한 환경이지만 서로 다른 반응을 기대할 수 있다. 예를 들면, 분명히 건강하고 대부분 법을 잘 지키는 타락하지 않은 사람이 압도적이고 통제 불가능한 환경의 연속으로 인해 우발적으로 살인을 범하였다. 체포되자마자 자신의 행동의 불법성을 순간적으로 깨닫고 난 후 거대한 충격을 경험하고 몸이 그것에 반응한다. 그는 혼돈과 그와 관련된 세상에 대한 망각에 빠져들며 흥분과 혼돈이 교대로 반복되고 그의 감각은 잘못된 방식으로 기능한다. 이것은 적어도 얼마동안은 의식과 참을 수 없는 상황으로부터 차단시키는 데 성공적으로 작용한다. 혼돈에서 벗어나면 그의 행동과 주위 환경에 대한 기억상실을 겪고 그가 기소되어서 피고인 신문을 받고 결국 유죄판결에 직면한다. 그는 즉시 상황에 대해 책임을 지게 된다. 그는 무엇을 할 수 있을 것인가? 그는 그가 결백하고 그를 벌하는 사람들이 죄가 있으며 전체 상황은 그를 파괴하려는 잘 짜여진 음모라는 한정적이고 잘 체계화된 망상을 형성한다. 망상 속에서 그의 희생자는 결코 살해된 것이 아니고 살아있으며 그에게 음모를 꾸미기 위해 조용히 움직이고 있다.

이러한 인위적으로 창조된 세상에서 그는 비교적 쉽게 살 수 있고 환경에 적절히 적응하는데 성공한다.

가장 흥미로운 것은 유발인자가 제거되자마자 이러한 잘 체계화되고 고정된 망상은 즉시 사라질 수 있고 여러 가지 잘못된 생각이 쉽게 교정될 수 있다는 것이다. 이것은 급성 감옥 정신병이라고 불리는 좋은 예이고 공판을 기다리는 죄수들 사이에서 비교적 흔히 발생한다. 당연히 이러한 정신병은 심리적으로 동기화된 것으로 그 증상은 매우 다양하지만 그 근원은 서로 비슷하며 관찰자들에게 순수 내인성 정신질환과는 완전히 다른 것이라는 인상을 준다. 그들은 모두 명확히 해로운 환경조건에 특정한 소인이 반응함으로써 나타나는 심리적으로 유발된 반응성 표현이다. 본서의 1장에서 제시한 사례 중 일부는 이러한 유형의 정신질환의 좋은 예이다.

이러한 질환에 대한 지식은 레이히, 모에리, 쿠트너, 갠서, 리쉬 등과 같은 여러 학자들의 연구에서 축적된 것이다. 이들이 거의 동일한 증상군을 묘사했음에도 각자 히스테리 혼돈, 갠서 증후군, 퇴행성 긴장증 등과 같은 서로 다른 용어를 사용하였지만 실질적으로 큰 차이는 없다. 이러한 장애의 뚜렷한 특징은 심인성 기원이라는 것, 다시 말해 몇 가지 강력한 정서적 경험의 결과로서 발생한다는 것과 환경적 사건에 의해 어느 때라도 깊은 혼돈 상태에서 정상적인 태도와 행동으로 갑작스러운 전환을 가져올 수 있는 민감성이다.

그 증상은 급성 섬망, 환각 그리고 이어지는 질환을 초래한 사건을 포함하여 그 이전 사건들에 대한 기억상실 등으로 나타난다. 급성 증상이 사라진 후 나타나는 망상은 회복과정의 한 부분으로 보아야 한다. 그것은 대부분의 예에서 불쾌하고 참을 수 없는 상황에 적응하고자 하는 노력을 반영하는 것이고 질병의 발전을 나타내는 지표로 간주될 수는 없다.

앞서 말한 것처럼 망상적 사고의 완전한 교정은 전체 상황의 기초가 된 원인요소의 제거에 따라 급속히 일어난다.

이론적으로 말하면 급성 감옥 정신병의 치료에는 어려움이 없다. 우리는 특정한 상황의 후유증을 다루는 것이고 그러한 상황의 제거가 회복에 충분할 수 있고 대부분의 예에서 실제 충분하다. 그렇지만 실제 임상에서 구체적 사례를 다루게 될 때 문제는 그렇게 쉽게 해결되지 않는다.

살인 후 체포되어 공판을 기다리는 자에게서 정신병이 발생하거나 살인죄의 유죄 판결을 받고 집행을 기다리는 자에게서 정신병이 발생하면 어떻게 할 것인가? 첫 번째 의문은 많은 사례에서 그것이 꾀병인지를 판정하기 위하여 정신과의사에게 의뢰되는 것이다. 보통 사람들에게 그리고 저명한 재판관이지만 정신과적으로 훈련받지 않은 자들의 마음속에는 꾀병의 문제가 즉시 떠오른다. 이들에게는 범죄적 행동의 연속선이라는 관점에서 정신질환의 발생이 정신이상으로 속이기 위한 시기적절한 준비로 보인다. 급성 감옥 정신병의 임상적 특징은 특히 보통 사람들의 마음속에는 꾀병이라는 의심을 일으키기 쉽다. 우리는 전에 정신질환의 어떤 증거도 보이지 않았지만 범죄 후 즉시 심한 정신이상을 보이는 사람들을 볼 수 있었다. 그들 중 상당수는 2 곱하기 2 가 얼마인지 모르고 기본적 지식도 알지 못하며 자신의 행동을 기억하지 못한다. 그리고 가장 중요한 것으로 자신의 행동을 완전히 부정하거나 어떻게든 정당화 하는 방식의 착란을 형성한다.

이러한 현상들이 진짜로 일어나는 일인가? 많은 사람들은 시험이 특정 학생들에게 미치는 영향을 분명히 기억할 것이다. 시험의 정서적 부산물, 특히 공포감이 많은 학생들에게 이름과 같이 그들이 잘 알고 있는 사실을 기억 못하게 할 수 있다. 그리고 시험이 끝나자마자 쉽고 완전하게 기억할 수 있다. 이러한 학생들이 속임수를 쓰는 것인가? 분명히 아니다. 교수형이나 종신형에 처해질 사람들에게 발생하는 정신질환의 진실성에 대해 우리는 왜 의문을 가져야하는가? 사실 순수한 꾀병은 정신과 의사들이 관찰하기 어려운 매우 드문 일이다. 277명의 정신병 범죄자를 조사한 윌만(Wilmanns)은 2명의 꾀병환자를 발견했으나 나중에 진단을 재조사했을 때 꾀병은 나타나지 않았다고 밝혔다. 본호프는 221명의 정신병 범죄자들을 조사하여 그 중 꾀병은 0.5%였다고 보고했다. 이것은 이러한 사례를 조사했던 모든 연구자들의 공통적 경험이며 일부는 정신병적 증상을 꾸며내는 사람들은 정신적으로 결함이 있는 자들이라고 주장하기까지 한다.

우리가 질환의 진실성을 걱정하는 사람들에게 당면한 질환의 진실성에 대해 확신을 주는데 성공했다고 가정한다면 어떠한 치료를 제시해야 하는가? 첫째, 우리는 여기서 논하는 정신병에 해당되는 정신병이라면 그것은 범죄의 결과라는 사실을 기억해야 하며 자신의 행동의 책임을 회피하기 위해 정신병을 주장하는 것은 제외해야 한다. 한편으로 위와 같은 반응을 보이는 것이 그 범죄자의 본래의 성격에 대해 어떤 지표를 제시하는 것이 아닐까? 다시 말하면 특정한 어려운 상황에 직면하여 정신적으로 붕괴되고 정신병을 일으키는 사람들이라면 그들을 정상적이라고 말할 수 있는가? 대다수 권위자들은 이러한 사람들은 분명히 비정상적이고 그러한 종류의 반응을 보이는 자들은 허약한 사람들이라고 주장한다. 예를 들면, 번바움은 정신질환의 심리적 유발 가능성은 퇴행적 토대의 기준이라고 주장했다. 이것은 분명히 극단적 관점이지만 이러한 사례를 더 많이 관찰할수록 점점 더 이들을 일반적 관점에서 정상이라고 부르는 것을 주저하게 된다. 일단은 이러한 정신병적 반응을 보이는 것이 비정상적 성격의 지표라고 가정해 보자. 이러한 결함이 법의 관점에서 그 사람이 책임이 없다고 하는 충분한 근거가 되는가? 이것은 쉽게 답할 수는 없다고 생각한다. 순수하게 재판관의 관점에서 보면 분명히 "아니다"라고 말해야 한다. 왜냐하면 한 사람이 대단히 허약해서 주어진 스트레스 하에서 정신적으로 붕괴되었다는 것이 옳고 그름을 구분하는 능력이 배제되었다는 것을 의미하는 것이 아니기 때문이다. 재판관은 허약한 신경체계, 퇴행적 기질, 정신병질적 성격이라는 명제에 기꺼이 동의한다. 그러나 이러한 결함이 심하여 범죄로 표현되었다면 사회는 그러한 자들로부터 스스로를 보호할 당연한 권리가 주어져야만 한다. 그 결과 정상참작의 여지는 전혀 없고 일반적인 방식으로 다루어지거나 정신이상으로 선고되어 그가 공판 시에 정상이건 비정상이건 간에 정신병 범죄자들을 위한 병원에 보내져야 한다. 감옥 수감자들 중에는 그들이 실제 정신병적 증상을 보이든 보이지 않든 일반병원 체제에 있는 것이 더 나은 경우가 있고 정신병원에 보내지는 것이 나은 경우가 있다. 후자에 속하는 사람들이 인신보호법에 의해 석방을 얻고자 노력한다면 대중들은 정신병에 의한 기만, 전문가 증언의 무용론, 위험한 범죄자들을 사회로 보내는 용서 못할 침해 등에 대해 거대한 비난이 즉각 일어난다. 잠깐 멈춰서 생각해보면 우리가 여기서 다루는 대부분의 사례는 위험한 범죄자가 아니라는 점을 인정해야만 한다. 연속되고 통제할 수 없는 압도적 환경의 결과로서 우발적으로 살인을 저지른 자가 반드시 위험한 범죄자는 아니다. 대부분 그러한 사람들이 그의 나머지 인생에서 비슷한 압도적 환경에 맞서는 일은 결코 없을 것처럼 보인다. 이러한 사람들 중 대다수는 그의 인생에서 첫 범죄에 이르기까지 정직하고 평화롭게 살아왔고 우발적 범죄자가 상습범죄자가 되는 예는 극히 드물다.

사회는 상습범죄자들에게 반복되는 형벌을 가하며 만족스러워하고 반복되는 투옥이 이들을 더욱 타락시키는 현상에 놀라지 않고 지켜보고 있다. 이러한 유형의 범죄자들을 석방시키는 것은 그들이 법적으로 정당하게 형량된 형벌을 받았기 때문에 위험하게 생각하지 않는다. 그러나 정신병이라는 항변에 대해 피해자들은 석방되기 위한 속임수라는 편견을 갖게 되고 사회는 즉각 반발한다. 이것이 현 상태이다. 대중들이 범죄자들이 실제 상태를 알게 될 때까지 이러한 문제는 해결되지 않을 것이다. 급성 감옥 정신병의 예후는 대부분 좋다. 병원으로의 이송은 항상 그 과정을 중단시킨다. 감정인은 이것을 명심하는 것이 중요하다.

지금까지는 주로 공판을 기다리는 범죄혐의자들에게서 발생하는 정신병을 논하였다. 이제는 형을 선고 받고 복역 중인 교도소에서 병원으로 보내진 죄수들에 대해 논한다.

이 책의 처음 부분에 그룹별 차이를 밝히려고 하였고 지금 다시 그것을 상기한다. 앞서 본 경우는 대부분 처음으로 범죄를 저지른 사례였고 정신질환이 그의 인생에서 특정한 경험과 관련하여 발생한 경우이다. 형을 받고 있는 동안에 발생한 정신병으로 교도소에서 병원으로 보내진 범죄자들은 대부분 많은 범죄 경력을 가진 상습범들이다. 이들은 앞서 언급한 그룹과는 본질적으로 달라서 앞서 말한 것들이 이들에게는 거의 적용되지 않는다.

이러한 문제에 대해 실질적 기여를 한 첫 번째 연구자는 할레 교도소 정신과 의사인 시퍼트이다. 그는 1907년 복역 중 정신병이 발생한 83명의 죄수들에 대한 연구결과를 발표했다. 그는 이들 환자들을 두 가지 분명한 그룹으로 나누었는데 첫 번째는 진성 정신병으로 일반적인 기능성, 기질성 정신질환에 해당되는 그룹과 두 번째는 퇴행적 정신병으로 퇴행적 토대위에 정신병 삽화가 나타난 그룹을 말한다. 그에 따르면 후자가 전형적인 감옥정신병이라고 하였다. 우리가 더 논의를 진행시키기 전에 시퍼트는 공판을 기다리는 범죄혐의자들에게서 발생하는 정신질환을 고려하지 않았다는 점을 미리 언급해야만 한다.

"진성 정신병은 내인성 원인에 의해 발생하고 정신병적 증상이 일반사회의 보통사람들에게서와 같은 방식으로 죄수들에게서도 나타난다. 이들은 환경의 변화에 본질적으로 영향을 받지 않고 증상과 투옥의 영향 사이에 밀접한 관계가 없다. 그렇지만 퇴행적 정신병은 상습범죄자들의 특징적인 퇴행적 토대위에서 발생하고 소인과 환경의 결합에 의한 산물이다. 이들은 감옥생활의 해로움과 가장 밀접한 관계가 있고 그래서 환경의 변화에 가장 크게 영향을 받는다."

시퍼트의 연구를 검토해보면 시퍼트는 특정한 임상적 의문을 해결하려고 하였을 뿐만 아니라 범죄와 정신질환 사이의 관계의 문제를 밝히려고 하였다는 사실을 알게 된다. 그가 개별 환자의 증상에 큰 관심을 가지고 이들 정신병 환자들의 다양한 증상을 훌륭하게 표현했다고 하더라도 그는 퇴행적 정신병에 전형적인, 그래서 독립된 임상단위로 구분할 수 있는 증상군을 분류하는 데는 성공하지 못하였다. 무엇보다도 그는 여러 가지 비정상적인 개체성과 정신병적 증상이 접목되는 퇴행적 기질의 서술과 탐구에 전념했다. 그래서 그는 감옥 정신병을 "단순 퇴행성", "히스테리적 퇴행성", "환상적 퇴행성" 등으로 분류하였다. 시퍼트는 여러 가지 유형들을 명확히 구분하는 표지를 확인하는데 실패하였으나 이러한 문제에 대해 중요한 기여를 한 것은 분명하다.

그가 정신병을 유발하는 퇴행적 토대라는 것을 통해서 의도하고자 한 것에 대해 살펴보자. 전에 언급한 것처럼 이들 중 대다수는 성숙한 상습범죄자들이고 그들이 퇴행적 습성은 쉽게 확인가능하다. 이들은 감옥 관리자들의 골칫거리가 되는 게으르고, 고집세고, 불평 많으며, 접근하기 어려운 민감한 죄수들이다. 복역 중 이들은 잦은 징계처분을 받지만 행동은 조금도 나아지지 않는다. 이들의 극단적인 기분변동과 정서적 불안정성은 감옥체제에 대해 근거 없는 거친 반항을 하게 한다. 이들은 불면, 소화불량, 두근거림 등과 같은 수많은 건강염려증적 호소로 계속해서 의사를 찾는다. 간단히 말하면 이들은 보는 이에게 비정상적이고 보통의 죄수들과는 완전히 다른 존재라는 인상을 준다. 이러한 기초 하에서 때때로 심하고 분명한 정신병적 증상이 부가된다. 여기저기서 그들 중 일부는 불면증을 이야기하기 시작하고 불안감을 호소하며 주변에서 의심스러운 소리와 잡음에 대해 이야기하고 마침내 가벼운 자살을 시도하게 된다. 다른 일부는 갑자기 더 적대적으로 되고 그들의 무죄를 결렬하게 주장하며 잘못된 기소의 희생자라고 말한다. 또 다른 일부는 갑자기 거친 조증상태가 되고 가까이 있는 모든 것을 부수며 환각상태에서 여러 가지 피해사고를 형성하다 결국 정신병원에 이송된다. 그곳에서 그들은 곧 조용해지고 어떤 흔적도 없이 활성기 증상들이 가라앉는다. 통찰은 완전해지는 경우도 있고 그렇지 않은 경우도 있다. 그렇지만 이러한 질환의 기초에 있는 기질적 이상은 여전하며 더 엄격한 행정적 조치를 적용하고자 하는 시도는 전체 과정의 불꽃을 다시 일으킬 수 있다.

감옥 정신병을 일으키기 쉬운 또 다른 정신병질 그룹은 높은 자기암시성, 환상적 거짓말을 하는 강한 경향성, 불안정한 기분을 갖는, 미래의 어떠한 목적도 없이 평범한 삶을 사는 원시적이고 가벼운 사람들이다. 이들은 매우 일찍 범죄를 시작하고 방랑 생활을 하며 모든 종류의 악행에 빠져든다. 그리고 심하게 자기중심적이며 사회생활의 개념이 없고 자주 자신의 아내와 가족을 버린다. 그들 중 상당수는 결국 감옥이나 수용소에서 인생을 마친다.

투옥되자마자 그들은 엄격한 체제에 적응할 수 없고 감옥 규칙에 익숙해지기 어렵다는 것을 발견한다. 따라서 그들은 자주 훈육을 받아야만 한다. 따라서 그들은 주변의 일을 오해하기 시작하고 훈육적 조치에 대해 단순히 감옥 관리들의 학대라고 여긴다. 그들은 의심하고 은둔적이며 내성적이다. 한밤중에 분명한 소리를 들을 때까지 잠을 자지 않는다. 이러한 소리는 그들의 의심을 강화

한다. 그들은 음식을 거부하며 걱정하게 되고 결국 뚜렷한 피해사고를 보이거나 혼수상태에 유사해질 때까지 환각은 더 명확한 특성을 형성한다. 그리고 여러 가지 긴장성 증상을 보이며 파괴적이고 단정치 못한 모습에 전반적으로 진정한 긴장증과 유사한 증상을 나타낸다.

병원으로 옮기면 곧 그 과정이 중단되는 일이 자주 있다. 그리고 병원에 도착하기 전에 급성 정신질환의 흔적을 보이지 않는 경우도 자주 있다.

앞서 언급한 것은 투옥 후 나타나는 퇴행적 정신병의 한 유형이다. 이것은 감옥 환경이 병인이라는 것을 의심할 수 없다.

투옥이 단지 특징적인 증상에만 영향을 주는 진행성 질환에 대해 이야기 하는 것은 전적으로 잘못된 것이다. 특정 환경에 의해 명확히 유발되고 환경을 바꿔주면 즉시 회복되는 정신병은 환경의 산물로 간주되어야만 한다. 이러한 질환을 유발할 수 있게 하는 퇴행적 토대는 조기치매와 같은 기초적 질환으로 간주될 수 없다. 이러한 사람들은 공통된 특징을 보인다. 그것은 어린 시절에는 학교 선생님과의 갈등을 가져오고 그 뒤에는 소년원에 보내지게 하며 결국에는 상습 범죄자가 되게 하는 비정상적 특성이다.

특정한 최종 결과로 진행하지 않음은 기질적으로 결정된 진행성 질환의 가능성을 배제한다. 투옥에 의해 발생해서 환경변화와 관계없이 진행하는 정신병은 여기서 사용하는 용어의 관점에서 감옥 정신병은 아니다. 이어지는 사례는 논의되고 있는 질환의 유형을 설명한다.

사례 1

A. F., 남성, 31세, 1911년 4월 7일 주립 정신병원에 입원되었다. 아버지는 알코올중독자로 간암으로 사망하였다. 어머니는 결핵으로 사망하였다. 형 하나는 지나친 음주로 지난 5-6년간 구완다 주립 정신병원에 입원해 있다. 42세인 누나는 결핵을 앓고 있고 누나의 아들 중 하나는 골결핵으로 사망하였다. 다른 한명의 누나는 광신도로 괴짜이다.

환자는 1871년 뉴욕 올린에서 태어났다. 출생 및 어린 시절에 특별한 것은 없었다고 기억하고 있다. 그는 6세에 학교에 들어갔고 6-7년간 불규칙하게 학교에 다녔다. 그는 3학년과 4학년때 낙제를 했고 항상 그의 반 다른 아이보다 나이가 많았다. 4학년 때인 14세 때 학교를 떠났다. 그리고 나서 그는 구두가게에서 일을 시작했다. 시작할 때는 주당 4달러를 받았고 이직할 때는 주당 6달러를 받았다. 알려진 바로는 그는 일을 잘 하였고 재직하는 동안 승진도 하였다. 돈을 벌기 시작한 후부터 그는 술을 탐닉했다. 어느 날 그는 술에 취해서 가게에 불을 놓았고 그 결과 한명이 사망하였다. 그 당시 그의 주량은 많지 않았다. 위스키 두, 세잔이면 충분히 취할 정도였다. 그는 그가 왜 그 장소에 불을 놓았는지 이유를 명확히 설명하지 못 하였다. 단지 그는 “내가 취했었다. 내가 무엇을 했는지 모르겠다. 아마 불구경을 하고 싶었을 것이다. 나는 항상 불을 보는 것을 좋아했다. 당연한 말이지만 나는 누군가가 불타 죽을 거라는 생각을 하지 못했다"라고 말하였다. 그가 그의 행동에 대해 반성을 하는지 불분명하였다. 그는 "내가 왜 보호를 받아야 하는가? 나는 불타 죽은 사람을 알지 못한다. 그는 나의 친척도 친구도 아니다. 그 주변 사람들은 그가 좋은 사람이 아니고 죽어도 싸다고 말한다"라고 말하였다. 그는 엘미라 소년원에 보내졌고 그곳에서 3년을 보낸 후 뉴욕 마티완 범죄인 정신병원에 이송되었다. 그는 그를 항상 괴롭히는 소년원을 싫어했다. 그는 그곳이 귀먹어리와 벙어리를 위한 시설 같다고 말했다. 동료들은 그가 원할 때 말조차 할 수 없었다. 그가 말을 한다면 그는 그것으로 인해 매를 맞았다. 매를 드는 것이 그를 변하게 하지는 못했다. 그는 늘 때린다고 사람을 변하게 할 수 없다고 말하였다. 그는 나중에 다네모라로 이송되었고 두 시설에서 약 2년을 보냈다. 그는 새로운 시설을 또한 싫어했다. 왜냐하면 그들이 그에게 일을 시켰기 때문이다. 그는 일하는 것을 싫어했다. 그래서 마침내 그는 다시 엘미라로 보내줄 것을 요구하였고 그 요구는 허락되었다. 그곳에 돌아오자 그는 벽돌 쌓는 일을 하게 되었는데 담당자와 잘 지낼 수 없었다. 담당자는 너무 혹독하게 일을 시켰다. 결국 그는 뉴욕 나파노치에 있는 새로운 소년원으로 보내졌다. 그는 그곳에서 병원을 책임지고 있는 의사에 의해 일이 주어졌다. 그리고 10개월 동안 선행을 한 후 가석방되었다. 그는 "이곳에서의 10개월 동안 행동을 잘했다. 왜냐하면 의사가 나를 잘 대해주었기 때문이다"라고 말하였다. 가석방되자마자 그는 올린으로 되돌아왔다. 그리고 가죽공장에 취업해서 6개월간 일하며 하루에 2달러를 받았다. 그는 이 기간 동안 매일 심하게 술을 마셨고 어느 날 너무 취하여 결근을 함으로써 해고되었다. 그는 이 기간이 그 후로 그가 일했던 어떤 직업에서 보다도 가장 길게 일했던 기간이었다고 말하였다. 해고된 후 곧 그는 우체국 강도로 다른 동료들과 함께 체포되었다. 이 때 나이가 23세였다. 그는 "우체국 강도와 무관하다. 내가 그것에 연루된 것은 재수없이 일어난 우연이다"라고 주장했다. 그는 감옥에 보내졌고 그곳에서 그는 "간수가 나를 독살하려 한다. 독이 음식에 들어있다. 내가 음식을 먹을 수 없기 때문에 위가 말라간다"는 등 여러 가지 생각을 만들어 냈다. 그는 주립정신병원에 보내졌다.

그는 1904년 5월 29일에 처음 이곳에 입원되었다. 소견서에는 "1904년 4월 19일 경 그는 음식을 거부했고 그가 납치되었다고 주장했다. 그는 피해망상을 가지고 있다. 그의 머리는 손톱으로 가득차서 그의 머리를 잘라야 한다고 말했다. 대통령이 그의 친구라고 한다"라고 쓰여 있었다.

8월 1일 그는 다른 환자와 함께 일을 하다가 탈출하였다. 그 당시 그의 정신장애에 대한 기록은 미미했고 그것으로부터 얻을 수 있는 명확한 것은 아무 것도 없었다.

그는 뛰고 걷고 해서 그의 누나가 살고 있는 신시내티까지 갔다. 어느 날 밤 그는 그녀가 남편에게 그를 다시 병원에 보내는 것에 대해 이야기 하는 것을 들었다. 그래서 그는 그들의 돈을 훔쳐서 권총을 사고 올린으로 돌아왔다. 그는 올린의 특정 경찰로부터 자신을 보호하기 위하여 권총을 샀다고 말했다. 그는 자주 그 남자를 악의적으로 언급하였다. "그 경찰은 항상 나를 쫓고 있다. 이 도시에서 어떤 범죄가 발생할 때마다 내가 첫 번째로 의심을 받는다"라고 말하였다. 그는 이것 때문에 지쳤다. 그 경찰이 그를 더 이상 괴롭힌다면 그 경찰을 죽이려고 총을 살 것이라고 했다. "어떻게 하든 그 경찰은 결국 살해될 것이다. 나는 그것을 기뻐할 것이다"라고 덧붙였다. 범죄, 방랑, 방탕의 연속과 함께 진전 섬망을 겪으면서 펜시페니아 감옥에서 9개월 형을 받고 다시 우체국 강도혐의로 체포되어 리벤웰스에서 5년형을 선고 받고 1911년 4월 7일 이 시설에 이송되었다.

전에 말한 것처럼 그는 매우 어린 나이에 알코올에 빠져들기 시작했고 이러한 습관은 평생 계속 되었다. 그는 진전 섬망을 겪었고 그 기간 동안 가상의 학대자를 피하기 위해 창문 밖 모닥불로 뛰어내려 왼팔에 심한 화상을 입었다. 1903-1904년 동안 그는 모르핀과 코카인의 사용에 빠져들었다. 그는 매우 자유로운 성생활을 즐겨 임균에 여러 번 감염되었고 몇 년 전에는 매독에도 감염되었다. 그는 결혼하지 않았고 한번은 결혼을 하려고 하였으나 그녀가 그에게 진실하지 않다는 것을 알고 그녀를 포기 하였다. 그는 가톨릭 신자였고 교회에는 한가할 때 가끔씩 다녔다. 그는 고해성사에서 고백을 하는 습관이 있었다.

이번 입원시 가져온 소견서에는 1911년 3월 20일 밤에 환자는 그의 방에서 보이지 않는 적이 그에게 전기로 충격을 준다고 주장하며 소리를 질렀다고 보고되었다. 그 전에는 관찰되는 증상이 없었다. 보이지 않는 적이 그에게 전기와 그 밖의 것으로 계속해서 충격을 주고 있으며 그에게 신체적 해를 주려고 계획하고 있다는 피해망상을 가지고 있었다.

그는 잠을 잘 수 없고 고문을 받는다고 불평했다. 그의 방에 전선을 깔고 그에게 전기 충격을 주고 있다고 말했다. 또한 그가 미국 대통령과 이야기를 했으며 대통령이 그를 방문할 것이라고 말하였다고 주장했다.

3월 22일에 가상의 노동자들에 의해 목을 졸렸다고 말하였다. 그 뒤에는 그가 펜실베니아 에리에서 납치되었고 미국의 대통령이 며칠 뒤 그를 구해줄 것이다라고 말하였다. 그는 대통령을 불렀지만 실패했다고 불평하며 의사에게 신부를 불러줄 것을 요구하였다. 위층의 사람들로부터 며칠 전 심한 전기충격을 받았고 그들은 그에게 2000볼트를 가하였다고 말하였다. 이후 그는 밤이면 불안해하였고 불에 타 죽을지 모른다며 걱정하였다. 결국 그는 대통령에게 자신의 건강과 생명이 위험하고 그는 음모의 희생자이고 교도소에 불법적으로 감금되어 있다는 내용의 편지를 보냈다. 그리고 그가 평화롭게 철길을 따라 걸어 갈 때 그의 생명을 노리는 적에 의해 납치되었다고 말하였다. 그는 체포되었고 감옥에 있는 동안 관리들이 우체국을 강탈했고 나중에 그에게 범죄를 뒤집어씌웠다고 했다. 그들은 목격자에게 뇌물을 주어 공판에서 그에게 불리한 증언을 시켰고 이 때문에 그는 부당하게 5년 형을 선고 받았다고 주장했다. 그는 그의 고향인 뉴욕 올린의 경찰서장의 친구가 그에게 전기충격을 주기 위해 리벤웰스 교도소의 관리에게 많은 돈을 주었다고 믿고 있었다. 그는 지난 달 동안 밤낮으로 고문을 당하였기 때문에 그들의 노력은 성공적이었다고 했다. 사실 그는 더 이상 참을 수가 없었다. 대통령이 즉시 구제해 주지 않는다면 그는 자신의 손으로 문제를 해결하고 간수를 해치울 의도였다. 그는 그의 고향에서 살해된 경찰관의 살인범으로 기소되었다고 생각했다. 그러나 그는 살인시에 감옥에 갇혀있어 살인을 할 수 없었다고 주장했다.

환자는 이러한 사고 및 행동 경향을 1911년 4월 7일 이 시설에 이송될 때까지 계속했다.

여기에 입원시 그는 조리 있게 말하였고 정신상태는 맑았으며 지남력이 좋았다. 그는 위에서 한 이야기를 반복했다. 즉 그는 펜실베니아에서 우체국 강도라는 날조된 혐의로 납치되었고 "가짜" 법원에 의해 재판을 받고 5년 형을 선고 받았다고 주장했다. 그곳에 도착한 후로도 감시자는 그를 계속해서 괴롭힐 전기장치를 가지고 있다고 말했다. 그는 의사에게 이것에 대하여 불평했다. 그리고 전기 충격 때문에 그의 방에서는 잠을 잘 수 없기 때문에 잠을 잘 수 있도록 새로운 방에 넣어줄 것을 간청했다. 그는 감시자들이 그를 괴롭힐 것이라고 말하는 것을 들었고 어느 날 밤 그들이 그의 몸 한쪽을 마비시켰다고 했다.

이러한 학대를 설명하기 위하여 그는 그를 체포한 철도 경찰은 누군가에 의해 살해된, 오랫동안 그와 사이가 좋지 않았던 올린의 경찰서장과 친구사이였다고 말했다. 아마 이러한 이유로 그들이 그를 살인자로 몰아가고 우체국 강도 혐의를 날조했다고 주장했다. 올린의 경찰서장이 교도소 관리와 친구 사이였다고 인식하면서 리벤월스에서 그가 받은 전기고문은 그를 제거하기 위한 계획의 일부라고 믿었다. 이러한 이야기를 하면서 그는 다소 신경질적이고 좌불안석했으며 그의 머리와 얼굴을 고통스럽게 비벼댔다. 그는 주위 사람들과 교류 없이 혼자 있으며 걱정스럽게 보였다. 그는 첫날밤은 누구도 괴롭히지 않아서 잠을 잘 잤다고 말했다. 그는 미치지 않았고 마음에 어떤 문제도 없다고 주장했다. 그가 왜 여기에 오게 되었느냐고 물으면 그는 이것은 음모 때문이라고 간단히 말했다. 그는 대통령에게 용서를 받기 위해 간다고 들었는데 그 대신 이곳에 보내진 것이다라고 했다. 그는 정서적으로 매우 불안정했고 과민했으며 즉시 그의 피해사고를 시설 관리들에게 옮겼다. 그는 그에게 전기가 보내졌다고 불평하며 리벤월스의 관리가 무선 장비를 갖추고 그에게 계속해서 무선 메시지를 보냈다고 주장했다. 그는 밤이면 클로로포름으로 마취되고 그의 몸은 항상 전기가 흐르는 전선으로 감겨있다고 말했다. 그는 의사에게 욕설을 하고 의사가 그를 고문하기 위하여 교도소 관리와 한패가 되었다고 말했다. 의사가 그를 마취하기를 시도한다는 새로운 망상이 추가된 채 그의 위와 같은 상태는 1911년 9월 초까지 계속되었다. 9월 초가 되서야 그는 그의 정신장애에 대해서 완전한 통찰을 얻을 수 있었다. 그는 그가 말하였던 여러 가지 생각이 망상적인 것이고 그는 그 당시 정신장애로 고통 받고 있었음이 틀림없었다는 것을 깨달았다.

정신상태검사상 결함은 발견되지 않았고 그의 지식은 교육수준에 일치하였다. 도덕적으로는 분명히 문제가 있었다. 신체검사상 얼굴의 비대칭성, 크고 평평한 귀, 좁고 돔모양의 구개, 불규칙한 이빨, 튀어나온 두정골, 후두엽의 대칭적 함몰, 평발, 음침한 얼굴 표정 등과 같은 퇴화된 여러 가지 모습을 보였다. 그의 팔에는 문신이 있었다. 통각은 감소되어 있었다. 교감신경반응은 항진돼 있었다. 와서맨 매독 검사상 양성 반응이 나왔다.

환자는 마침내 그의 정신질환으로부터 완전히 회복되어 나머지 형기를 채우기 위해 1912년 1월 16일 에 교도소에 다시 보내졌다. 이 글을 쓰는 1915년 11월까지 그로부터 더 이상의 소식은 없었다.

우리가 다룬 사람은 유전적으로 나쁜 소인을 가지고 있었다. 그의 어린 시절 기록은 그가 학교에서 거의 꼴찌였다는 그 자신의 말 이외에는 불분명하다. 그는 매우 어린 시기에 경제 활동을 시작했고 돈을 버는 것과 동시에 술을 마시기 시작했다. 그의 직업력은 그 후로 짧아졌다. 그가 술에 취한 상태에서 가게에 불을 놓아 사람을 죽게 했다. 이것은 그가 17세 때의 일이다. 그의 도덕상태는 우리가 그에게 한 다음과 같은 질문에 대한 그의 대답을 보면 쉽게 알 수 있다. 우리가 그에게 그의 행동에 대해 유감스러운지를 질문했을 때 그는 "내가 왜 사과해야 하니? 나는 불타죽은 사람을 모른다"라고 대답한 것을 기억한다. 이 사례에서는 법의 통상적인 적용과정을 보여준다. 그는 소년원에 보내졌고 그가 가석방으로 석방될 때까지 소년원과 정신병원에서 거의 6년을 보냈다. 여기서 그가 소년원에서의 감금상태가 주는 스트레스에 어떻게 반응했는가를 보면 흥미롭다. 이 기간 동안 두 번 그를 정신병원에 보낼 필요가 있었다. 이것에 대해 뒤에서 다시 언급할 기회를 가질 것이다.

그에게 교화의 가능성이 조금이라도 있었다면 소년원은 그것을 말살했다. 그는 그 이후 평생 범죄와 타락을 반복했다. 그는 현대 문명의 모든 악에 희생되었다. 그는 분명한 알코올중독자였고 모르핀과 코카인을 상습적으로 사용하였다. 또한 임균에 여러 번 감염됐고 매독에 걸렸으며 진전섬망 기간 동안 심한 화상을 입었다. 종합해서 지난 14년 중 8년을 교도소와 정신병원에서 보냈고 현재는 절도죄로 기소되었다. 6년간의 감옥 생활 후 석방되자 그는 스스로 모든 것을 해결해야 했고 처음으로 자신을 부양해야 하는 문제에 직면했다. 가난하게 태어나 생존을 위해 필요한 힘과 지위가 이미 상실된, 더구나 6년의 범죄자들과의 생활 후 더욱 나빠진 그는 그에게 놓여진 상황에 대처 할 수 없음을 발견했다. 석방된지 수개월 만에 강도죄로 체포되었다. 법에 의해 처벌하는 것이 문제를 조금도 개선시키지 못했다. 반대로 투옥의 스트레스로 붕괴되는 모습을 보이고 엄격한 규칙의 통제 하에서 전에 한 것처럼 자기 방식만 고집하려 했다. 그리고 그러한 상황에 처해서 정신병원에 이송이 필요한 정신병을 일으켰다. 병원의 좀 느슨한 환경에 놓이면 그는 곧 회복했고 탈출을 위해 주어진 기회를 이용했다. 자유를 되찾은 후 그는 자신의 불행을 해명하기 위해 노력했다. 그러던 중 그는 그의 누나가 그를 다시 병원에 보내려고 한다는 것을 알게 되었다. 그의 누나조차 그에게 적대적이었다. 그는 그의 이후 인생을 특징짓는 편집적인 가치관을 형성하기 시작했다.

그는 지금의 문제가 어디에서 오는지 알고 있다. 세상이 그에게 적대적이다. 그가 잘 지낼 수 없는 것은 당연하다. 그 자신의 누나는 그를 학대자의 손에 보내기 위한 시도를 하고 있다. 그는 그 자신의 무능과 결핍을 환경에 투사했다. 잘못된 것은 자신이 아니라 세상이다. 그들은 항상 그를 뒤쫓고 있다. 그는 자신을 보호하고 반항적으로 범죄 경력이 시작된 사회에 대한 적대감으로 총을 샀다. 다시 법에 의해 처벌받고 이러한 이야기는 반복됐다. 그는 정신병원에 수용됐다.

그의 정신병 증상의 내용을 분석해 보면 그는 펜실베니아에서 납치되었고 날조된 강도 혐의로 "가짜" 판사에 의해 5년형을 선고받았다는 내용이다. 그를 체포한 경찰관은 올린의 살해된 경찰서장의 친구이고 이러한 일을 하도록 고용된 자이다. 왜냐하면 환자는 이번 살인과 어떤 관련이 있다는 의심을 받고 있기 때문이다. 그는 교도소에 보내지는 것을 두려워한다. 왜냐하면 살해된 경찰서장의 친구인 관리관이 마찬가지로 그에게 적대적이고 그의 박해자들과 한편일 수 있고 살인 용의자에게 복수할 기회를 갖는 것이기 때문이다. 그가 교도소에 도착하자마자 분명히 관리관은 그를 고문하기 위한 전기 장치를 가지고 있었다. 그의 정신증은 통상적인 과정을 따라 그가 억압된 환경으로부터 벗어나자 곧 좋아졌다.

여기에서 의문이 생긴다. "외부 환경의 영향과는 완전히 독립적인 과정을 따라 종결되는, 분명한 원인도 없이 발생한 정신병을 다루고 있는 것인가? 아니면 심인성 질환으로 퇴행적 기질과 불리한 환경의 병적 반응으로 발생하는, 즉 편집적 특성이 특정 환경과의 반응으로부터 발생하는 정신병을 다루고 있는가?" 다시 말하면 조기 치매를 다루는 것인가? 아니면 퇴행적 정신병을 다루고 있는 것인가? 조기치매는 정신내적 실조로서 지적 능력과 정서적 능력 사이의 부조화라는 스트란스키(Stransky)의 견해에 동조한다면 여기서 다루는 사례는 조기치매는 아니다. 그가 처한 모든 상황에 대한 급성 정서적 반응, 불쾌한 경험에 대한 충격의 결과로서 정신병의 발생, 기분과 행동사이의 불일치가 없는 점 등은 그 자체로서 이러한 정신병과 조기치매를 구별하기에 충분하다. 조기치매는 정신의 분열로 비교적 분명한 시작과 과정을 따른다는 클래펠린(Kraepelin) 등의 견해에 의하더라도 여기에서의 사례는 조기치매는 아니다. 여기서 언급되는 환자들은 같은 성격적 특성을 가지고 있다. 퇴행적 과정 또는 분열로의 진행이 그의 인생의 특정 시점에서 시작되었다는 증거가 없다. 말하자면 그의 정신증은 퇴행적 성격의 발전이다. 이러한 가정이 맞는다고 한다면, 그리고 기형적 성격의 병적 표현으로서 정신병을 이해한다면 그의 범죄적 행동도 어느 정도 같은 퇴행적 기초의 병적 표현인가? 라는 의문이 생긴다. 정신적 이상과 범죄성 사이의 관계는 같은 나무의 두 가지 사이의 관계와 유사하다고 볼 수 있다. 어떤 사례에서 정신병의 발생을 가능하게 한 퇴행적 기초는 다른 사례에서는 범죄로 표현된다. 그 두 가지 상태를 결정짓는 요인은 사실상 우연이며 환경적 조건에 달려있다. 이렇게 문제 있는 사람들이 일상생활에서 만나는 스트레스는 정신병을 일으킬 만큼 이들에게 큰 영향을 주지 못한다. 도덕성의 부족은 이들로 하여금 보통 사람들이 극복하기에 대단히 어려운 문제들을 범죄적 행동을 통해 쉽게 해결하도록 한다. 그렇지만 투옥이라는 스트레스 상황에 놓이게 될 때, 범죄적 행동을 통해 극복할 수 없고 억압적 환경으로부터 도망칠 수도 없는 상황일 때, 이들은 정신병이 발생될 정도로 큰 영향을 받는다. 이들의 망상구조의 특징은 쉽게 이해할 수 있다. 그것은 주로 불쾌한 상황을 견딜 수 있도록 하는 보상적 반응이다.

사례 2

J. H., 37세, 1909년 3월 8일 주립 정신병원에 입원하였다. 외할아버지는 알 수 없는 원인으로 갑자기 사망하였다. 그는 경마장 운영요원이었다. 아버지는 알코올 중독자였고 어머니는 어지러움증으로 고통을 받고 있었다. 가족으로 21명의 아이들이 있었으나 그중 15명은 어릴 때 사망하였다. 형 하나는 뇌종양으로 사망하였고 누나 하나는 신경증이었다. 누나의 8살 난 아들은 선천성 심장질환이 있었다. 환자는 영국 맨체스터에서 태어났다. 그는 20번째 아이였다. 그를 낳을 당시 어머니는 40세를 넘었었다. 그는 아주 작은 편이었고 허약하였다. 아이일 때 목발을 짚고 다녔다고 기억하고 있었다. 7세 때 개에게 물려 땅바닥위로 상당한 거리를

끌려 다녔고 마침내 구제되었을 때 상당기간 동안 의식이 없었다. 이 사건으로 인한 더 이상의 나쁜 영향은 없었다. 학교생활은 무단결석과 반항으로 특징 지워졌고 결국 퇴학으로 종결되었다. 그의 인생의 초기시기에 그는 이미 심한 자기중심성, 극단적 악의, 결과에 대한 완전무관심을 나타냈다. 학교로부터의 퇴학의 직접 원인은 선생님과의 주먹다짐이었다. 11세 때 그의 가족은 미국으로 이민을 왔다. 그는 그의 나이 또래의 아이들과 달랐고 일반적인 아이들의 운동을 좋아하지 않았다. 그의 유일한 친구는 어린 여동생과 개였다. 그는 다른 소년들과 잘 지낼 수 없었고 세상이 그를 멸시하고 학대하려고 노력한다고 생각했다. 그 무렵 누군가가 그의 개를 훔쳐갔다. 그는 이것에 대해 고민하다 마침내 강물로 뛰어들어 자살을 시도하였으나 지나가는 사람들에 의해 구조되었다. 그는 그 이후에도 몇 차례 자살 시도를 하였다. 이러한 일들을 이야기하며 그는 그것들을 비현실적으로 각색하고 그러한 일이 발생했던 여러 상황의 중요성을 강조하며 얼마나 큰 소동이 있었는지를 강조했다. 14세 때 그는 다른 소년과 싸움을 했다. 그 소년의 아버지에게 꾸지람을 듣자 그는 총을 구할 때까지 쉴 수가 없었다. 그리고 그 소년의 아버지가 가족들과 저녁식사를 할 때 총으로 저격하였다. 이 사건을 이야기하며 그는 그가 그 소년의 아버지를 죽일 의도였다고 자랑스럽게 이야기 하였다. 그는 누구로부터도 모욕을 받지 않는다고 했다. 이것은 아마 그의 병적인 감정, 특정 정서가 완전히 지배하는 경향을 보여주는 첫 번째 사례이다. 그는 일 년 동안 특정 직업학교에 보내졌다. 그곳을 마친 후 그는 그의 고향에 있는 공작 기계를 파는 가게에서 일했다. 어느 날 한 커플의 신사와 숙녀가 가게에 들어와 그가 일하고 있는 장소 앞에 멈춰 섰다. 그는 그것이 싫었고 화가 나서 그 커플이 데리고 온 강아지를 집어서 기름탱크 속으로 던져 버렸다. 16세 때에는 집에서 도망나왔다. 그의 이력상 그는 장사를 배우는데 어려움이 없었고 분명히 숙련된 기술자였다. 그렇지만 전체 직업력은 주어진 상황에 조화롭게 적응하지 못했고 이것은 지적 능력의 결핍이 아니라 여러 가지 정신적 능력 사이의 부조화에 기인한 것이었다. 그의 극단적인 예민함과 감정주의, 복수심, 무책임, 충동성 등은 항상 사람들과의 관계에 영향을 주었다. 이러한 것에 그의 극단적인 자기중심주의와 허영심이 보태지면 그의 갈등의 원인은 분명해진다. 그가 가졌던 직업가운데 술집 종업원과 전문 도박이 중요한 부분을 차지한다. 그는 마침내 정직하게 살아가기 위한 모든 시도를 포기한 채 범죄에 의존한다. 범죄에 대한 그의 기록은 다소 불완전하나 정부 기록에 따르면 그는 1890년에 고속도로 강도로 2년형을 선고 받았다. 1902년에는 위조혐의로 3년형, 1904년에는 3년 6월형, 1908년에는 6년형을 각 선고 받았다 이러한 형들은 여러 가지 가명을 사용하는 중에 내려졌다. 그는 매우 어린 나이에 결혼을 하였다. 그는 하룻밤 만에 결혼을 결심했고 그 이틀 후 결혼을 했다. 그의 결혼 생활은 그가 했던 그 밖의 모든 것처럼 실패로 판명되었고 반복되는 유기로 특징 지워졌다. 그는 매우 어린 나이에 술을 먹기 시작했고 평생 지나치게 술을 탐닉했다. 몇 번 임균에 감염되었고 현재는 매독에 감염되어있다. 1908

년 5월 5일 6년형으로 감옥에 투옥되었다. 그 후 곧 맹장염으로 수술을 받게 되었고 회복하자마자 그는 몸 속에 독이 들어갔다고 호소했다. 그는 미국정부가 그를 죽이려고 하는 사람을 감옥에 보냈으며 그가 알고 있는 워싱턴으로부터 온 탐정을 보았다고 했다. 그는 매우 걱정하며 어떤 검사도 거부한 채 관리를 살해하려고 시도했다. 1909년 3월 8일 그는 이 시설에 입원하였다. 그의 행동은 반사회적 성격의 특성을 그대로 볼 수 있었다. 그는 항상 감정적이었고 매우 민감하였으며 사소한 일에도 쉽게 화를 냈다. 그가 가상의 고통을 겪고 있을 때 그의 적대감과 복수심은 극에 달했다. 그는 항상 다른 동료들에게 폭동을 선동하기 위한 방법을 구상하며 음모를 꾸몄고 그가 동료들의 우두머리가 될 기회를 마련하기 위해 노력했다. 그는 매우 이기적이고 공허했으며 주변의 사소한 일들도 그와 관련된 것으로 해석하는 경향을 보였다. 그는 항상 모든 일에 개인적인 편견을 개입시키려고 했으며 매우 심한 기분변동을 보였다. 누구도 그에게서 그들이 어떤 대우를 받게 될지 알 수 없었다. 그는 병적으로 거짓말을 했고 그에게 일어나는 모든 일에 민감하였다. 그리고 그러한 일들을 자신의 이익을 위해 이용하려고 했다. 그는 도덕적으로 매우 심하게 타락했고 그의 인생에서 후회란 없었다. 그의 범죄에 대해 질문을 받았을 때 그는 그가 한 것은 옳았다고 주장하며 범죄자라고 불리는 것을 강하게 거부했다. 때때로 다양한 일상의 사건에 대해 어린아이같이 순진하고 쉽게 영향을 받는 반응 때문에 사람들에게 강한 인상을 주었다. 그의 불가능한 요구가 거절된다면 자주 자살위협을 하였고 건강염려증이 심하였고 실제 아픈 때는 지나치게 과장하는 경향이 있었다. 이러한 토대 하에서 그는 여러 가지 피해사고를 형성했고 그를 감시하고 돌보는 사람들에 대한 적대감을 나타냈다. 그가 여기에 오기 전 감옥에서의 관리관은 그를 독살하려 했고 그가 수술을 받는 동안 이것을 시도할 기회를 가질 것이라고 생각했다. 정부는 그를 감시하기 위해 비밀요원을 보냈고 그를 박해한다고 믿었다. 이곳의 의사들은 그와 같은 일을 하며 그들은 그에게 독약을 먹이고 그의 인생을 비참하게 만들려고 한다고 생각했다. 그가 이 병원에 수용되어 있는 동안 분명히 지남력이 있었고 발생되는 일들을 잘 알고 있었으며 퇴행과정에 대한 어떤 증거도 보이지 않았다. 그는 또한 자신을 평생 학대받는 순교자로 묘사하는 많은 시와 소설을 쓰곤 했다. 그의 이야기는 환상적이었고 모험적이었으며 도박과 시끄러운 멜로드라마와 같은 내용이었다. 1911년 7월 17일 회복이 되어서 감옥에 다시 보내졌다. 이번 사례에서 흥미로운 또 다른 점으로 간단히 언급한 적이 있었던 것이 바로 증상을 과장하고 꾀병을 하는 경향성이다. 그가 호소하는 꾀병은 아이들이 주위 사람들이 동정을 끌어내고 관심을 끌기위한 것과 비슷한 것이다.

어린 시절부터 대단히 반사회적이고 범죄적이어서 현재의 모습을 만든 속성이 타고난 것이라는 믿음을 가질 수 있는 사례를 보았다. 태어날 때부터 문제가 있어 평생 계속되는 경우를 보자. 그러한 사람은 접촉하는 모든 것과 얼마나 갈등을 일으킬 것인가? 그는 학교에 들어가서 처음 의무를 지게 되었고 잘 조절되고 목적적인 생활을 할 것을 요청받았다. 결과는 어떠했을까? 무단결석, 불복종, 마침내 폭발.. 이것은 지적능력이 없어서가 아니라 나중에 그를 교도소로 보낸 그러한 속성 때문이었다. 그것은 병적 정서와 복수심의 첫 번째 증거였다. 그 후 그는 성실히 살려고 노력하였으나 모든 것이 결국 실패했다. 이것 또한 지적능력부족 때문이 아니라 여러 가지 정신적 능력 사이의 부조화와 불균형 때문이었다. 그는 어떠한 규칙적이고 통제된 삶도 살 수가 없었다. 그의 이기주의와 책임감부족은 세상에 효과적으로 적응하는 것을 어렵게 했다. 그 다음에는 결혼을 시도했으나 역시 전과 같이 실패였다. 그의 결혼 생활은 반복되는 유기였다. 그는 점점 천해졌고 타락하여 전문 도박꾼이 되었고 끝내는 이러한 것조차 감당할 수 없어 범죄에 의존하게 되었다. 40세 때 그는 여러 번의 전과를 갖게 되었고 인생의 1/4을 감옥에서 보냈다. 그의 경력을 형성하는 특징적인 비정상성은 어린 시절에 이미 나타났다. 14세 때 모욕을 당한것 때문에 살인을 하려고 했던 일이 있었다. 그러한 상황에 대한 그의 생각은 그 이후로도 조금도 바뀌지 않았다. 그는 지금도 그것에 대해 조금도 후회나 유감없이 이야기한다. 사실 그는 그의 행동에 대해 자랑스럽게 생각하는 것이 인상적이다. 그는 그의 행동에 대해 범죄성을 인식하지 못한다. 개를 기름 탱크에 집어던지는 그의 행동에서 원시성은 분명해진다. 병적 정서의 증거인 일생을 통한 자살시도 또한 기억해야만 한다. 이러한 것은 일상생활에서 발생하는 사건에 대한 그의 반응형태의 예이다. 그가 마침내 상습범죄자가 된 것이 이상한 것인가? 반대로 그가 정직하고 평화로운 시민이 되는 게 이상한 것인가? 그는 현대 문명의 어두운 면의 희생양이며 이전 사례에서처럼 그러한 것들이 원래 타고난 문제를 악화시키는 요인이었다. 그의 반응양식의 다른 면을 볼 수 있었다. 강도죄로 투옥된 후 그를 정신병원으로 보내게 한 정신병이 발생했다. 그의 정신병에 대한 묘사가 단순하다하더라도 불쾌한 상황에 대한 반응으로 퇴행적 기질이 나타내는 심인성 질환을 설명하는 데는 충분하다. 체포 후 곧 그는 맹장염 수술을 받게 되었고 회복 후 그가 평생 싸우고 있는 사람들 중 일원인 감옥 관리자가 그의 몸속에 독을 넣을 기회를 갖게 되었다는 믿음을 형성했다. 그는 그의 방 주위 사람을 워싱턴으로부터 그를 고문하기 위해 보내진 비밀요원으로 인식했다. 병원에 옮겨진 후 그는 그의 망상적 생각을 병원관리들에게 옮겼다. 그는 단지 그의 인생을 망가뜨리려고 하는 무정부주의자들로부터 박해를 받고 있는 것으로 생각했다.

이러한 부류의 환자들이 가지고 있는 망상적 생각을 망상이라고 부르는 것이 타당한가에 대해서는 오래전부터 정신과의사들에게 의문을 주고 있었다. 집행유예를 받은 범죄자들도 공무원에 대한 비슷한 생각을 갖는다는 것을 잊지 말아야 한다. 이러한 사람들이 두려워하는 것은 법집행자와 범죄를 처벌하고 예방하는 시설이다. 이들이 그들을 감시하고 돌보는 사람들에 의해 학대를 받는다고 말할 때 그것이 반드시 병적인 것은 아니다. 일반사회에서 범죄자들이 갖는 그러한 편집적 생각과 감옥에 있는 범죄자들의 생각의 차이는 감옥에 있는 경우 감금과 강압적인 생활규칙의 스트레스 때문에 편집적 생각이 크게 자리 잡는다는 것과 일부 사례에서는 잘못된 감각지각에 의해 강화된다는 점이다. 그들의 과장된 자의식, 자기 검열의 강한 경향 그리고 감금과 충분한 시간에 의해 강화된 그러한 경향성, 법과 관리들에 대한 편집적 태도 등은 주변의 사소한 일도 개인적으로 편견을 갖게 한다. 일상으로부터 조금만 벗어나도 그들에게는 쉽게 학대와 편견으로 해석된다. 그들의 질환의 경과는 심인성 질환의 특성을 너무 많이 보여주어 주변 상황과 무관한 정신병이라고 생각할 수 없게 한다. 그들이 보이는 모든 증상은 몇몇 원인에서 유래한 것으로 볼 수 있고 특정 경험에 대한 반응으로 동기가 있는 것으로 설명할 수 있다. 우리가 여기서 조기치매의 사례를 다루는 것이 아니라 퇴행적 정신병을 다루고 있다는 것을 길게 설명할 필요는 없다. 우리는 우리가 다룬 사람들의 범죄적 경향성은 그들에게 정신병을 일으켰던 퇴행적 토대의 표현이라고 생각한다. 1911년 7월 17일 환자는 남은 형기를 채우기 위해 교도소에 다시 보내졌다.

사례 3

P. F., 42세, 백인 남자, 1910년 주립정신병원에 입원했다.

아버지는 만성 알코올중독이고 형은 20년 동안 연락이 없는 방랑자, 누나 중 한명은 자살했고 나머지 하나는 18세 때 집을 나가 그 후 소식이 없다.

환자는 1868년 영국에서 태어났다. 그의 기억에 의하면 건강한 아이였다. 경기의 과거력은 없었다. 말하기와 걷기는 정상적이었다. 어린 시절 홍역, 성홍열 등을 앓았으나 건강하게 회복하였다. 7살 때 학교에 들어갔고 12세 때까지 불규칙하게 학교에 다녔다. 학교를 떠난 후 장사를 배우려고 하였고 얼마간 견습생으로 일했다. 15세 때 영국 해군에 지원하였으나 심장 부정맥으로 거절되었다. 1884년 16세 때 영국 해병대에 들어갔으나 곧 그곳이 그의 적성에 맞지 않는다는 것을 발견하고 제대를 위하여 옷을 훔쳐 그 죄로 전역을 하려고 하였다. 그는 체포되었고 유죄판결로 한 달간 형을 살았다. 1886년 18세 때 보병에 징집되었으나 한 달 후 탈영했다. 탈영직후 다시 체포되어 런던 군교도소에서 6개월형을 선고 받고 불명예 제대하였다. 1887년 19세 때 이름을 바꾸어 포병에 들어갔으나 2달 만에 다른 신병의 물건을 훔쳐 탈영하였다. 그 후 체포되어 6개월 형을 선고받았다. 모두 합해 7번 불명예 제대되었다. 1892년에 24세 때 미국으로 이민을 갔다. 미국에 가자마자 철도 노동자로 한 달간 일한 후 육군에 입대하였다. 3개월 복무 후 탈영하여 캐나다로 갔다. 얼마 후 미국에 돌아와 자수하여 불명예 제대와 함께 1년 6개월 형을 선고 받았다. 형기를 마친 후 다시 방랑생활을 시작하였다. 1895년 이후 특정한 직업을 가지지 못한 채 구걸, 절도를 주로 하며 가끔씩 행상을 하기도 하였다. 그 이후 그는 주로 교도소와 수용시설에서 지냈고 자유의 몸이 되었을 때는 값싼 기숙사나 종교시설에 머물렀다. 그의 기억에 따르면

1895년 이후 22번 체포되었고 강도혐의로 아틀란타와 마운스빌에서 4년을 복역했고 절도로 6개월을 복역했다. 매우 어린나이에 술을 먹기 시작했고 평생 과도한 술을 마셨다. 그는 여러 차례 만취되어 진전섬망을 2번이나 겪었다. 1897년에는 13일 동안이나 아편에 빠져있었고 1904년에는 코카인을 비슷한 기간 동안 흡입했다. 그는 평생 동안 3-4번 동성연애를 했다. 명백히 동성애를 한 기간이 있었다. 그는 두 번 결혼했다. 그의 첫 번째 부인과의 결혼생활은 매우 불행한 것이었다. 그는 이것을 전적으로 그 자신의 문제로 돌렸다. 첫 번째 부인과는 세 자녀가 있었고 그들 모두 어려서 죽었다. 그는 첫 번째 부인과는 이혼을 하지 않고 떠났다. 그리고 1898년 다시 결혼했다. 두 번째 결혼은 첫 번째 결혼보다 더 행복했다. 그렇지만 그의 두 번째 부인은 1905년 사망하였다. 두 번째 부인과는 아이가 없었다. 그는 1899년 매독과 임질에 걸렸다. 1907년에는 자살을 결심하고 목을 매기 위해 끈을 준비하고 6월 13일을 자살할 날로 정하였다. 그렇지만 그는 자살 직전에 체포되어 그의 계획은 좌절되었다. 그는 그가 자살하려고 한 것이 인생이 살기 싫어서가 아니라고 했다. 그는 단지 그가 자살을 할 만큼 용기가 있는지를 확인해보고 싶었다고 했다. 1910년 2월 2일 구걸과 경범죄처벌법 위반으로 체포되어 소년원에 180일간 수용되었다. 소년원에서 손목, 종아리, 명치부위를 부서진 문구용 칼로 가볍게 긋는 방법으로 자살을 시도했다. 그것은 매우 가벼운 것이었다. 소년원에 감금되어 있는 동안 그는 여러 가지 잘못된 감각지각과 환상적이고 기묘한 환시를 경험했고 자주 이러한 경험에 종교적이고 성적이 내용이 가미되었다. 그는 불쾌한 목소리의 환청도 들렸다. 그는 그의 몸속에 그를 꿈틀거리게 하는 전선구조가 들어있는 듯한 독특한 느낌을 받았다. 이것이 그를 병원으로 이송되도록 했다.

입원 시 그는 영양상태가 매우 좋았지만 흰머리가 있었다. 그의 몸에는 여러 가지 문신이 있었다. 오른팔에는 꽉 끼는 옷을 입은 여자와 또 다른 사람의 머리 문신, 왼쪽 팔에는 미국의 첫 글자인 US, 깃발, 배, 십자가 문신, 왼쪽 손등에는 별과 손목을 가로지르는 밴드 문신이 있었다. 그의 시력은 얼마간 손상되었다. 그 외에는 정상적이었다. 입원 후 초기에 가벼운 자살시도가 있었던 것을 제외하고는 그의 행동은 훌륭했다. 그는 동료환자들과 싸우거나 논쟁에 연루되지 않았고 병원규칙과 통제에 잘 따랐다. 그는 깊은 대화를 하는 동안에는 다소 늘어지는 감이 있었으나 가벼운 대화에서는 아주 자연스러운 모습이었다. 그는 지남력이 분명했고 기억결손도 없었다. 지능검사상에도 어떤 손상도 나타나지 않았다. 정서적 기조는 일정했고 항상 예의바르며 긍정적이어서 보조원들에게 매우 인기가 좋았다. 그는 기꺼이 병동 일을 도왔고 주변에서 일어나는 일에 대해 잘 알고 있었으며 관심이 많았다. 그는 대부분의 시간을 독서에 소비했고 그보다 지능이 떨어진다고 생각하는 동료들과는 거의 어울리지 않았다. 그는 자신이 환생한 것이라고 믿었고 이전에 이집트의 국왕이었다고 믿었다. 그는 종교적이고 성적인 환청, 환시, 환촉을 보였다. 그렇지만 이것들은 일시적이었고 그가 의지대로 그것을 유발하고 소멸시킬 수 있었기 때문에 가성환각이라고 하는 것이 더 타당할 것이다. 그는 솔직하게 이야기했고 여러 가지 주제에 대해 주저없이 이야기했다. 많은 글, 특히 다양한 시를 썼고 스스로 이런 방면에 능력이 있다고 생각했다. 1911년 2월 2일 그에 대한 가석방이 가능한가를 평가하는 스텝회의에 그가 출석하였다. 가석방이 무산되자 그는 다시 손목에 가벼운 상처를 냄으로써 자살을 시도했다. 이것은 가벼운 상처만을 입히는 것이었다. 어쨌든 그는 지적손상은 없었고 어떤 진행성 정신질환의 증거도 없었다. 그는 결국 1915년 4월 7일 특별히 좋아진 것 없이 석방되었고 콜롬비아 지역의 철강공장에서 일하게 되었다. 그렇지만 그는 얼마 가지 않아 다시 술에 빠져들었고 법을 위반하여 소년원에 보내졌다. 정신병적 증상은 좋아졌지만 많은 문제를 유발하게 한 그의 타고난 성격적 문제는 좋아지지 않았다.

타고난 유전적 문제를 가지고 인생을 시작한 또 다른 사람이 있었다. 알려진 바에 의하면 그의 어린 시절은 정상적이었다. 그는 학교에 들어갔고 그곳에서 처음 의무를 부과 받았다. 그는 동요했고 규칙적인 생활을 견딜 수 없어했다. 그래서 학교에 잘 가지 않으려 했다. 그가 직면한 그 다음 문제는 장사를 배우려고 하면서 나타났다. 그는 곧 이것이 너무 힘든 일이라는 것을 발견하고 덜 힘든 일을 찾았다. 15세때 그는 해군에 지원했다. 이것은 그의 "방랑병"의 첫 번째 지표였다. 그는 징집에서 탈락했고 일 년간 노력한 끝에 해군에 들어가는 것에 성공했다. 그렇지만 곧 해군에서의 생활이 그가 꿈꿔왔던 것과 다르다는 것을 깨달았다. 다른 것과 마찬가지로 그것은 너무 힘든 일이었다. 그는 주어진 규칙을 따라야만 했고 명령에 복종해야만 했다. 이것은 그가 감당하기 힘들었고 결국 적응에 실패했다. 그는 해군생활을 벗어나고자 했다. 그는 그에게 잘 맞는 덜 힘든 일을 찾아야만 했다. 그 상황에서 벗어나는 방법을 찾던 중 그는 범죄를 범하여 전역될 목적으로 옷을 훔쳤다. 이것이 그의 범죄경력의 시작이었다. 그는 결과를 고려하지 않았다. 그는 해군에서 벗어나고자 하는 바램을 충족시켜야만 했고 어떤 희생을 치르더라도 이것을 해야만 했다. 그리고 유혹에 굴복했다. 이러한 유혹에 대한 굴복, 인내심 없음은 그의 전체 인생을 특징짓는 것이었다. 그는 그의 인생을 방해하는 모든 악에 굴복했다. 그는 도둑질을 했고 술을 마셨고 모르핀과 코카인을 사용했다. 난잡한 성생활에서 매독과 임균에 감염되었고 마침내 성도착에 빠졌다. 첫 번째 복역 후 석방되었으나 다시 모든 것을 그 스스로 해결해야 하는 상황에 던져졌다. 아직까지는 그가 재산권을 완전히 무시하는 상습범죄자나 세상이 그의 집이고 내일은 없다는 냉담한 부랑아의 단계는 아니었다. 그는 다시 군복무를 그리워하기 시작했다. 적어도 그곳에서는 쉴 곳과 음식을 제공해 주었다. 그리고 내일을 걱정할 필요가 없었다. 그는 군에 들어갔다가 탈영하고 다시 들어갔다가 탈영하기를 7번이나 반복하다가 결국 불명예 전역하였다. 그는 그것을 오래 견딜 수 없었다. 그의 안정감 부족, 지속적으로 목적을 갖고 일을 하는 능력의 부족은 스트레스 하에서 그를 도망가게 했다. 그는 지금 미래를 덜 두려워한다. 그리고 세상이 그를 도와준다는 생각을 갖기 시작했다. 그는 해외로 갔다. 그의 "방랑벽"과 모험심은 반복됐다. 그러나 그는 상황에 적응하지 못했고 그의 특별한 성격, 부조화된 정신능력 때문에 자신에게 맞는 적당한 환경을 만들지 못했고 갈등과 모순 그리고 실패가 연속되는 삶을 만들었다. 그는 마침내 결혼을 하였으나 곧 엄청난 의무와 억압을 느꼈다. 그는 이것을 유지해야 할 어떤 도덕감이나 부성애가 없었다. 이러한 상황을 대처해야 하는 계속되는 갈등을 겪은 후 그는 아내를 떠나 모든 상황에서 도망갔다. 그는 그와 그의 아내는 잘 맞지 않는다고 느꼈다. 사실 그의 인생은 불협화음의 연속이었고 세상 사람과 적절한 조화를 이루지 못했다. 전체 인생을 통해서 그의 자아가 무대의 중심을 차지했다. 우선 만족시켜야만 하는 것은 그 자신이었다. 그의 아내를 떠난 후 그는 다시 방랑생활을 시작했고 얼마 후에 다시 결혼했다. 이때까지 그는 부랑아일 뿐 아니라 상습범이었다. 방랑벽은 그를 공동생활에 적응시킬 수가 없었다. 그밖에도 공동생활은 노력을 필요로 했다. 그는 어떤 것을 제공해야 했으나 어떤 것도 할 수 없었다. 운명은 그의 편이었다. 그의 아내는 사망하였다. 이때까지 그는 법의 관용을 최대한 이용했다는 것을 잊지 말아야만 한다. 그는 수도 없이 체포되었다. 소년원에서 살았으며 교도소 메뉴와 늘 함께 했다. 미완성의 제품이 만들어졌고 법이라는 기계와 현대 문명의 명령에 의해 완성되었다. 그 결과 모든 두렵고 무서운 처벌이 그에게는 의미가 없었다. 썩은 줄기에서 태어나 일생동안 법석을 떨고 현대 문명이 제공한 모든 악을 먹고 자란 인간이 마침내 약해지고 흔들리기 시작했다. 그는 정신병을 일으켰다.

우리는 여기서 그의 질환에 대한 진단에 관해 깊은 논의는 하지 않을 것이다. 위에서 언급된 정신질환이 진행된다는 증거가 없고 망상과 환각적 경험이 유연하며 그것들을 완전히 통제하고 있다는 점은 조기치매가 아님을 충분히 보여준다.

사례 4

A. W., 28세, 유색인, 어머니는 신경통과 두통이 있고 누나는 폐결핵으로 사망하였다. 형은 현재 마운스빌 교도소에서 폭행 혐의로 복역 중이다. 또 다른 형은 다양한 범법행위로 여러 차례 체포되었다.

출생 및 어린 시절 특별난 것은 없었다고 했다. 어릴 때 담에서 떨어져 잠깐 동안 의식을 잃은 적이 있었다. 7살 경에 학교에 들어갔고 2년간은 잘 다녔다. 그가 난폭해지고 통제되지 않게 되면서 자주 무단결석을 하였고 마침내 4학년을 마치기전에 학교를 떠났다. 그는 잠깐 동안 집근처에서 일했다. 그리고 11세경에 폭행으로 처음 체포되었다. 14세 때 가벼운 범죄로 다시 체포되어 감옥에서 1년을 보냈다. 1902년 8월 20일 18세 때 금지된 무기를 운반하고 판매한 죄로 5개월 동안 복역하였다. 1903년 3월 3일 절도로 30일형을 선고 받고 동시에 난잡한 행동으로 15일형을 함께 선고 받아 소년원에 보내졌다. 1903년 5월 1일에는 좀도둑질로 60일간 복역하였다. 1903년 7월 18일 간통으로 기소되었으나 취소되었다. 1903년 8월 31일에는 술에 취해 폭행을 하여 30일간 복역하였고 동년 11월 1일 난잡한 행동으로 15일간 감옥에 보내졌다. 그 해 11월 17일에는 고속도로 강도로 12년형에 처해졌다. 그는 매우 어린나이에 술을 마시기 시작했고 그 후 많은 술을 마셨다. 1903년 12월 13일 마운스빌 교도소에 들어갔고 거기서 1908년 7월 4일 까지 있다가 리벤월스로 이송되었다. 그의 교도소 기록은 매우 불량하였다. 그는 여러 규칙을 위반하여 벌을 받았고 계속해서 규칙을 어기는 태도를 보였으며 동료 죄수들과 싸움을 자주 하였다. 그는 여러 차례 독방에 보내졌고 개인 시간의 대부분을 빼앗겼다. 비합리적 방법으로 노래하고 소리 지르며 기도하고 저주하며 흥분하는 일이 자주 있었다. 한번은 이러한 흥분상태가 72시간동안 끊임없이 계속되었다. 그는 그의 폐가 결핵 또는 다른 더러운 질병으로 썩어가고 질식당하고 있다고 주장했다. 그는 벌거벗은 채 있었고 식사를 거부했다.

1909년 12월 24일 주립정신병원에 입원하였다.

신체 검사상 건강하고 체격이 좋은 흑인이었다. 양측성 발목경축과 복부와 얼굴 지각과민이 있었고 심부 및 표재 반사는 증진되어 있었다. 병원에 보내지기 2-3달 전부터 그의 음식을 의심하기 시작하고 식사 후에는 위에서 타는 듯한 고통을 호소하였다. 그의 건강이 나빠지고 숨은 짧아지며 목소리는 작아지고 폐는 썩어가고 있다고 믿었다. 1909년 12월 초 그는 감옥관리들에 의해 5일 동안 클로로포름가스에 노출되었다고 믿었다. 그는 이것이 어떻게 가능했는지 확인하지 못했지만 열쇠구멍을 통해서 유입된 것이라고 믿었다. 이 기간동안 그는 카셋트처럼 노래했다. 눈을 떴을 때는 특별한 것을 보지 못했지만 눈을 감았을 때 그의 몸 안에 감옥관리들이 기계를 작동시키는 것을 들을 수 있었고 위 속에서 펌프를 작동시켜 해골이 되어간다고 했다. 이것은 그에 대한 편견과 증오 때문에 일어나지만 누가 그에게 편견을 갖는지 알 수 없었다. 다만 감옥에서 관리들은 그것에 대해 모든 것을 알고 있다고 생각했다. 병원에 입원한 후 한숨도 못 잤다. 호흡은 짧아지고 심장부위에 통증이 있었다. 그렇지만 그는 그가 더 좋아지고 있다고 생각했다.

그는 정신적 능력이 부족한 흑인이었고 지식도 부족했다. 그는 깨끗하고 단정했으며 주변에 관심이 많았고 지남력이 있었다. 그는 자신의 고통에 대한 통찰이 부족했다. 주의력과 이해력은 좋았고 기억결손은 없었다. 건강염려증과 아픔에 대한 과장이 심했다. 입원직후 그의 질환의 활성 증상은 사라졌고 서서히 통찰하기 시작하며 그가 제정신이 아니라는 것을 깨달았다. 그의 행동은 처음에는 절제된 모습이었으나 지금은 교도소에서의 행동과 비슷해졌다. 그는 자주 다른 환자들과 싸움을 했고 때때로 결정적인 악행을 보였다. 그는 절대로 병원규칙을 받아들이지 못했고 이런 이유로 자주 벌을 받았다. 그는 다른 환자들을 선동하여 비행을 하도록 했고 스스로에게 불만이 없을 때는 다른 환자들과 싸움을 했다. 그는 내내 지남력은 잘 유지되었으나 도덕적으로 문제가 있었고 자신이 비사회적이라는 것을 인식하지 못했다. 더구나 앞으로도 더 나아지리라 기대조차 할 수 없었다.

가족력상 범죄와 질병이 만연했고 그 자신도 매우 어릴 때부터 범죄적 성향을 보인 사례에 대한 이야기이다. 그의 학교생활은 무단결석으로 특징 지워졌고 성실한 생활을 시도조차하지 않았다. 11세경에 이미 그는 사람에 대한 범죄로 체포되었고 20세가 되기 전에 12년형을 선고 받았다. 그의 정신병은 범죄적 경력의 기초가 되는 퇴행적 토대에서 유래한 것 중 하나임이 분명하다. 그의 미래가 어떻게 될지는 쉽게 예측할 수 있다. 그는 아직 30대에도 이르지 못했다. 그의 현재의 선고형이 끝나서 석방되면 사회는 단지 사회의 뿌리를 갈아먹는 기생충이나 병균 같은 존재를 추가하는 것이다. 19세의 나이에 범죄의 소굴인 교도소 환경에 놓여진 소년이 12년을 그곳에서 보낸 후 더 나은 사람이 되리라고 기대하는 것은 웃기는 일이다. 이 글을 처음 쓴 후 2년 이상 지났고 이 사례에 대해 추가적 정보를 보탤 수 있게 되었다.

그의 형기가 끝났을 때 그는 더 이상 정신질환의 증상을 보이지 않았기 때문에 석방해야만 했다. 그를 정신병원에 잡아둘 근거가 없었다. 그는 1912년 3월에 석방되었다. 그러나 같은 해 10월에 다시 위험한 무기로 상해를 가하여 체포되었고 7년형을 선고 받았다.

두 번째 형을 마친 후 그의 미래가 어떨지는 의문의 여지가 없다.

사례 5

W. A., 36세, 백인 남, 1911년 1월 18일 주립정신병원에 입원. 아버지는 알코올중독, 어머니는 신경증, 누나 한분은 정신병, 삼촌 한분은 자살. 환자를 임신한 기간동안 어머니는 건강하였으나 난산이었다.

그는 심하게 화상을 입어 오랜 기간동안 침대에서 지내게 되었으며 5세경에 말하고 걷는 것을 배웠다. 7살 때 학교에 들어갔고 6학년이 될 때까지 8년간 학교에 다녔다. 그는 배우는데 어려움은 없었으나 자주 무단결석을 하였다. 그의 직업력은 실패의 연속이었다. 그는 여러 가지 위반으로 자주 해고되었고 동료들과 불화가 있었다. 매우 어린 나이에 술을 접했고 평생 많은 술을 마셨다. 20세 때 결혼을 해서 6년간 결혼생활을 하였다. 그의 아내는 그의 불륜, 음주, 생활비 문제로 그를 떠났다. 한 번의 유산과 한 명의 건강한 아이가 이들 결혼생활의 결과물이었다.

그는 12세경에 대인 범죄로 처음 법을 위반하였다. 그의 범죄경력을 완전히 파악하지는 못하였으며 알려진 것은 그 중 일부라는 점을 고려해야 한다. 1903년 3월부터 1910년 12월까지 사이에 폭행으로 13번, 음주 및 풍기문란으로 28번, 주거침입으로 2번, 좀도둑으로 한번, 구걸행위로 두 번 체포되었다. 상습음주, 재물손괴, 약탈이 그에 대한 범죄 목록에 추가된다. 이 기간동안 그는 교도소에도 있었고, 살인혐의로 기소되어 정당방위로 석방되었고,

정신감정에 네 번 의뢰되었다. 그 후 그는 폭행으로 세 번 체포되었고 재판을 기다리는 동안 정신병이 발생하여 정신병원에 입원이 필요하였다.

그는 누군가 그를 죽이기 위해 항상 그의 곁에 있다는 생각을 하기 시작했다. 계속해서 이상한 목소리와 잡음을 들었고 좌불안석하며 예민하였다. 그에 대한 기록에 의하면 그는 위험하고 나쁜 기질을 가지고 있었다.

이전에 여러 번 정신질환을 보였었고 반복적으로 폭행을 하였으며 7년 전에는 살인을 저지르고 정신이상으로 석방되었다. 그는 워싱턴 경찰에 의해 75번 체포되었다.

그의 정신장애는 곧 좋아졌다. 병원에 입원하자마자 정신병적 증상은 완전히 소실되었다.

그는 평균적 지능을 가진 건장한 체격의 소유자이다. 정서적으로 다소 불안정하였고 앞으로는 잘하겠다는 약속은 항상 울음을 수반했다. 그는 기념비적인 거짓말쟁이였고 검사자들에게 그가 그의 과거를 후회하고 있다는 인상을 주기위한 노력에도 불구하고 그의 도덕성이 매우 낮고 그의 약속과 결심은 단지 그가 자유를 찾기 위한 수단이라는 것이 분명하였다. 그의 몸에는 많은 문신이 있었고 매독을 앓은 흔적이 있었다.

정신병원에서 나온 후 소년원에 1년간 수감되었다. 소년원에 수감된 후 잦은 비행을 하였다는 보고가 있었다.

이 사례는 상습범죄자들에게 알코올이 중요한 역할을 한다는 것을 보여준다는 점에서 흥미롭다. 그렇지만 알코올이 이 남자의 타락이나 결과의 원인이 되었는지를 결정하는 것은 매우 어렵다. 과도한 음주가 이 남자에게 해로운 영향을 준 것은 분명해 보인다. 그리고 그의 이상한 성격이 술을 통제하지 못한 원인이 되었다는 것도 분명해 보였다. 그의 아버지는 만성 알코올 중독이었고 어머니는 신경증, 이모는 정신병, 삼촌은 자살을 했다고 알려져 있다. 이러한 병적인 특성이 그에게 영향을 남겼다는 것은 의심할 수 없다. 그는 환경에 앞서 비정상이었고 개인적 습성이 환경을 절실하게 만들었다. 그는 평생 동안 교도소와 정신병원을 들락거렸다. 그의 도덕적, 정신적 이상 모두의 토대가 된 것은 동일한 퇴행적 기초라는 것이 분명하다. 환자에 대한 그 이후의 추가적 정보를 보면 환자는 이전 경우와 비슷한 이유로 정신병원에서 석방되었다. 그의 약속과 결심에도 불구하고 1913년 10월 13일 진전섬망으로 병원에 다시 입원되었다.

어떠한 점에서 위에 언급된 사람들이 서로 닮았고 이러한 유사성이 그들을 모두 하나의 범주로 분류할 만큼 중요한가를 볼 필요가 있다. 가족력을 볼 때 질병과 범죄는 직, 간접적으로 이미 그의 선조들에게서 나타났고 그들 가운데 한명도 그들의 목표를 달성하는데 필요한 자질을 가지고 세상에 나오지 못했다. 모든 사례에서 성격적 이상이 이미 학창시절부터 나타났다. 그들을 다른 아이들과 구별시켜주는 것은 배우는 능력의 부족이 아니라 지속적인 무단결석, 불복종, 통제된 상태에 적응하기를 거부하는 것이다. 그들이 학교 당국과 갈등을 하도록 만드는 것과 같은 성격적 특질이 나중에 그들을 경찰 당국의 손에 들어가도록 만들었다. 외부세계와의 접촉은 곧 그들 성격의 다른 병적인 부분이 나타나도록 했다. 그들에게서는 병적인 감정주의, 끝없는 자기중심주의, 무자비한 복수심, 결과를 전혀 고려하지 않는 태도 등을 볼 수 있다. 보통 사람들이 주변 환경과 효과적으로 적응하기 위해 일반적인 방식으로 대하는 세상과의 마찰을 그들은 반사회적인 방식, 사람들과의 교류를 하는 데 필요한 필수적인 태도인 다른 사람의 권리를 존중해주는 것이 결여된 방식으로 대한다. 그들이 마침내 생존문제에 부딪쳐 생존을 위해 생산적 노력을 해야만 할 때 그들에게는 효과적인 생존경쟁을 위해 필요한 명확한 목표, 연속성, 지속적인 노력 등과 같은 자질이 부족하다. 그들은 여기저기 돌아다니고 직업을 수시로 바꾸며 오랜 시간동안 어느 하나에 꾸준히 노력하지 못하는 방정맞고 무모한 삶을 살아간다.

이들의 인생에서 두드러진 특징은 상습성과 그들 모두 한번이상 정신과 의사의 보호아래 있게 된다는 것이다. 이러한 것들의 토대는 무엇인가? 우리는 이들이 보통 사람과 다르다는 사실과 그 차이는 이들의 열등성에서 기인한다는 점을 부인할 수 없다. 그러나 무엇이 이들의 열등성을 형성하는가? 보통 사람들이 가지고 있는 어떤 것이 부족한 것인가 아니면 여러 가지 정신적 능력사이의 불균형이나 부조화 때문인가? 다시 말하면 그들의 열등성이 양적인 것인가? 질적인 것인가? 순수한 지능만을 고려할 때 그들은 특정 결핍을 보이지 않는다. 반대로 그들 대부분은 지능 결핍을 완전히 배제할 수 있는 기민함과 예리함을 가지고 있다. 그들의 상습성은 옳고 그름을 구별하는 능력이 없음에서 오는 것은 아니다. 그들은 보통 사람들만큼 옳은 것과 그렇지 않은 것을 잘 알고 있다. 그러나 그들은 그러한 차이에 대해 보통 사람들과는 다르게 느낀다. 그들은 여러 가지 정신적 기제간의 부조화와 불균형을 가지고 있다. 이들에게 공통적인 지나친 자기중심주의는 병적인 자의식을 갖게 한다. 이것은 차례로 그들에게 일상생활에서의 마찰을 지나치게 예민하게 느끼도록 만들며 병적인 감정주의는 도덕성과 이타주의에 의해 조절되지 못하고 범죄행위시의 쾌감에 굴복하게 한다. 이들의 병적인 복수심도 언급해야만 한다. 지속적인 가상의 또는 실제의 손상을 이들은 결코 잊지 못한다.

간단히 말해서 이들을 보통 사람과 구별시키고 하나의 뚜렷한 범죄자로 분류할 수 있게 하는 공통적인 특징은 성격적 이상이라고 할 수 있다.

이러한 사람들의 인생에서 환경이 어느 정도 영향을 주는가에 대한 논의는 아직 충분히 이루어지지 못하고 있다. 그 주된 이유 중 하나는 우리가 이들이 성장한 환경적 조건을 철저히 조사할 수 있는 여건을 가지지 못했다는 것이다. 그렇지만 여기서 제시되는 사례는 여러 정보원으로부터 얻어진 자료이며 이들이 나타내는 기형적 특징은 환경이 지속적 영향을 거의 주지 못하는 어린 나이에 이미 존재하고 있었다는 사실을 통해 이들의 비정상적 행동의 주된 원인은 유전적인 것이라는 추론을 하게 한다. 그러나 여기서 우리는 이러한 의문을 우생학자들의 결정에 남겨놓고자 한다. 여기서 우리는 유전이 중요한 역할을 하는 유형을 다루었다고 생각한다. 이러한 사람들은 항상 같고 앞으로도 그렇게 머물 가능성이 높다고 믿는다. 잠시 우리의 믿음이 맞다고 가정하면 “사회가 이들을 적절한 방식으로 다루고 있는가?” 라는 의문이 생긴다.

이러한 질문에 대해서 부정적으로 답할 수밖에 없다. 여기서 이러한 부류의 사람들에게 특별히 적용될 형벌체계에 대해 깊은 논의는 하지 않을 것이다. 우리는 이러한 주제에 대해 저명한 범죄학자의 견해에 공감한다.

쾰른의 범죄학과 인류학 위원회에서 1911년 다음과 같은 결의가 채택되었다. “사회에 큰 위협이 되는 상습범, 전문범죄자들은 사회에 위협이 되는 한 오래 동안 자유를 제한해야만 한다. 일반론적으로 말해서 그들의 자유는 조건부이어야만 한다.”

골트(Gault)가 인용한 아키발드 홉킨스(Archibald Hopkins)의 말은 다음과 같다. “런던 경찰청장은 근래 중범죄의 90%는 한번 이상 전과가 있는 자들이 범한다. 그리고 이들은 항구적으로 범죄적 계층의 사람들로 간주될 수 있다. 그의 판단에 따르면 그들을 그러한 상황에서 배제시킨다면 범법행위는 그대로 둔 경우보다 삼분의 일 이상 감소될 것이다. 왜 이러한 일을 할 수 없는가? 두 번이상 죄를 범한 후에는 법원으로 하여금 그런 사람들을 교정이 불가능하다는 선언을 할 수 있고 사면이 불가한 종신형을 선고할 수 있는 권위를 법원에 부여하자. 괌(Guam)섬과 같이 탈출이 불가능한 일정 지역을 교화소로 만들어 군대의 호위 하에 범죄자들이 그곳에서 스스로 생계를 유지하게 하자. 분명히 사회는 석방시 다시 범죄를 저지를 교정 불가능한 범죄자들로부터 스스로를 보호할 권리가 있다. 이들은 빠르게 그 세력을 확장하고 있으며 현재 우리 사회는 그들을 효과적으로 막지 못하고 있다.

모든 사회부적응자들을 강제로 수용할 수용소를 만드는 대신 우리는 그들을 단기간 병원에 수용 후 그들이 원하는 사회로 돌려보내고 그곳에서 결혼하고 더 많은 사회부적응자들을 양산하는 것을 허용하고 있다. 교정 불가능한 범죄자들은 사회부적응자들보다 더 나쁘다. 왜냐하면 그들은 고의적으로 의도를 갖고 사회에 도전하고 사회를 오염시키기 때문이다. 전문범죄자들을 사회에서 영구히 격리하는 것이 범죄를 크게 줄일 수 있고 사회가 그러한 보호조치를 취할 권리가 있다는 것은 의심의 여지가 없으며 그러한 조치가 실용적일 수 있다." (미국 형법과 범죄학 협회 저널 1912년 4월호 821페이지)

이러한 명제에 비판할 수 있는 중요한 주장은 우리가 교정 불가능한 범죄자들을 보았을 때 그들을 식별해 낼 수 있는 확실한 특징이 그러한 범죄자들에게 있는가? 그래서 그들의 영구적 격리를 정당화할 수 있느냐이다. 여기서 제시한 사례들은 그러한 부류의 사람들이라고 생각할 수 있다. 또 다른 문제는 "교정 불가능한 범죄자들을 어디에 둘 것이냐?" 이다. 우리가 그들의 범죄성이 그들이 통제 불가능한 원인에 기인하고 그들의 범죄는 비정상적인 퇴행적 성격의 산물이라는 사실에 동의한다면 그들은 감옥보다는 병원에 있어야 할 것처럼 보인다. 그러나 이것이 명백한 것인가? 그들이 비정상적이고 미치지는 않았지만 어릴 때부터 정상으로부터 다소간 이탈되었다는 것은 분명한 것 같다. 그래서 그들은 "경계성"이라고 여겨질 수 있다. 그러한 경우는 정상으로부터 벗어나서 여러 단계를 거쳐 정신이상으로 진행된다. 그렇지만 이들의 비정상성이 명백히 교정 불가능한 반사회적 성향으로 나타난다면 사회는 그러한 것으로부터 스스로를 보호할 권리를 생각해야만 한다. 실제 정신병적 증상이 없을 때 정신병적 증상은 쉽게 퇴행적 토대에 접목될 수 있다. 이러한 사람들은 정신병원에 보내질 수 없다. 그들은 단지 매우 귀찮고 성가신 존재이며 쉽게 영향을 받는 정신병 환자들에게 나쁜 영향을 준다. 그들은 일반 교도소에도 적합하지 않다. 왜냐하면 그들이 그곳에서 접촉하는 우발적이고 타락하지 않은 범죄자들에게 해로운 영향을 주기 때문이다. 특징적인 부류의 이러한 사람들은 이들만을 위해 특별히 고안된 수용소에 분리되어야 한다는 생각이다. 그곳에서 적절한 의학적 관찰 하에 유용한 직업을 통해 스스로 생계를 유지하도록 해야만 한다. 이러한 문제에 접근하는 유일한 합리적인 방법은 부정기형이다. 이것은 가석방 권한을 법률전문가만이 아닌 의사, 특히 정신병리를 전공한 의사들로 대부분 구성된 위원회에 줌으로써 보완되어야 한다.

앞선 사례는 정신적으로 분명히 이상한 경우로서 그들의 상습성이 양적 결핍이라기보다는 질적 결핍에 기인한 것이었다.

초판이 나온 이후 우리는 지능이 백치수준에서 정신지체의 범위에 속하기까지 다양한 지능차이를 보이는 것과 같이 결핍이 양적인 상습범죄자들의 사례도 많이 보았다.

다음 사례는 그런 유형의 대표적인 경우이다.

유색인 R. W. 는 1898년 2월 8일 콜롬비아 지역의 소년원에서 처음 병원에 입원되었다. 그는 주거침입으로 형을 살고 있었다. 당시 20살의 나이였고 지능검사상 정신박약수준의 지능을 가지고 있었다. 입원기간동안 몇 차례 조증발작이 있었지만 회복되었고 1898년 11월 23일 부모님의 보호하에 석방되었다. 1900년에 그는 다시 교도소에 보내졌고 1900년 11월 17일 병원에 재입원되었다. 그는 당시 급성 환각으로 고통 받았으나 곧 회복되었고 1901년 2월 20일 외출이 허락되었다. 그는 외출 후 다시 돌아오지 않았고 1902년 7월 23일 절도죄로 징역 1년이 선고되었다. 이러한 징역형을 살고 있는 동안 피해망상을 동반한 환각으로 그는 펜실베니아 노리스톤의 주립정신병원에 재입원되었다. 그는 1903년 9월 29일 시설로부터 법원의 명령에 의해 석방되었다. 1904년 1월 1일 주거침입으로 체포되어 버지니아 마운스빌 교도소에서 3년간 복역하였다. 위 시설에서 1905년 5월 8일 급성 조증 발작으로 병원에 입원하였다. 그는 곧 회복되었고 1906년 8월 18일 반복성 조증을 동반한 정신지체로 진단받고 퇴원하였다. 그는 1907년 10월 3일 다시 입원하였다가 1909년 4월 1일 퇴원하였다. 1910년 1월 23일에는 좀도둑질로 2개월형을 선고받았다. 1912년 9월 7일에는 절도로 4년형을 선고받고 교도소에 보내졌고 교도소에서 1915년 1월 19일 다시 병원에 입원되었다.

여기서 이 사례에 대해 깊은 논의는 하지 않을 것이다. 이 사례는 단지 정신적 결핍이 있는 범죄자의 영구적 격리 필요성을 보여주는 좋은 예이다.

1912년 이러한 임상 사례에 대한 소개가 있은 후 이것은 범죄학에 종사하는 많은 사람들의 만족스런 반응을 불러일으켰다.

우리는 범죄자 유형에 대한 정확한 이해를 위한 첫 번째 본질적 단계는 "비행적 인간"에 대해 연구한 힐리(Healy)의 훌륭한 책과 같은 범죄자에 대한 철저한 연구에 있다는 사실에 동의해야만 한다. 그렇지만 이러한 연구는 일반적으로 교도소 내에서만 이루어질 수는 없다. 청소년 범법자들에 대한 연구가 매우 중요하고 가치가 있다.

이러한 연구가 과학적으로 수행되려면 청소년 범죄자들에 대한 철저한 일대기 연구가 수행되어야만 한다. 이것이 문제에 접근하는 유일한 합리적 방법이다.

이것은 우리에게 청소년 범법자들의 여러 가지 특성과 기질에 대한 바른 이해를 하도록 해줄 수 있고 주어진 사례의 예후에 대해 올바른 평가를 할 수 있도록 해 준다. 우리의 범죄학적 수준이 사회부적응자들에 대해 이들은 사회에 항상 위험하고 사회로부터 영구히 격리해야만 한다고 자신 있게 말할 수 있고 청소년 범법자들에게도 이와 같이 예언할 수 있는 단계에 달한다면 상습범죄자들의 문제는 해결될 것이다.

그렇지만 우리는 인생의 어느 한 시점에서의 횡단적 연구만으로는 청소년 범법자들의 실체에 대한 적절한 개념에 도달할 수 없다. 인간, 특히 비정상적인 인간을 이해하기 위해서는 종적인 관점에서 인간을 연구해야만 한다. 우리는 일상생활에서의 모든 조건과 환경에서의 경험에 대한 인간의 반응양식에 주목해야만 한다. 행동을 촉진하는 동기와 소망을 조사해야만 한다. 자신이 처한 환경에 얼마나 잘 적응하는지 그리고 자신의 주변 환경을 자신의 필요와 욕구에 부합하도록 하기위해 얼마나 잘 변화시킬 수 있는지에 대해 조사해야만 한다. 오늘날 범죄학이 직면하고 있는 문제는 얼마 전 정신의학이 직면했던 문제와 같은 것이다. 정신병 환자들을 과학적이고 합리적으로 다루기 위해서 정신과 의사들은 정신병 환자들이 장래 어떻게 될 것인지를 정확히 예측할 수 있는 기준을 확립하는 것이 필수적이라고 생각한다. 이것은 우리가 범죄자들을 다루는데 있어서 달성하고자 하는 것과 같은 것이다. 청소년 비행을 다루는데 있어서 늘 직면하는 문제는 이러한 청소년들의 미래가 어떨 것인가 그리고 그들의 미래를 올바른 방향으로 이끌기 위해 무엇을 해야 하는가이다. 그래서 결국 우리의 목표는 적절한 예후를 평가할 수 있도록 일정한 기준을 마련하는 것이다. 현재 우리가 그러한 기준을 가지고 있지 않다는 것은 누구도 부인할 수 없다.

이미 앞서 말한 것처럼 정신의학도 같은 문제에 직면하고 있었다. 그렇지만 클래펠린 학파가 출현하면서 이러한 문제는 상당정도 해결되었다. 클래펠린은 환자의 전체 일생을 조사함으로써 횡단적으로 보았을 때 임상적으로 서로 매우 유사한 질환이 동시에 예후상 매우 다양할 수 있다는 사실을 보여주었다. 그는 특정 급성 정신장해가 내부적으로 진행되는 진행성 질환의 외적인 표출이고 비록 급성 증상이 사라지고 그 후 흔적을 남기지 않는다 할지라도 이러한 사람들의 대다수는 그들의 인생의 대부분을 정신병원에서 보내게 된다는 사실을 보여주었다. 특정 정신질환에 특징적인 증상군에 주의를 기울임으로써 상당히 정확하게 그 환자의 장래가 어떻게 될 것인가를 예측할 수 있다. 우리는 어떤 환자가 인생의 대부분을 시설에서 보내야하는 지에 대해 반론의 여지없이 예측할 수 있다.

범죄성은 일반적으로 병적인 성격의 표출이라고 인정되고 있다. 정신의학을 발전시킨 원리가 왜 범죄학에는 적용되어서는 안되는지에 대한 이유를 찾기 어렵다.

앞선 연구에서 우리는 이러한 원리를 실현하려고 했다. 더 나은 결과는 교도소에서 직접 숙련된 정신과의사가 일할 때 얻어질 수 있다. 이러한 이유는 명백하다. 죄수와 의사간의 관계는 일반적인 의사 환자관계와 다르다. 그러한 사실은 사법기관의 도움으로 쉽게 확인할 수 있다. 수감자는 정신질환으로 고통 받을 때보다 더 쉽게 외부적 영향을 받는 상태에 있다. 사실 죄수들의 정신질환과 정신상태에 대해 연구된 최고의 업적은 교도소 의사였던 시퍼트에 의해 이루어진 것이었다.

퇴행적 감옥 정신병에 대한 문제는 일반적인 범죄학에서의 문제와 중요한 관계를 가지고 있다.

정신병의 발생을 가능하게 한 퇴행적 토대가 그러한 사람들의 범죄성의 원인이 된다는 학자들의 주장을 인정한다면, 즉 범죄와 정신병은 같은 나무의 가지들이라는 사실에 동의한다면 위와 같은 사실은 명백해진다. 이러한 정신병의 치료에 대한 어떤 논의도 반드시 상습범죄자의 치료와 관련된 문제에 대해 언급을 해야

한다.

우리가 감옥정신병을 유발하는 것이 감옥 환경이라는 사실을 인정한다면 첫 번째 치료적 조치는 질환을 확인하자마자 그 환경으로부터 죄수를 옮기는 것이다. 이러한 문제는 현재 여러 가지 방식으로 다루어지고 있다. 몇몇 교도소, 특히 유럽의 교도소는 그들의 시설 내에 이러한 죄수들을 다룰 정신과를 두고 있다. 다른 교도소는 정신병이 있는 범죄자들을 일반 정신병원의 범죄인 관리병동에 보낸다. 미국의 주에서는 이러한 범죄자들을 정신병 범죄자들을 위한 특별정신병원에 수용하는 제3의 방식이 유행하고 있다. 정신병 범죄자들을 치료하는데 있어서 명심해야 할 점은 첫째, 그들은 숙련된 정신과의사의 보호아래에 있어야 한다는 점이다. 둘째, 감옥에서 병원으로의 이송은 가능한 빨리, 관료주의적 절차로 지연됨이 없이 이루어져야만 한다는 점이다. 셋째, 이러한 환자들을 수용하는 병원은 현대적 병원시설을 완전히 갖춘 병원이어야 하고 동시에 탈출을 방지할 충분한 안전시설을 갖추어야한다는 점이다. 넷째, 범죄적 성향을 가진 정신병자들을 정신병원에 수용할 때 일반 정신병원 환자들의 이익과 그들의 친구와 친척들의 감정을 명심해야 한다는 점이다.

교도소와 연계된 부속 정신병원은 정신병 범죄자들을 돌보기 위한 어떤 시설보다도 이러한 요구들을 잘 충족시킨다. 모든 주 교도소와 연계된 50베드의 부속병원은 환자를 감옥에서 병원으로 또는 그 반대로 이송하는데 지연을 제거할 수 있을 것이다. 죄수가 정신질환의 증후를 보이고 의사가 이러한 초기 증후를 인식하자마자 또는 정신질환의 최소한의 의심이라도 있으면 즉시 환자를 정신과 시설로 이송시킬 수 있다. 거기서 그들은 최소한 6개월 동안 관찰을 받아야만 한다. 이것은 대부분의 경우 의사가 진행성 퇴행정신병을 다루고 있는지 아니면 일시적인 감옥 정신병을 다루고 있는지를 분간할 수 있게 하는데 충분한 시간일 것이다. 전자의 경우 환자가 조기치매임이 분명하다면 그가 범죄자가 되었다는 사실은 중요하지 않다. 치매 성향이 있는 사람들은 비록 그가 범죄자라 할지라도 특별히 고안된 병원에 수용할 만큼 위험하지 않다. 그리고 그가 범죄적인 정신병자가 아니고 정신질환의 결과로서 범죄적 성향을 보이는 것이 아니라면 실제로 특별한 행정적 문제를 일으키지 않는다. 그는 형기를 마칠 때까지 감옥 부속시설에 수용할 수 있고 근처의 정신병원에 이송될 수도 있으며 다른 정신질환자와 같이 치료받을 수 있다.

그렇지만 감옥과 연계된 부속 정신병원을 필요로 하는 것은 일시적인 감옥 정신병을 보이는 두 번째 그룹이다. 이들에게는 정상적인 것처럼 보이는 상황에서조차 감옥의 규율이 얼마나 치명적인지를 알 수 있다. 우리는 정신적 발작동안 감옥에서 그들을 돌본다는 것이 무엇을 의미하는 지 쉽게 예측할 수 있다. 이들 환자들을 가능한한 빨리 준비된 병원에 보내는 것이 감옥 당국과 환자 모두에게 가장 중요하다. 이것은 감옥과 병원이 같은 울타리 안에 있을 때 그리고 같은 관리 하에서 쉽게 이루어질 수 있다. 한편 이들을 가능한 빨리 적절한 보호아래 두는 것은 죄수들에 대한 의무이다. 이들을 일반 정신병원의 범죄병동에 보내는 것은 많은 반대가 있다. 무엇보다 그러한 병동이 현대적 장비를 잘 갖추고 있다고 하더라도 대부분은 적절한 치료를 제공해 줄 수 없다. 죄수들을 감옥에서 일반 정신병원의 죄수병동으로 옮기는 것이 이들에게 유익할 것이라는 생각은 퇴행된 상습 범죄자들에게는 적용되지 않는다. 공공의 안전을 고려한다면 이들은 정신병원에서 매우 제한된 권리만을 받을 수 있다. 현대적 병원은 위험한 범죄자들을 돌보기 위해 만들어진 것이 아니다. 많은 경우에 상습범죄자들은 그들의 위험성과 탈출하고자 하는 경향 때문에 안전하게 수용되어야만하고 감옥의 폐쇄적 환경 내에서 치료되는 것이 더 유익하다. 그곳에서는 넓은 범위의 실외운동이 허용된다. 감옥시설 내 위치한 부속병원은 환자들에게 폐쇄시설 내에서 자유를 제공해줄 수 있다. 이것은 일반 정신병원에서는 불가능한 일이다. 죄수들을 정신병원에 수용하는 데는 피할 수 없는 지연이 있다. 전에도 말한 것처럼 감옥을 떠날 때 정신질환으로부터 완전히 회복된 환자를 병원이 받는 것은 드문 일이 아니다. 또한 병원이 감옥으로부터 떨어져 있다면 정신병이 있는 죄수들을 감옥에서 정신병원으로 또는 그 반대로 이송하는 것과 관련된 비용과 위험도 항상 명심해야한다.

잘못된 이타주의적 관점에서 정신병이 있는 죄수들이 일반 정신병환자들과 같은 치료를 받아야 한다고 주장하는 경우가 있다. 이것은 범죄나 투옥과 관련이 없는 정신질환을 앓고 있는 죄수들에게나 해당된다. 이들은 특별한 치료를 필요로 하지 않는다. 이것은 우발적 범죄자들의 정신질환에도 적용될 수 있다. 그러나 퇴행적 감옥 정신병을 앓고 있는 죄수들은 아주 다르다. 여기서 우리는 치매 경향이 있는, 그들이 감옥에 있든지 병원에 있든지 차이를 못 느끼는 사람들을 다루고 있는 것은 아니다. 요약하면 우리는 여기서 치매나 기질성 질환자들을, 비록 이들이 동시에 죄수라 할지라도, 다루고 있지 않다. 퇴행적 정신병을 앓고 있는 상습범죄자들은 이들이 혼돈상태에 있지 않다면 항상 탈출의 기회를 노리고 있다. 이들의 망상 또는 환각이 심하다할지라도 이들은 자신들이 가장 원하는 것은 감옥으로부터 벗어나는 것이라는 사실을 잊지 않는다. 이들을 다루는 누구라도 이점에 대해 공감한다. 이들이 탈출을 하는데 있어서의 민첩함은 놀랍다. 더 심하게 타락한 사람들은 자유를 얻기 위하여 심한 공격도 서슴지 않는다. 이러한 점 때문에 일반 정신병환자들과는 다른 조치가 필요하다.

몇몇 주가 실행중인 정신병 범죄자들을 위한 특별한 병원은 이송의 위험과 치료의 지연이라는 문제를 마찬가지고 가지고 있다. 이외에도 이들 병원은 환자들이 회복가능한 정신병자인지 진행성 치매인지와 관계없이 모든 정신병 범죄자들의 분리를 요한다는 단점이 있다. 다시 말하면 정신질환 때문에 범죄를 저지른 사람, 일반 정신병원의 환자들과 같은 환자들, 범죄와 정신질환이 같은 뿌리에서 나온 그리고 이 경우 대다수는 일시적인 정신질환을 보이는, 각 환자들을 모두 보게 된다.

기질성 환자들을 평생 시설에 수용하라고 주장하는 것은 매우 비합리적이다. 정신병이 있는 범죄자들을 다루는 가장 합리적이고 과학적인 방법은 정신병원을 내과적 또는 외과적 병원만큼 쉽게 접근 가능하도록 하는 것이고 이것은 감옥과 연계된 부속 정신병원을 통해서 이루어질 수 있다. 이러한 계획에 반대하는 유일한 주장은 언젠가는 그 시설이 매우 위험하고 골치 아픈 사람들로만 구성될 것 이라는 것이다. 그러나 이러한 반대는 정신병 범죄자들을 위한 특별병원에도 마찬가지로 적용된다. 이러한 부류의 사람들을 감옥 울타리 내에 두는 것이 일반 정신병원에 두는 것보다 훨씬 안전하다.

마지막으로 교도소내 정신병원 시설은 범죄자들에 대한 과학적 연구의 적절한 구심점이 될 수 있고 범죄자들에 대해 수집된 많은 정보는 범죄의 문제를 합리적으로 해결하는 데 이용될 수 있다.

우리는 형을 살고 있는 사람들의 감옥 정신병의 치료에 대해서 논의하였지만 그들이 형을 마치고 난 후에는 어떻게 되었는가? 재범의 문제에 접근해보자.

사회가 재범의 문제를 다루는 데 실패한 것은 분명하다. 우리는 이것의 원인에 대해 깊게 조사할 필요는 없다. 사회는 상습범죄자들을 다루는 데 있어서 주로 처벌적 방법에 의존해 왔다. 특정한 범죄가 특정 법령에 따라서 처벌되는 한 그것은 정당한 것으로 여겨졌다. 범죄인의 성격요소는 완전히 무시되었다. 언젠가는 우리의 처벌적 방법이 상습범을 없애지 못 할 뿐 아니라 오히려 그것을 증가시킨다는 것을 깨닫게 될 것이다. 투옥의 횟수가 증가할수록 상습범죄자들은 더 심하게 타락한다는 것은 부정할 수 없는 사실이다. 자의적인 형기가 끝난 후 사회로 석방시키는 것은 사회를 좀 먹는 기생충을 놓아주는 것이다. 그렇지만 최근 범죄학에서 개별화의 경향이 나타나고 있다. 현대적 명제는 우리가 다루는 것은 범죄가 아니라 범죄자라는 것이다. 이러한 관점에서 우리는 이미 매우 흥미로운 사실을 발견했다. 상습 범죄자들의 인생사를 조사함으로써 그들이 아주 어릴 때부터 반사회적이고 비정상적인 특성을 보였다는 것을 발견했다. 성인이 되자마자 교도소에 수용되고 그들의 상습성은 그들을 보통 사람들과 구별시키는 몇몇 내적 이상에 기인한다.

이번 장에서 우리는 이러한 내적 이상이 특정 스트레스 상황에서 어떻게 정신질환을 일으키는지 보았다. 이러한 사람들에서 범죄와 정신병은 같은 나무의 가지들이라는 사실을 발견했다. 이것이 사실이라면 상습범죄자들은 감옥보다는 차라리 병원에 가는 게 어떨까라는 의문이 생긴다. 현시점에서 이러한 결론을 내리는 것은 아직 이르다. 그러나 언젠가 우리에게 "범죄적 성격"에 대하여 가장 값진 자료를 제공해 줄 수 있는 것은 정신과 의사라는 사실은 분명한 사실이다. 결국 건강이 질병에 대한 관계처럼 정상적인 사람에게 위와 같은 관계에 있는 비정상적인 사람이 상습범죄자라는 사실을 확실히 증명하는 것 그리고 범죄자의 정신병 문제뿐 아니라 상습성의 문제를 해결할 수 있는 것도 역시 정신과 의사이다.

참고문헌

1 WILMANNS: "Ueber Gefangnispsychosen." Halle a. S., 1908.

2 BONHOEFFER: "Klinische Beitrage zur Lehre von den Degenerationspsychosen." Halle a. S., 1907.

3 BIRNBAUM: "Zur Frage der psychogenen Krankheitsformen." Zeitschr f. d. ges. Neurolog. u. Psych. 1910.

4 SIEFERT: "Ueber die Geistesstorungen der Strafhaft." Halle a. S., 1907.

5 STRANSKY: "Ueber die Dementia Praecox, Streifzuge durch Klinik und Psychopathologie." Wiesbaden, 1909.

3장

소송 편집증의 법의학적 측면

모두슬레이(Maudsley)는 오래 전에 다음과 같이 말했다. "모든 사람들을 분명하고 신속히 정할 수 있는 기준선에 따라 한 쪽에 있는 사람은 정상이고 다른 쪽에 있는 사람은 비정상이라고 판단할 수 있다면 세상의 문제를 쉽게 해결하며 매우 편리할 것이다. 그러나 조금만 생각해도 그러한 구분을 하려는 시도가 얼마나 헛된 것인가를 알 수 있을 것이다. 자연은 비약이 없고 한쪽 끝에서부터 반대쪽으로 서서히 진행되어 누구도 전환점을 정할 수 없다는 것은 평범한 진리이다. 이것이 정상과 비정상의 구분만큼 잘 적용되는 곳이 없다. 따라서 특정 사례를 다루는 데 있어서 의문, 논쟁 그리고 곤란함이 발생하는 것은 피할 수 없다."

의학적 전문가 증언이 받는 비판 중 상당부분은 이러한 진실을 평가하는 법률 전문가 측의 잘못에 기인한다. 법적 사고에서는 정신적 건강과 정신질환사이의 전환점은 인위적으로 구분되어 있다. 정신과 의사에게서는 법적 증명의 문제는 일차적 관심이 아니다. 법은 그러한 전환에 필요한 조건을 알지 못한다. 법은 끝없는 경계에 관심이 있다. 법적으로 정신이상은 특정한 서면에 내용을 적어 사인을 하고 특정 절차에 따라 제출함으로써 확정되는 것이다. 반면에 의사들은 환자와의 특정한 관계와 교육의 결과 이러한 법적절차를 필요악으로 보고 단지 사회가 질환이 있는 사람들의 수를 정하기 위한 편의적인 방법으로 여긴다. 더욱이 법률가들은 정신이상의 진단과 법적 근거를 구성하는 행동의 장애를 보이지 않고도 정신적으로 심하게 고통 받을 수 있고 신속한 병원치료가 필요할 수 있다는 사실을 이해하지 못한다. 그들은 또한 법정에 출석해서 평범한 배심원 앞에 섰을 때 정상적인 것처럼 보이지만 심하게 부조화된 사람이 있다는 가능성을 인식하지 못하는 것처럼 보인다. 정신과에서는 많은 점에서 정상인과 유사한 병적성격으로서 편집증이라고 알려진 정신질환을 인정하고 있다.

편집증 환자들은 아주 복잡하고 잘 구성된 망상체계를 가질 수 있지만 그들은 여전히 우리들과 유사하고 지적으로 보통사람들과 거의 같을 뿐 아니라 자주 우월하다는 인상을 준다. 그렇지만 인생의 어느 시점에서 잘 갖춰진 것 같은 이러한 부류의 사람들은 인생의 정점에서 폭발하고 그 나머지 인생은 환상을 추구하는데 소비한다. 편집증 환자는 처음에는 모호하고 불명확한 생각에서 시작하지만 단계적으로 사고를 조직화하는데 성공하고 결국에는 행동의 가장 중요한 사고를 형성하여 확고히 유지한다.

클래펠린(Kraepelin)은 이러한 상태를 본질적으로 서서히 체계화되는 피해망상과 과대망상을 형성하는 것을 특징으로 하는 정신질환으로 정의하였다. 그것은 만성적이고 잘 낫지 않으며 지적 영역에서 어떠한 퇴화를 유발하지는 않는다. 이러한 질환에서 나타나는 소송은 지속적이고 타협이 없는 특징을 갖는다. 이것이 편집증 환자가 법의학적으로 관심을 받게 되는 이유이다. 법은 이러한 사람들이 일을 하는 도구이고 법원은 그들의 싸움터이다. 아주 사소한 자극도 엄청난 소송을 시작하기에 충분하고 끝없는 소송이 이어지는 불행에 빠져든다. 일반적으로 질환은 몇몇 불리한 결정이나 환자가 부당하다고 생각하는 권위자의 명령과 관련하여 시작된다. 질환의 진행에 관한 한 환자가 실제 부당함을 당하였는지 여부는 중요하지 않다. 소송 편집증 환자는 법을 다른 사람이 보는 것처럼 볼 수 없다. 이러한 점에서 그들은 법의 개념이 자신들에게는 허용을 의미하고 다른 사람에게는 금지를 의미하는 것으로 생각하는 미개한 사람들과 크게 다르지 않다. 분명히 지나친 소송을 하는 경향은 가끔씩 정상적인 것으로 보이는 사람들에게서도 나타날 수 있다. 그렇지만 그러한 추구는 그들이 실제 사건의 망상적 해석에 의하거나 실제 망상 그리고 이성에 의해 수정될 수 없는 것에 기인하는 경우 병적인 것이 된다.

탄지(Tanzi)에 따르면, 소송 편집증 환자의 망상체계 기저에 있는 주제는 탐욕이고 전체로써 선입견의 영구적 승리로 간주될 수 있는 것이다. "편집증적 선입견은 서서히 모든 반대 증거들을 극복하고 현실, 대중의 의견 및 상식에도 불구하고 그것은 주지적 성격의 폭군이 되는 잘못된 체계내로 조직화된다. 그리고 점차 정상의 경계 밖으로 그것을 몰아낸다." 소송당사자는 항상 억울함으로 정신이 없고 그 밖의 모든 것에 흥미를 잃고 자신의 권리를 위해 싸움을 시작한다. 그는 결코 멈추지 않고 판사와 법원관리의 골칫거리가 된다. 당연히 그는 주장이 부당하거나 법원이 그의 문제에 대한 구제책을 찾을 수 없기 때문에 모든 도움으로부터 거절을 받는다. 그는 현실적인 고통의 해결을 거부하고 사건을 한 법원에서 다른 법원으로 옮겨가다가 결국에는 비참한 결말을 맺는 충족 불가능한 욕망을 가지게 된다. 법은 그에게 불충분한 것으로 보이고 법의 근본원리조차 도움이 되지 않는다. 그는 모든 정의의 수단을 다 사용한 후에는 자신의 최종적인 결정을 고수할 수 없다. 정의를 이루고자하는 시도로 그는 행정장관, 입법자 그리고 유명한 여러 다른 사람들에게 글을 보낸다. 이것은 자신과 망상의 대상 모두에게 지속적인 고통의 시간이 수년간 계속된 후의 일이다. 그러한 시간은 그의 상대방, 무능한 변호사, 부패한 판사 그리고 무심하고 비겁한 친척들에 대하여 싸울 수 있게 단련시키는 기간이었고 그러한 절차의 주재자는 협박이나 또 다른 공격에 놓이게 되고 그것은 그를 민사법정에서 형사법정으로 옮기게 하며 정신병원이 피난처가 되지 못한다면 그는 피고인이 된다.

이것은 여기에 과거력이 기록된 환자에게 일어난 사실이다. 이러한 편집증 환자가 있을 법 함에도 불구하고 이성적이고 논리적인 대화는 그러한 자를 현 상황에 대해 아주 잘 알고 있는 것처럼 보이게 하고 법서로부터 무한히 인용하는 놀라운 그의 능력과 기억은 듣는 사람을 놀라게 한다. 환각이 없는 것이 원칙이다. 기억과 새로운 지식을 얻는 능력은 보존되어 있으며 그의 망상과 관련이 없는 일상생활의 문제에 대한 판단과 추론은 정상이다. 요약하면, 그는 평범한 배심원에게 정신질환의 존재를 확신시키데 자주 이용되는 실체적인 증상과 증후는 보이지 않는다. 사건의 실제가 드러나게 되는 것은 불행히도 우리가 전문증거라고 자주 배제하는 편집증 환자의 전체 인생사를 고려할 때이다. 그리고 나서 우리는 논리와 추론 또는 관찰의 결과가 아닌 감정과 특정한 전제가 진실이라는 단순한 느낌에 의해 형성되는 편집증 환자의 판단에서 망상이 관련되는 부분이 어디인지를 본다. 법원의 모든 불리한 결정에 대해 그에게서 권리를 박탈하려는 깊은 음모를 보게 된다. 그의 변호사는 무능력하고 박해자와 공모하고 있다고 생각한다. 판사는 부패했거나 법을 모르고 입법자는 자신의 어려움을 돌봐줄 법을 만들지 못한 점에서 의무위반이라고 생각한다. 그는 끊임없이 그가 "사물의 원칙"이라고 부르는 것을 되풀이하며 서서히 관련된 현실적 문제에 대한 모든 관심을 잃어간다.

실제 편집증 환자가 자신의 고충에 대해 부여하는 관심의 양, 법률에서 발견되는 모든 문제점을 찾는 열정 그리고 그것을 그의 망상체계의 미로 속에 끼워 넣는 정교함을 관찰할 때 편집증 환자가 그의 고충을 해결하는 것은 소망의 가장 작은 부분이라는 생각을 들게 한다. 우리는 그의 인생에 생명을 불어넣고 모든 관심을 집중했던 고충의 원인을 제거해버린다면 그의 불행한 인생에 커다란 공백이 생길 것이라는 것을 쉽게 생각할 수 있다. 그래서 자주 하나의 고충이 해결될 때 또 다른 문제가 나타나고 무대의 중심에 서게 된다. 이러한 사람들이 정의로운 권위에 그들이 겪는 박해의 진정성 또는 원인에 대해 확신을 주기 위해 사용하는 수단은 정말 그 솜씨가 보는 이에게 놀라움을 준다. 그들은 비쇼프(Bischoff)가 강조한 사실의 왜곡과 기만에 의해 문제가 발생했을 때 기억의 후향적 작화에 의해 상당정도로 지지를 받는다.

비쇼프는 어머니가 남긴 아주 적은 유산에 대해 자신의 아버지와 소송을 하며 아버지를 살인범으로 고소한 편집증 여성에 대한 이야기를 했다. 그녀는 할아버지가 아버지를 동족살인범이라고 부르는 것을 들은 적이 있었다는 것을 근거로 하였다.

그들 망상의 대상이 되는 자들의 성격과 평판이 소송 편집증 환자의 가혹한 공격목표가 되고 이것은 자주 사태를 위기로 몰아가 명예훼손에 대한 형사소송의 피고가 되게 한다. 그리고 진정한 의미에서 편집증환자로 인정되고 정신병원에 보내진다. 그렇지만 위와 같이 피해자라도 주장하는 사람이 가해자로 서게 되는 일련의 소송에서 마지막 단계가 실현되기 전에 이들 망상의 대상이 되는 자들은 왜곡된 환상 이외에 아무 근거 없이 민사소송의 피고가 됨으로서 말할 수 없는 고통과 재정적 손실을 입는 일이 자주 있다.

우리는 편집증적인 사람들의 추구와 활동에서 작용하는 탐욕의 부분을 기꺼이 발견할 수 있지만 그러기 위해서는 그들과 밀접한 접촉을 요구하고 그들이 자주 보이는 악의의 정도를 완전히 평가하기 위해서는 당사자들 사이에서 독립적으로 바라보는 사람의 능력이 특히 중요하다. 실제로 그 밖의 어떤 것보다 소송편집증 환자에 대한 연구는 광기에는 얼마나 많은 방법이 있을 수 있는가를 보여준다. 형사소송의 피고로 서는 확인된 정신병자들이 보통 편집증 환자들이 사용하는 증상과 재간의 1/10이라도 사용한다면 그들은 유죄판결을 받기에 충분할 정도로 그들의 질환이 꾀병이라는 느낌을 줄 것이다.

이번 장의 주된 목표는 두 가지 흥미로운 사례를 통하여 위와 같은 정신질환의 법의학적 중요성을 설명하는 것이다. 그렇지만 여기에서 편집증의 문제에 대한 학문적 논의에 들어가려는 의도는 없다. 편집증이라는 용어는 히포크라테스 이전 시대에도 있었고 세대를 통하면서 그러한 개념이 겪게 된 변화를 가리키는 어떤 시도도 우리가 생각하는 것보다 더 많은 여지를 남긴다. 그래서 우리는 단지 편집증의 역사를 되돌아보면서 이러한 사람들에 대한 관점과 생각이 질환 그 자체보다는 그들의 성격에 대한 연구에 집중되었다는 것을 언급한다. 몇몇 연구자들은 폐렴이나 장티푸스가 질환이라는 관점에서 편집증은 질환이 아니라고 주장하기도 한다. 그들은 편집증적 특성은 기이한 성격의 표현이고 무능한 게으름뱅이가 발전한 것이라고 주장한다. 샌더(Sander)는 이러한 점을 인정하고 정상적인 사람에게서 정상적인 마음이 생기는 것과 같이 비정상적인 상태는 그러한 사람에게서 발생한다고 말했다.

여기서 소개하는 사례는 우리가 주립정신병원에서 수년간 관찰해오고 있는 것으로 병원 책임자인 윌리엄(William)박사의 허락 하에 소개하는 것이다.

사례 1

입원 시 64세 된 백인 남자로 1907년 7월 9일 주립정신병원에 입원하였다. 강제입원은 1906년 5월 콜롬비아 지역 대법원의 위증에 대한 유죄판결의 직접적 결과였다. 공판을 받는 동안 환자는 정신이상으로 인정되었고 병원에 보내졌다. 증거는 메릴랜드 항소법원의 보고서로부터 얻어졌다. 그 보고서는 1874년까지 거슬러 올라가는 것으로 환자의 법적 거래의 상당 부분은 상급법원에 보고되지 않았음에도 그의 법적 활동은 불완전하다는 것이었다.

환자가 받은 1,296개의 하급법원 판결과 12만7천8백36달러에 달하는 액수와 2천3백48달러의 비용은 제처 놓더라도 법원은 다음과 같이 언급했다.

> "전체 거래의 부당함은 한눈에 드러나서 증거로써 충분하다. 하급법원이 사안에 대해 증인에 대한 소환 없이도 위와 같은 결론 내린 것을 부당하다고 할 수 없다."

1877년 환자가 A. E. 회사에 대해 619개의 판결을 받고 5만불 받은 것에 대해 1906년 위증재판이 있었다. 환자가 받은 판결들은 상급법원에 의하여 기각되었다. 우리는 이 환자가 1874년까지 상급법원에서 1,900개의 다른 판결에 대해 판단 받았다는 것을 알았다. 그 이상으로 그의 왜곡된 상상에 기초한 얼마나 많은 판결이 있었는지 알 수 없다. 확인 가능한 범위 내에서 정신병의 문제는 어쨌든 위증재판이 열리기 전까지는 결코 제기된 적이 없다. 정신병의 문제가 제기된 것은 수년 동안 원고로써 활동한자가 마침내 형사적 범죄를 저질렀다고 재판에 회부되었을 때이다.

오랫동안 그를 잘 알고 있는 메릴랜드의 유명한 판사는 그에 대해 다음과 같이 말했다.

"그는 일반적으로 골칫거리이며 위협이 된다. 그는 돈을 얻는데 미쳐있다. 수년 동안 몽고메리 당국, 시민 그리고 A. E. 회사에 대해 사이비 판결을 만들어 왔다. 한번은 그가 상상적인 잘못을 이유로 회사를 상대로 백만 달러의 소송을 하여 판결을 받았으나 그것들은 모두 거짓이라는 이유로 결국 파기되었다. 또한 사기적 방법을 통해 주 당국자들을 상대로 그들이 알지도 못하게 한 채 소송을 통해 천오백달러 받는 판결을 받았으나 몰수되었다. 그리고 나서 그는 버지니아 남서쪽에 있는 디킨슨이라는 도시로 가서 도시 당국과 시민을 상대로 위증과 위조를 통해 4-5백만 달러를 받는 판결을 얻었다. 그러한 판결들은 결국 파기되었다. 그의 형은 1907년 죽었다. 나는 그의 형 유언집행인의 보증인 가운데 한 명이었다. 작년에 유언집행인과 보증인에 대하여 지역 순회법원 명의의 만 7천 달러의 지급을 명하는 판결서가 제시되었다. 그 판결서는 완전히 위조된 것이었다. 법원의 날인도 위조된 것이었다. 나는 지역판사에게 편지를 썼고 그는 신속히 답장을 보내 그러한 소송이 접수된 적도 없고 그러한 판결은 있을 수 없다고 답하였다. 우리는 그 판결을 폐지하는 데 성공하였다. 그가 활보하고 다니는 한 누구도 안전하다고 할 수 없다. 우리는 그로부터 보호를 받기 위해 상당한 비용을 지불하고 고통을 받았다. 누구도 그를 정신이상으로 생각하지 않았다. 그러나 그는 매우 위험한 사람이다."

1907년 7월 9일 주립정신병원에 입원시 그는 나이에 비해 잘 관리된 상태였고 자유롭게 대화를 할 뿐만 아니라 그에게 한 말을 쉽게 이해했으며 생각을 정리하는데 어려움을 보이지 않았다. 그는 느리고 신중하며 다소 신비스러운 태도에 낮은 목소리로 말을 하였다. 그가 말한 그의 가족력은 특별하지 않았다. 자신은 어린 시절 일상적 질환을 앓았으나 만성 소화불량이외에 심각한 질병을 앓은 적은 없었다고 했다. 그는 직업이 의사라고 했다. 1862년 위생병으로 육군에 징집되었고 6개월 뒤 전역되었다. 그는 1865년 메릴랜드 대학 의학과를 졸업했다고 주장했다. 그리고 1881년까지 워싱턴에서 개업했다고 했다. 그리고 오하이오로 이사했는데 왜냐하면 육군 복무기간동안 만든 많은 적들의 박해를 더 이상 견딜 수가 없었기 때문이라고 했다. 오하이오에서 그는 특허 받은 약의 제조에 종사했고 나중에 5만불을 받고 사업을 넘겼다고 주장했다.

환자의 일상행동에 대한 몇몇 생각은 상당 기간 동안 함께 살았던 그의 아내로부터 영향 받은 것일 수 있다.

그는 꼭대기 층 방을 차지한 것으로 보였고 누구도 방에 들어오는 것을 허락하지 않았다. 누구라도 방문을 두드리면 매우 조심스럽게 문을 살짝 열고 문틈으로 대화를 했다. 그는 은둔자 생활을 했고 방에서 직접 요리를 해 먹었다. 병원으로 옮겨진 후 방에는 신문이 천장까지 쌓여있었고 신문의 많은 기사에는 밑줄이 그어져있었으며 문, 창문, 벽에 수많은 신문지 조각이 붙어 있었다. 모든 것에 먼지와 오물이 덮여 있었다. 방 전체에 요리기구가 널려있었다. 보조인은 그가 이곳에 머무는 동안 항상 의심하고 커튼을 치고 무슨 일이라도 일어날까봐 두려워하는 것처럼 보였다고 하였다.

입원 후 시행한 검사상 잘 체계화되고 광범위한 망상체계를 가지고 있었다. 그의 이야기에 따르면 그것은 분명히 시민전쟁 기간에 기원을 둔 것이었다. 그가 공모한 첩자의 집행을 받는 것을 두려워하는 것처럼 보였다. 이후로 친척과 친구들이 그를 박해하고 있다고 말하였다. 1889년 그는 월 25달러의 연금을 받았다. 그러나 자신이 간호사가 아닌 의사였기 때문에 그 액수는 정당한 액수가 아니며 적어도 월 100달러는 받아야 한다고 생각했다. 그는 원래 이 문제를 해결하기위해 워싱턴에 왔으나 적들 때문에 실패했다고 말하였다. 그는 A. E. 회사에 의해 최악의 박해를 입었다고 믿고 있었다. 왜냐하면 이 회사에 대해 5만불의 손해배상 판결을 받았기 때문이었다. 이 회사에 제기한 소송에서 위와 같은 판결을 받은 것은 자신이 이미 지급한 요금에 대해 40센트의 배달료를 받으려 했기 때문이라고 했다. 이러한 손해배상 소송에서 R가문의 한 구성원인 회사의 대리인은 그에 대하여 염탐을 하고 박해를 하였다고 주장했다. 그는 마침내 R가문의 구성원에게 소송을 제기해서 9천달러의 손해배상을 받았다고 했다. 그에게 어떻게 해서 이들 손해배상액수를 산출하였는지를 물었을 때 천 가지 가능한 이유를 들어 왜 그 액수가 주어져야 하는지를 설명했다. 그는 끝내 위증죄로 기소되어 유죄판결을 받았다. 그리고 선고를 기다리는 동안 배심원에 의해 정신에 이상이 있는 것으로 확인되어 주립정신병원에 보내졌다.

그는 R가문의 구성원이 배후에 있다고 믿고 있었다. 왜냐하면 그들은 그가 약 2만 불에 달하는 판결을 받게 되는 것을 두려워하고 있기 때문이라고 했다.

주립정신병원에 입원해 있는 동안 그는 항상 의심했고 은둔해 있으며 자신의 방안에만 머물러 있었다. 자신의 망상체계에 고집스럽게 집착했고 모든 소송에서 자신이 정당하다고 확신하고 있었다. 그럼에도 불구하고 그는 매우 명료했고 대화에 조리가 있었으며 기억력도 잘 보존되어 현재의 사건을 이해하는 데는 어려움이 없었다. 면담동안에 심하게 의심하는 태도와 조심스러움 이외에는 비정상이라는 인상을 주지 않았다.

그는 1908년 10월에 콜롬비아 주 대법원에 의해 가석방되어 오하이오에 있는 형의 보호를 받게 되었다. 가석방에 대한 환자의 설명이 흥미롭다. 그는 주 변호사로부터 오하이오에 가서 태프트 대통령에게 투표를 한다면 가석방될 수 있을 것이라는 이야기를 들었다고 했다. 가석방 기간에 워싱턴에 신속히 돌아가 이전 활동을 재개할 수 있다고 생각하고 변호사에게 그렇게 할 수 있다고 말했다고 했다. 가석방 되자마자 그가 한 첫 번째 일은 의회에 완전히 망상적 생각에 기초한 다음과 같은 두 가지 청구서를 제출한 것이었다.

> "H. R. 청구서, 1910년 1월 11일. 자신의 군사기록을 수정하는 법안. 위생병이 아니라 퇴임한 부 외과의사, 1863년 4월 12일 미 육군부 외과의사. OOO"

두 번째 청구서는 다음과 같다.

> "자신의 구제를 위한 법안, 1863년 정부를 위해 봉사하는 기간 동안 사업과 재산의 손실액 4만5천6백달러, 첩자를 체포하도록 함으로써 게티스버그 작전에서 미·육군의 무기가 실린 2천 개 이상의 마차들이 손실 입는 것을 막은 공로에 대한 보상안"

환자는 곧 체포되어 다시 주립정신병원으로 돌아와 현재 그곳에 있다.

환자 자신이 제공한 사건에 대한 이야기는 너무 길어서 여기에다 실을 수는 없었고 위의 내용은 축약한 내용이다. 환자는 다음과 같이 말하였다.

> "나는 1906년 4월 2일 위증죄로 대배심에 의해 기소되었다. 대배심은 기소할만한 증거가 없어 공판을 연기하려고 했다. 그러나 A.E회사를 기쁘게 하기 위해 그들은 다시 공

판을 하기로 했다. 그 배심원 중 몇 사람이 나중에 나에게 한 말에 따르면 대배심은 그 회사를 기쁘게 하기위해 나의 기소를 허가했다. 나는 여러 명의 탐정으로부터 그들이 A.E 회사에 의해 나를 감시하도록 고용되었다는 말을 들었다고 했다." 그는 이야기를 계속 했다. "나는 1905년 2월 13일 밤, 감옥 문이 갑자기 열릴 때까지 감옥에 있었다. 그리고 집에 가라는 말을 들었다. 그것은 성경에 나오는 바울과 실라가 감옥에 있다가 하느님에 의해 감옥 문이 열리고 사슬이 풀려 석방되는 것과 동일하다. 같은 일이 나에게 일어났다고 믿는다. 나는 하느님에 의해 석방되었다."

그는 더 나아가 다음과 같이 말하였다. "미국에는 만 칠천 개 이상의 신문이 있다. 그들 중 만 개에서 내가 위증죄를 범하였다고 기사를 실었다. 나는 중상모략에 대해 그들을 고소할 것이다. 정의로운 사건이나 소송을 제기하게 된 고충에 대해서는 기사를 찾아 볼 수 없다."

여기서 이러한 질환의 과대망상 상태에 대해서 주의를 환기해 보아야 한다. 그에 대한 기사는 일반적인 비방이 아니다. 그것은 만 개의 신문에 기사화된 것이다. 그의 석방은 결코 일상적으로 일어나는 일이 아니다. 그것은 바울이 감옥에서 나오는 성경 속 일화와 유사하다. 나중에는 나이를 먹어감에 따라 그의 지력이 점점 약해지면서 과대사고는 좀 더 직접적이고 유치한 방식으로 표현됐다. 그는 의사에게 법에 대해 살아있는 어떤 권위자보다 더 잘 안다고 말하였다. 판사들도 그와는 비교할 수 없고 누구도 흉내 낼 수 없이 사건에 대해 논평을 할 수 있다고 하였다. 또한 그는 가장 위대한 의사이고 이것은 법원에 갔을 때 입증할 것이라고 하였다. 글을 쓸 때 그는 노화에 의한 퇴행의 증거를 보이기 시작했고 더 이상 수년 전과 같이 법을 예리하게 조작하지 못한다. 그는 현재 더 직접적이고 극도로 유치한 방법으로 자신의 목적을 얻고자 노력한다. 예를 들면 그의 의사가 약 1년 전 병원을 떠나자 곧 의사가 작성한 것인 양 진술서를 만들었다. 진술서는 그가 정신적으로 건강하고 의사에 의한 철저한 검사 후에 그러한 결론에 다다랐다는 등의 내용이다. 의사가 병원에 돌아오자 의사는 그에게 질문을 하였다. 그는 아무렇지 않게 이것은 진짜이고 질문을 하는 사람이 자신에게 준 것이라고 주장했다. 이 유명한 소송광은 그가 원하는 대로 모든 일이 되어가는 단계에 다다랐다. 이 무책임한자가 비양심적인 변호사들에 의해 병원에서 평화롭게 그의 인생을 마감할 수 있을 지는 시간만이 말해 줄 수 있다. 그의 정신이상 문제는 항소법원으로 이송되었다.

사례 2

Y.는 콜롬비아 지역법원에서 명예훼손으로 유죄판결을 받고 형을 기다리는 동안 배심원에 의하여 정신이상이 선고되어 1911년 6월 22일 주립정신병원에 입원되었다. 입원시 56세였고 직업은

변호사였으며 오하이오의 유명한 가문 출신으로 최고의 교육을 받았다. 아버지와 누나로부터 얻은 정보에 의하면 누나 한명과 조카가 정신이상이라고 하며 환자는 1889년 이후 직계가족들로부터 정신이상으로 간주되고 있다고 했다. 왜냐하면 해군 소위로 있다가 불복종을 이유로 전역된 1889년 이후 행동에 문제가 있었기 때문이라고 했다. 전역되자마자 환자는 즉시 법 공부를 시작했고 해양 사건을 전공하기 시작하여 해군에 대한 선원들의 불만을 독점적으로 취급하였다고 한다. 그는 상당한 시간을 이러한 사건 해결을 위해 소비하였고 해양 관련 글을 기고하며 수년 간 정기적인 기고자로 활동하였다. 글에서 그는 정부의 정책이 불법적이고 불규칙하다는 것을 계속하여 되풀이 하였다. 집에서는 항상 특이한 행동을 하였고 누구하고도 충분한 대화를 하지 않았고 비합리적이었으며 비난과 불평을 하였다. 그는 항상 자신의 뜻대로 일 하기를 원하였다. 몇 년 전 아내와 아이를 데리고 누나와 함께 살게 되었다. 그는 세 가족을 위한 숙식에 한 푼도 쓰지 않음에도 불구하고 음식에 대해 불평을 하고 아주 사소한 불편함에도 불만을 표현 하였다. 가족 누구에게도 말하지 않고 자주 도시를 떠났다가 갑자기 다시 나타났다. 그는 항상 방안에만 있다가 식사 때만 나왔다. 한번은 누나 집에서 아이와 함께 있는 아내에게 편지를 써서 누나가 아이를 독살할지 모르니 잘 주시해야만 한다고 당부하였다. 1910년 무렵 그는 고향에 돌아와 가정법원 판사와 면담을 하고 친척들이 근처에 살고 있음에도 불구하고 누구도 만나지 않은 채 도시를 떠났다. 그 당시 판사는 환자의 아버지에게 환자가 정신적으로 균형을 상실했다고 생각한다고 말하였다. 환자의 친척들은 늘 환자를 까다롭고 악의적이며 이기적인 사람이라고 생각하였다. 그 후 부모 집을 방문하였을 때 그는 집에서 매우 이상하게 행동을 하였고 물건을 어지럽히며 계속해서 글을 쓰기에 바빴다. 이때 그는 누구에게도 말하지 않고 갑자기 집을 떠났다. 몇 년 전 방문차 집에 와 있는 동안 환자는 아버지가 사무를 처리할 능력이 없다고 선언하고 아버지의 정신이상을 이유로 법원에 대리인의 선임을 구하는 소송을 제기하였다. 물론 소송에서 환자는 패소하였다.

환자는 1878년에 아나폴리스를 졸업 후 1883년 사이에 해군사관생도로서 유럽과 남아메리카를 여행하였다고 말하였다. 1883년에 신시내티 로스쿨에 들어가 1년간 공부를 하였다. 이후 육군 법무감으로 해안 임무를 맡으며 잠깐 동안 복무했다고 말하였다. 그리고 다시 해군에 가서 소위 계급으로 1887년 마침내 해군에서 사직하였다(앞서 말한 것처럼 환자는 불복종과 불경을 이유로 해군으로부터 전역 당하였다.). 그 후로 그는 신시내티에서 변호사 개업을 하여 1904년 6월 1일 연봉 천달러를 받고 내무부에 발령을 받을 때까지 그 곳에서 변호사로 일하였다. 내무부에서 위와 같은 월급을 받고 1908년까지 서기관으로 일을 하다 사직하였다. 그는 변호사로서 경제적으로 어느 정도 성공했고 많은 글을 썼다고 말하였다. 특히 항소법원에서 해군법원의 판결을 파기시킨 사건을 자랑하였다. 그 판결은 유래가 없었던 유일한 판결이었고 그러한 이유로 그는 아주 자랑스럽게 생각한다고 말하였다. 환자 자신의 이야기에 따르면 늘 온화한 편이고 1902년 11월 결혼 전까지 누구와도 싸워본 적이 없었다고 했다. 이러한 그의 말은 지난 20년 동안 모든 종류의 가상적 불만으로 사람들에게 소송을 제기하는 통제 불가능한 욕망을 보였었고 그것 때문에 심각한 갈등이 있었다는 친척들의 증언에 의해 반박되었다. 그는 어려움에 대한 모든 불만을 아내에게 돌리는 경향이 있었다. 그는 아내를 정신이상을 가진 부당한 할아버지와 악한 어머니의 후손이라며 상당한 악의를 가진 사람으로 묘사하였다. 아내가 조화롭지 못하고 첫 아이의 사망에 책임이 있는 등 여러 비행을 저질렀다고 생각하였다. 그렇지만 둘째 아이가 태어난 1906년 4월까지는 전반적으로 잘 유지되었다. 아내의 분만을 맡았던 지역 내 유명한 의사가 그 당시 공개법정에서 환자의 행동을 관찰한 바에 의하면 환자가 정신이상이라고 생각된다는 증언을 하였다. 환자는 이러한 증언으로 인해 환자와 아내 사이에 많은 불화가 유발되었다고 말하였다. 환자는 의사와의 불화에 대해서는 자세한 이야기를 하지 않았으나 그 세부내용은 상당히 밝혀졌다. 환자는 의사에 대한 비용을 지불하지 않았고 의사는 환자에게 비용을 구하는 소송을 제기하였다. 공판에서 환자는 비용을 지불하지 않은 두 가지 이유를 제시했다. 첫 번째, 의사는 환자의 집에 오기 위해서는 철길을 건너야하는 지역에 살고 있고 그러한 이유로 응급상황에서 철길에 막힐 가능성이 있기 때문에 첫 번째로 사건을 담당할 권리가 없다. 따라서 그는 돈을 받을 자격이 없다는 것이다. 두 번째는 그가 턱수염을 길렀기 때문에 그렇지 않은 사람보다 집에 왔을 더 많은 세균을 옮긴다는 이유였다. 따라서 그는 비용을 몰수당해야만 한다고 했다. 1907년 아내는 환자의 잔인함과 무관심을 이유로 이혼을 하고 아이의 양육권을 가지게 되었다. 이것은 환자로 하여금 새로운 일련의 소송을 하게 만들었다. 그의 첫 번째 보복 조치는 아이를 유괴하는 것이었다. 이것은 환자의 체포와 기소를 초래했다. 그가 아이를 데리고 간 이유라고 제시한 것은 아내가 버려진 오래된 지하실에 살아서 아이에게 좋지 않은 곳이라는 것이었다. 다시 자유를 찾자마자 그는 대배심이 기소한 이유에 대해 조사하기 시작했다. 그리고 곧 콜롬비아 지방검사들이 대배심에게 자신의 사건을 악의적으로 잘못 보고함으로써 거대한 음모를 범하였다는 것을 발견했다고 말하였다. 그는 이들로 인해 아내에게 아이의 양육권을 준 오하이오 판결이 이 지역에서도 유효하다고 믿도록 만들었지만 콜롬비아 지역 법에 의하면 특별히 외부지역 판결이 지역 내에서는 인정되지 않게 되어 있다고 말하였다. 나아가 아내의 변호사가 알면서도 악의적으로 이 사기의 당사자가 되었다고 주장하며 즉시 변호사를 지역변호사 위원회에 고발하였다. 이러한 일로 인해 환자는 명예훼손으로 형사법원에 기소되어 유죄판결을 받았다. 환자는 법원이 기소를 받아들여 유죄판결을 한 것은 놀라운 것이라고 했다. 형을 기다리는 동안 그는 배심원에 의해 정신이상이 인정되어 정신병원에 보내졌다. 이러한 강제입원은 지역검사와 몇몇 판사의 깊은 음모의 결과라고 믿고 있었다. 이들은 그가 상원청문회에서 이들의 사기적 행동에 대해 폭로하는 것을 두려워한다고 생각했다. 환자는 판사가 내내 그에 대해 편견을 가지고 있다고 생각하였으며 병원에 온 후 제안한 수많은 법안 중에 편향된 판사에게 재판을 받는 자신과 같이 불행한 사람들을 위해 콜롬비아 지역법원을 폐지하자는 법안은 흥미롭다. 그에 대한 음모가 오하이오 법원이 아내에게 아이의 양육권을 준 1906년부터 시작되었다고 확신하고 있다.

지금까지의 과거력을 추적하면 위 환자의 정신상태에 대한 의견을 내는 것은 큰 어려움이 없다. 그러나 우리는 그가 병원에 머무는 동안 망상체계내로 흥미로운 국가적 또는 지역적 중요사건을 엮어 넣는 지속적 경향, 자신의 사건과 행정부 변화사이의 분명한 관계를 주장하는 것, 전 정부에서 유임된 많은 중요 관리들은 자신에게 감사해야한다고 확신하는 점 등을 볼 때 우리는 환자가 보이는 정신질환이 과대상태에 있음을 알 수 있게 된다. 물론 제한된 공간 내에서 환자의 활동 전체를 표현하는 것은 불가능하다. 단지 지난 몇 달 동안 매우 교묘하게 그의 사건을 상당히 많은 상, 하원의원과 중요한 관리들에게 알리도록 하는 데 성공했다는 것은 언급할 수 있다. 앞서 말한 것처럼 그가 제안한 법안 가운데 하나는 콜롬비아 지역 법원을 폐지하는 것이다. 물론 그가 말한 것처럼 정의를 실현할 수 없는 법원은 폐지되어야만 한다.

그가 정신병원에 입원할 당시 그 절차를 반기면서 마침내 완전히 정상이라는 것을 확인하고 그러한 취지의 보고서를 작성하여 그의 정당함을 입증할 훌륭한 의사의 보호아래에 있을 기회를 가지게 되었다고 말하였다. 불행히도 의사에게 그러한 보고서를 제출할 수 있게 보이지 못했고 그의 온화함은 직접 기소한 사람들에 대한 매우 격렬한 적대감으로 변하였고 모든 특권이 허용되었다는 사실에도 불구하고 상당한 악의를 보였다. 그는 이때 병원 관리들에게 종신형 처할 것을 요구하였고 이들과 정부에 대해 청구한 손해배상액이 천문학적 액수에 달한다. 그는 곧 병동 내 소위 미니 법률사무소를 세우고 동료 환자들의 불만에 대해 대변하기 시작했다. 이전 구치소에서 이들 환자들은 그들의 불만을 늘어만 놓았으나 지금은 위 환자의 법률 설교에 의해 법률을 들먹이고 있다. 그렇지만 이들 정신이상인 환자들조차 곧 그를 불신하기 시작했다. 지금은 그 환자와 어울리고자 하는 환자들은 거의 없다. 그는 어리고 무식한 동료들의 경솔함을 이용하여 비밀스럽게 환자 자신의 요구를 그들의 목적지로 보내는데 이용하고 위 동료들을 환자를 병원에 감금시킨 거대한 범죄의 공범으로 투옥과 벌금을 받을 수 있다고 협박할 수 있는 기회를 잃었다. 환자는 밖으로 나갈 때를 제외하고는 서류를 만들고 소장, 법안 등을 만드느라 항상 바빴다. 그는 매우 은둔적이었고 스스로 다른 환자들보다 우월하다고 생각했기 때문에 항상 혼자 있었다.

이러한 심한 문제가 있는 소송광이 일상적 면담에서는 아주 정상이라는 느낌을 주는 데 성공하였고 그의 글에서도 자주 정상이라는 생각을 주는 데 성공적이었다. 각각의 독립된 사실은 우연한 관찰자에게는 있을 법한 것으로 보였다. 그는 매우 합리적으로 말하였고 상당한 기억력을 보였으며 보통 사람들에게 정신질환의 필수요소라고 여겨지는 환각이나 와해된 행동을 결코 보인 적이 없다. 우리가 그의 마음이 심하게 병들어 있고 현란한 말솜씨 때문에 그가 위험한 유형의 정신질환이 있다는 것을 알게 된 것은 그의 전체인생을 면밀히 조사하고 많은 탈선의 미세한 그림자를 발견한 때이다.

이 장의 주된 목적은 이미 지적한 것처럼 학문적인 고려를 하지 않고 투명하게 사실을 전달하는 것이다. 이러한 이유로 여기서 제시한 사례의 내용은 상당히 생략되었고 보통 사람들로 하여금 사례의 두 사람이 정신적으로 심각한 문제가 있다는 확신을 주기에 충분할 정도로만 묘사하였다. 이들 사례는 누구라도 의심할 수 없을 만큼 진단적 어려움은 없다. 법의학적으로 중요한 한 가지 어려운 점은 각 사례에서 질환의 기간을 정확히 하는 것이다. 이용가능한 자료를 검토해 보면 첫 번째 사례의 경우 비록 후향적 작화의 가능성을 염두에 두어야만 하겠지만 시민전쟁이 끝날 무렵에 질환의 출발점을 갖는 것처럼 보인다. 반면 두 번째 사례의 경우 해군에서 방출됨으로써 소송 경력이 시작된 것처럼 보인다. 두 사례 모두에서 질환은 오랜 기간 동안 있었던 것으로 보인다. 그럼에도 불구하고 각 사례에서 질환이 인지된 것은 이들이 형사소송에서 피고로 서게 된 때이다. 따라서 우리는 정신질환이 쉽게 발견되지 않는다는 것을 잘 알 수 있다. 특히 한 개인의 과거력에 대한 추적이 없다면 더욱 그러하다. 우리는 이미 법원에서 인정되는 증거를 찾는데 큰 어려움이 있다는 것을 보여주었다. 우리는 법정 절차에 많은 개선의 여지가 있다고 생각한다. 이러한 문제들은 주로 사회적 측면에서 강조되어 왔다. 그렇지만 위 두 사람과 같은 무책임한 사람은 어떻게 해야 하는가? 그들은 모두 판결을 기다리며 현재 정신병원 형사병동에 수용되어 있다. 이들의 정신 상태에 관한 우리의 주장이 옳다면 그들의 행동에 대해 법적 책임을 지도록 하는 것이 정당화 될 수 있는가? 위와 같은 법적 절차는 계속 되고 있다. 이와 같은 사람들에게 치료와 회복의 기회를 주기 위해 이들은 계속해서 정신병원에 보내진다. 동시에 법은 그들을 범죄자로 취급하며 적절한 치료와 보호를 가로막는 많은 장벽을 만들고 있다. 이러한 사람들에게 유죄판결이 예정되어 있다는 사실은 그들의 정신상태에 나쁜 영향을 주고 범죄자로 다루어져야 한다는 사실 때문에 대다수 사례에서 그들의 수용과 여러 권리에 대해 특별한 주의가 요구된다. 따라서 이러한 것들은 모든 치료적 시도의 가치를 상당히 떨어뜨린다.

여기서 제시된 사례의 인생력에 대한 연구로부터 제기되는 문제들에 대한 의사와 변호사 사이의 상호이해의 증진은 틀림없이 법의 더 올바른 집행을 이끌 것이다.

참고문헌

1 MAUDSLEY: “Responsibility in Mental Disease.”

2 KRAEPELIN, E.: “Psychiatrie.” Achte Auflage. Leipzig, 1910. Bd. 1.

3 TANZI: “Mental Disease.”

4 BISCHOFF: “Lehrbuch der Gerichtlichen Psychiatrie.” 1912.

5 SANDER: Quoted by White. “Outlines of Psychiatry.” Fourth Edition.

4장

꾀병 : 임상적 연구

I

이어지는 연구는 임상기록을 통해 꾀병의 심리를 논하기 보다는 꾀병을 보이는 사람들의 유형을 설명하기 위해 시행되었다. 꾀병은 인생에서의 어려운 상황에 적응하기 위한 노력으로 특정 개인이 의지하는 정신 반응의 한 유형이라는 견해가 일반적이다. 인간 행동의 한 유형이기 때문에 어떤 다른 행동유형을 대하는 것과 마찬가지 태도로 접근을 해야만 한다.

그렇지만 이러한 주제에 대한 책을 정독하면, 특히 옛 작가들의 책은 몇몇 예외가 있지만 이러한 문제를 주로 도덕주의적 관점에서 보고 있음을 알게 된다. 오늘날에도 우리는 범죄자들의 경우 정신병이라는 핑계가 많이 있다고 보고 있다. 범죄와 관련하여 나타나는 모든 정신질환을 의심의 눈초리로 보는 경향이 널리 퍼져 있음에도 불구하고 오늘날 정신의학의 발달로 이러한 것과 관련하여 실수를 할 가능성은 매우 적다. 따라서 꾀병의 실질적 중요성은 이전만큼 크지는 않다. 그럼에도 불구하고 이러한 주제에 대한 깊은 연구의 중요성은 순수 정신과적 중요성을 제쳐놓더라도 범죄학에서 중요한 문제에 대한 해결책을 제공해준다는 데 있다. 꾀병에 대한 폭넓은 연구결과중 하나는 꾀병과 실제 정신질환은 같은 인간에게서 나타날 수 없는 서로 배타적인 현상이 아닐 뿐만 아니라 꾀병은 열등한 정신구조를 가지는, 즉 법을 지키는 것에 대한 책임감이 결여된 사람들에게서 주로 나타나는 정신적 반응의 한 형태라는 믿음을 확인시키는 것이다. 이러한 인식의 결과로써 정신적으로 완전히 정상인 사람들에게서 순수한 꾀병이 나타나는 경우는 정신과 실제에서 매우 드문 현상이다.

거짓말과 속임수뿐 아니라 꾀병은 특정한 알려진 목적을 얻기 위한 의식적이고 의도적인 행위가 아니라 대부분의 경우 무의식적 동기와 한 개인이 통제하기 어려운 본능적인 힘에 의해 결정되는 것이라는 믿음이 강해졌다. 이것은 오늘날 정신과 의사들 사이에서 특정 사례에서 어느 것이 꾀병이고 어느 것이 진짜 증상인지를 구별하는 것이 매우 어렵다는 것을 깨닫게 하는 요인 중 하나이다. 이러한 관점이 판사들의 반대를 불러일으키는 것은 당연하다. 그것은 법이 기초로 하고 있는 "자유의지"라는 인위적 개념을 완전히 말살시킬 위험이 있기 때문이다.

"책임"과 "자유의지"라는 문제를 다루는 것은 범죄와 범죄자에 대한 의사와 법관 사이의 오해를 증가시킬 위험이 있다.

우리는 이러한 차이가 무엇이든 간에 책임과 자유의지에 대한 접근방식에 차이가 있는 것이 아니라면 그러한 차이를 정당화할 수 없다. 법관은 법령에 의해 범죄를 관념적으로 보도록 강요되고 있다. 행위를 한 개인이 아니라 그 행위와 관련된 법령에 영향을 받는다. 한편 의사는 범죄적 행동에서 감정, 의지, 행동하는 인간 자체를 통해 내적 또는 외적 자극에 대한 반응양식을 본다. 따라서 특정한 개인에서 특정한 반응을 유발한 힘을 구체적 방식으로 분석하게 된다. 이러한 접근방식의 결과 의사들은 책임을 법에 의해 미리 확정할 수 있거나 변치 않는 고정된 것이 아닌 유동적인 것이고 대단히 다양한 것이며 다양한 것들의 영향을 받는 것으로 본다.

의사와 법관 사이에 범죄학에서의 이러한 주제에 대한 접근방식의 가장 바람직한 일치를 이루기 위한 모든 시도는 범죄자들의 성격에 대한 폭넓은 연구에 기반을 두어야 한다. 이번 장의 목표는 이러한 문제에 대한 것이다.

II

꾀병은 특별한 형태의 거짓말로 간주되고 있으며 꾀병에 대한 올바른 이해는 일반적인 거짓말에 대한 통찰력을 얻는데 중요하다.

거짓말은 매우 자연스럽고 널리 퍼진 현상으로써 보통사람에게서 가끔씩 나타나는 순진한 "하얀 거짓말"부터 "환상적 거짓말"

로 알려진 정신상태에서 나타나는 병적 거짓말까지 모든 단계에서 나타난다. 그렇지만 거짓말이 어떠한 상황에서 어느 정도로 나타나는지에 대한 올바른 이해는 정신적 결정론을 엄격히 고수함으로써 이루어질 수 있다.

다른 모든 정신현상들처럼 거짓말도 결코 우연히 일어나는 게 아니다. 그것은 항상 그 유형과 정도를 결정하는 정신적 결정인자를 가지고 있다.

자연스럽게 이러한 결정인자 중 많은 것은 명확하고 쉽게 확인할 수 있다. 이것은 아이들이 하는 거짓말이나 속임수를 상기하면 된다. 그러나 많은 다른 것들이 한 개인의 무의식적 동기로 작용하고 이것들은 특별한 심리학적 방법으로 매우 어렵게 접근할 수 있다.

거짓말에서 무의식적 동기가 작용하는 정도는 개별사례에서 사회적, 윤리적, 미학적 고려 때문에 요구되는 억압의 정도에 의해 결정된다. 이것은 사회적, 윤리적, 미학적 고려에 대한 정상적 평가에 요구되는 억제력을 발달시키지 못한 사람들이나 만성 알코올중독이나 마약중독에 의해 거짓말하는 경향이 있는 것과 같은 신경체계에 대한 외부적 독소에 의해 억제능력이 약화되거나 파괴된 사람들에게 거짓말이 매우 보편적이고 거리낌 없이 나타나는 이유이다. 후자의 아름다운 예는 도스토예프스키의 "백치"라는 소설에 나오는 이볼긴 장군이 잘 보여주고 있다.

아이들이 거짓말을 하는 경향은 억제력의 미성숙상태에 기인한다. 그렇지만 이것이 거짓말 현상의 기저에 있는 유일한 작용기제라고 말하는 것은 진실의 반만을 말하는 것이다. 아무리 도덕적인 사람이라 할지라도 도덕심이 완전히 망각되거나 무시되는 때가 있다는 것은 부인할 수 없는 사실이기 때문에 고통스러운 상황에 놓이기 됐을 때 어떤 희생을 치르더라도 가장 만족스럽고 최소의 고통을 주는 적응을 향한 본능적 욕구는 작용한다. 거짓말이 본능적 욕구에 대해 더 직접적이고 덜 지루한 만족을 주는 것은 그 다음요소이다. 본능적 욕구의 만족을 위해 현실 문제를 회피하고자 하는 반응 양식에 의존하는 것은 인간만의 특징은 아니다. 이것은 하등생명체에서 매우 일반적이다. 뒤에서 이것에 대해 더 논의를 할 것이다. 거짓말은 모든 생명체들 사이에서 생존을 위한 투쟁의 중요한 도구이다. 그것은 약하고 열등한 존재가 강하고 우월한 존재의 지배 밑에서 사멸을 회피하는 기제중의 하나이다.

꾀병은 특정 사람들에게는 인생에서 고통스럽고 어려운 상황을 회피하고 탈출하기 위한 유일한 방법이라는 것을 알 수 있을 것이다. 적응을 위해 미성숙한 시도를 하는 이성의 부족과 인생의 문제를 정면으로 맞서지 못하고 나약한 방어에 호소하게 하는 무능력과 약함이 정상적인 사람들과 이들을 구별시키는 성격특성중 하나이다.

거짓말과 관련 행동이 무의식적 동기에 의존하는 정도는 브릴(Brill)의 최근 논문과 같은 정신분석적 문헌에서는 결코 잘 설명하지 못하고 있다. 브릴은 의식적인 거짓말의 가치는 그것이 무의식적 동기와 갈망의 지표라고 생각해서 환자에게 꿈을 인위적으로 구성하도록 요청하고 그것을 통해 환자의 무의식을 분석하는

데 도움을 받는다. 많은 예를 인용한 후 브릴은 이러한 예들은 비자발적으로 보이는 꿈의 인위적 형성이 실제 꿈과 같은 중요성을 갖는다는 것을 충분히 보여주고 있다고 말하였다. 그리고 숨겨진 콤플렉스를 발견하는 도구로써 이들은 실제 꿈만큼 중요하다고 보았다. 또한 이들은 의식적인 속임수의 작용기제 중 한 부분을 설명한다. 첫 번째 환자는 그가 무의미하다고 생각하는 것을 이야기함으로써 의도적으로 의사를 속이려고 시도하였다. 그러나 실제 한 것은 그의 왜곡된 욕망을 나열한 것이었다. 그는 나중에 의사에게 자신의 도착된 성성을 발견하지 못하도록 여러 날 동안 경계를 했다고 인정하였다. 의사는 평소 그의 태도에서 이것을 결코 발견할 수 없었다. 인위적 꿈이 그의 비밀을 나타낸다는 것은 *우리가 자발적이건 비자발적이건 간에 정신적 산물은 그것을 만들어낸 사람의 중요한 부분을 나타낸다*는 것을 기억할 때 그다지 이상한 것이 아니다.

죄병에 대한 논의를 통해 법조인들에게 정신적 결정론의 중요한 진실을 알게 하는 것만큼 더 중요한 것은 없다. 개체발생적 본능적 동기와 계통발생적 본능적 동기가 한 인간의 모습과 행동을 만드는 것을 이해하는 것은 그 자체로 중요하다. 이러한 사실을 깨닫게 될 때 우리의 법이 기초해 있는 "자유의지"의 위선적 개념을 우리의 마음에서 지울 수 있고 범죄자 문제에 대한 더 올바른 해결책을 제시해 줄 것이기 때문에 우리는 그동안의 모든 시도는 큰 실패였다고 말할 수 있을 것이다(법률가들과의 직업적 또는 사교적인 오랜 친밀한 접촉을 통해 평균적인 변호사들은 의사들의 범죄자와 범죄에 대한 견해를 비실용적이고 환상적인 것으로 생각한다는 확신을 주었다. 공정한 마음을 갖고 있는 사람이 현대적인 정신병원의 범죄병동을 한번이라도 방문하게 된다면 의사들이 범죄자들의 문제를 특별한 훈련을 받지 않은 사람들보다 더 합리적이고 과학적으로 다룰 뿐 아니라 경제적으로도 더 실용적이라는 확신을 가지게 될 것이다. 수년 동안 정신병원과 교도소를 오가는 사람들이 형을 한 번 더 살 때마다 개선가능성이 적어질 뿐 아니라 더 타락하고 평생 파란만장한 인생을 살게 되는 것을 자주 보게 된다. 이들은 법관이 아니라 의사에 의해 영구히 사회와 격리되어야 할 것이다. 이러한 사람들에게 교화가 일어난다면 그들의 반사회적 존재의 원인을 발견할 수 있는 분명한 시야를 갖는 자들이 언제 이러한 원인이 사라질지를 알 수 있을 만큼 능력이 있을 것이라고 가정하는 것이 더 안전하다).

거짓말의 정신적 작용기전은 병적 거짓말이나 우발적 거짓말이나 모두 같다. 둘 다 모두 소망의 표현이다. 그러나 둘 간의 인격의 차이는 결정적인 것이다. 한쪽은 거의 정상에 가까운 사람이고 다른 한쪽은 정신적 장애자에 가까운 사람이다. 병적인 거짓말쟁이와 상습범죄자의 차이는 우리가 두 사례 모두에서 현실의 적응을 위해 만족을 위한 직접적이고 단순하며 저항이 가장 적은 반응양식에 습관적으로 의지한다는 사실을 기억한다면 거짓말의 도덕적 측면을 제외하고는 매우 작은 차이일 것이다. 두 사례 모두에서 현실을 사회적으로 용인되는 방식으로 맞서지 못하는 무능력한 정신구조를 볼 것이다. 그래서 항상 거짓말과 속임수에 호소해야만 하고 이들에게는 사회적, 윤리적, 미학적 억제가 무력하다. 상습적 거짓말쟁이들이 가장 환상적이고 이상하며 불가능한 모험에서 주인공과 영웅의 역할을 하려고 시도할 때 항상 표면에 나타나는 극단적인 이기적 성향은 마찬가지로 상습범죄자들의 탈선행위의 기초가 된다. 두 부류는 항상은 아닐지라도 자주 같은 사람에게서 동시에 나타난다.

1891년에 안톤 델브룩(Anton Delbruck)이 병적 거짓말쟁이에 대해 광범위한 연구를 발표했을 때 그는 정신병리적 단위를 비교적 명확하게 그려내는 데 성공했을 뿐만 아니라 정신적 건강에서 정신질환으로의 전환은 갑작스럽게 일어나는 것이 아니라는 정신과에서는 잘 알려진 사실이지만 법률가들에게는 아직 잘 알려지지 않은 사실을 실체화하는 추가적 증거들을 제시하였다. 정신적으로 건강한 자들과 정신적으로 병적인 자들을 엄격히 구분하고자 하는 어떠한 인위적 구분선도 순전히 상상적인 것이며 존재하는 사실로서 정당화할 수 없는 것이다.

완전히 건강한 정신상태에서 분명한 정신질환으로의 변화에 분명한 경계선을 그을 수는 없다. 대신 많은 중간 단계가 존재한다. 이것을 병적 거짓말쟁이처럼 잘 설명할 수 있는 것은 없다. 여기서 우리는 완전히 정상적인 사람들에게서 나타나는 정신적 현상이 어떻게 그러한 수준으로 서서히 진행되고 완전한 정신이상이 되도록 지배하는 지를 볼 수 있다.

그렇지만 어느 지점에서 정상성이 사라지고 질병이 시작되는가를 명확히 말한다는 것은 거의 불가능한 어떤 것을 시도하는 것이다. 그러나 이것은 법관이 항상 정신과 의사에게 요구하는 것이다. 법령에 엄격히 규정된 법은 특히 이 나라에서는 정신적 건강과 정신질환 사이에 어떠한 중간단계도 허용하지 않는다. 법에 의하면 한 사람은 정상이거나 정신이상 둘 중 어느 하나이어야만 한다. 이 점은 매우 중요한 것으로 보여진다. 우리의 임상자료를 고려할 때 이것을 다시 언급할 기회가 있을 것이다.

이해하고 기억하며 생산하는 능력의 장애로 인한 거짓말의 형성에 대해 자세히 논하지는 않을 것이다. 이것들이 거짓말의 작용기전을 촉진하는 역할을 할 것은 분명하다. 그러나 이러한 현상을 전적으로 위와 같은 능력의 장애로 돌리는 것은 거짓말을 수동적 역할로만 보는 것이다. 그렇지만 경험에 의하면 모든 거짓말의 배경에는 의식적이건 무의식적이건 간에 그것을 만들고 그 유형과 정도를 결정하는 능동적인 힘이 있다.

다음에 소개할 두 사례는 델브룩이 환상적 거짓말이라고 명명한 정신병리적 상태와 병적 거짓말이 무엇인지를 어떤 형식적 묘사보다도 더 잘 설명해줄 것이다.

사례 1

E. W. S., 32세 유색인 남자가 1912년 1월 29일 야오밍주 주립정신병원에 입원하였다. 입원시 소견서에는 다음과 같이 쓰

여 있었다. “환자는 푸에토리코 출신이다. 직업은 선원이자 군인이었다. 가끔씩 술을 마셨으나 항상 가벼운 와인과 맥주정도였다. 건강하였으나 가끔씩 우울해하고 눈물을 흘리기도 했다. 과거력상 발작이 있었고 그것 때문에 군에서 방출되었다. 그는 조직 내에서 이상한 사람으로 여겨졌고 놀리는 사람들과 갈등이 있었다. 그는 1911년 10월 위병소에서 병원으로 보내졌고 정신상태가 당시 주목을 받았다. 그의 현 증상은 과대망상으로 묘사되었다. ‘빅토리아 여왕이 영어 선생님’ 이고 ‘에드워드 왕이 학교친구’ 라는 생각을 가지고 있었다. 그는 왕실 통역사라고 생각했다. 수많은 언어를 능숙하게 말했고 보통 사람인 우리가 보기에 꽤 잘하는 것처럼 보였다.”

병원에 입원시 환자는 신체적으로 매우 건강했다. 매독검사는 정상이었다. 정신적으로 모든 면에서 지남력이 있었고 주위 환경을 인지하고 있었다. 그에게 해주는 말을 잘 이해했고 거짓말을 많이 하는 점을 제외하고는 그의 대답은 조리 있고 적절했다. 지능검사상 그의 사회적, 교육적 수준에 맞는 평균적인 수준의 지능이었다.

그의 과거력과 가족력에 대해 질문했을 때 다음과 같을 말을 반복했다. 그는 조부모 또는 부모에 대해 아무 것도 모른다. 그리고 살아있는 형제도 없다. 형 하나는 1906년 시카고에서 사망하였다. 형은 살해된 것이라고 믿고 있다. 왜냐하면 1911년 11월 야오밍주에서 태프트 대통령 암살시도 때 환자도 살해될 뻔했기 때문이다. 7년 전 죽은 아프리카 케이프 타운 멘딜릭 왕은 그의 사촌이다. 환자 자신은 그가 8년간 지배했던 아비시니아의 왕자였다. 그곳에 1896년부터 1899년까지 직접 머물렀고 나머지 5년 동안은 에드워드 왕의 허락 하에 서신을 통해 국가 일을 수행했다. 그는 1876년 푸에토리코에서 태어났고 1912년 현재 34세라고 말했다. 약 2달 전 영국의 알렉산더 여왕으로부터 그의 나이가 32년 10개월 2일 또는 32년 2개월 2주 2일이라는 내용의 편지를 받았다. 1년의 5/6가 몇 개월인지를 물었을 때 그는 "3개월 3주 2일"이라고 대답했다. 1년의 5/6가 10개월과 같다고 말하자 그는 "영국의 달력이 '우리의 달력' 이고 미국의 달력과는 다르다. 여기는 미국이니까 미국의 관점에서만 생각한다"고 대답했다. 그는 6세 때 푸에토리코를 떠났다. 그때까지 누가 돌보았는지 몰랐다. 그는 부모를 전혀 몰랐기 때문에 국가의 보호에 맡겨졌다고 말했다. 6세 때 스페인의 알폰소 왕의 추천과 충고로 푸에토리코에 친히 방문한 빅토리아 여왕에 의해 영국에 가게 되었다고 했다. 왜 빅토리아 여왕이 그에게 그토록 흥미를 가지게 되었는지를 물었을 때 확실히는 모르겠지만 그가 성경의 솔로몬 왕과 관련되었기 때문일 수 있다고 말했다. 솔로몬 왕과의 관계에 대해 설명해줄 것을 요청했을 때 다음과 같이 그것을 추리했다. 그는 멘딜릭 왕의 사촌이다. 멘딜릭 왕은 솔로몬왕의 의붓아들이다. 그는 빅토리아 여왕을 "엄마 빅토"라고 불렀다. 왜냐하면 그녀가 어머니를 대신했기 때문이다. 빅토리아 여왕이 그를 옥스포드 대학의 "함메노티아 학교"에 보냈고 그곳에서 4년 반 동안 공부하여 학위를 받았다. 그리고 나서 캠브리지 대학에 보내졌고 4년을 그곳에서 보냈다. 옥스포드에서 7학년까지 다니며 알파벳과 의학 등을 배웠다. 캠브리지에서 국법, "통치학"을 배웠다. 자세한 설명을 요청받자 그는 캠브리지 시내를 자세히 설명했다. 캠브리지 시내를 흐르는 강둑에서 자라는 큰 참나무를 기억하는지를 물었을 때 그는 당연하다, 학생시절 여러 번 강둑에 앉아 있곤 했다고 대답했다. 캠브리지에서 처음에는 독어, 프랑스어, 영어를 배웠다고 했다. 환자가 선원시절 배운 몇 가지 언어의 몇몇 일반적 문구를 실제 알고 있다는 점은 사실이다. 그러나 그는 항상 22개의 언어를 완벽하게 안다고 주장한다. 그에게 이들 언어를 말해보라고 요청하면 난처해하며 가끔씩 언어를 창조해야만 했다. 그럼에도 불구하고 자신의 주장을 고수했고 항상 22개의 언어를 하나하나 언급하고자 준비했다.

그의 말에 따르면 캠브리지에서 4년을 머문 후 어머니 빅토리아는 그를 예루살렘의 "팔레스타인"에 보냈고 14개월간 그곳에 머물며 헌법과 조례 등을 배웠다. 영국의 여왕과 왕인 어머니 빅토리아와 아버지 에드워드는 그를 성장시켰고 그는 아비시니아를 적절하게 통치할 수 있었다. 그는 빅토리아 여왕을 자주 보았고 1910년 8월 그녀의 장례식에도 참석했다고 말했다. 에드워드 왕은 그 후 3개월 만에 사망하였다고 했다. 나아가 여왕은 76세에 슬픔과 노환으로 사망하였고 에드워드 왕도 같은 나이에 사망하였다고 하였다. 그는 여기서 그의 외할머니가 빅토리아 여왕의 언니였다고 주장했다. 그가 영국 왕실에 있는 동안 왕자의 지위를 가졌다고 했다. 그는 예루살렘을 떠나서 오스트레일리아 시드니에 있는 학교에 1년 동안 다녔으며 그 후 사용을 허락받은 에드워드의 해군 함선을 타고 바다에 나갔다고 했다. 3년 4개월간 바다에 머물며 중국, 프랑스, 일본, 독일, 오스트리아, 터키, 이탈리아, 아키페라고를 방문했다고 말하였다. 이러한 나라의 이름을 다시 말해달라고 요청했을 때 그는 이들 중 일부를 빠뜨렸고 새로운 나라를 추가했다.

그 후 정부를 돕기 위한 선거운동을 하기 위해 미국에 왔다고 했다. 그는 1896년부터 1902년까지 필리핀에서 월급으로 75달러를 받고 미국의 통역사를 한 후 푸에토리코에 돌아와 1910년까지 그곳에 머물렀다고 했다. 이후 그는 빅토리아 여왕, 교황, 에드워드, 그의 사촌 멘딜릭 장례식에 차례로 참석하고 나서 시카고에 돌아와 미군 해병에 지원했다고 했다. 그는 야오밍 루셀에서 위생병으로 월급 48달러를 받으며 복무했다고 하였다. 그가 두려움과 슬픔으로 이곳에 보내질 때까지 모든 것이 잘 되고 있었다. 그는 사병들로부터 욕을 먹으며 능력에 맞는 대우를 받지 못하고 부당한 처우를 받았기 때문에 그렇게 행동했다고 했다. 그들이 그의 "정치적 배경", 교육을 질투했기 때문에 그렇게 행동했다고 생각했다. 그는 그들처럼 도박을 하거나 술을 마시고 욕을 하지 않았다고 했다. 11보병사단과 7기병사단의 병사들이 야오밍내 그의 모든 재산을 빼앗아가 지난 5개월간 1,400달러의 재산을 잃었다고 했다. 그들이 밤낮으로 그에 대해 이야기하는 것을 들을 수 있었고 계속해서 죽이려고 위협하였기 때문에 방을 떠나기가 두렵다고 했다. 이런 이유로 병원에 옮겨졌고 보호사에 의해 보호받았다. 그는 밤에 출발해야했다. 그는 육군 의무감으로부터 워싱턴에 있는 엘리자베스 병원 담당자에게 연락하라는 전보를 받고 이를 실행했다. 그는 동료들이 그에게 원한을 품은 이유에 대해 다음과 같이 설명했다. 로셀에서 샤이엔까지 운행하는 차가 있었다. 요금은 10센트였다. 사람들은 요금을 5센트로 내려주길 기대했다. 군인 접대소의 담당자로서 그는 이러한 인하를 허락하거나 거부할 권한이 있었다. 그는 이것을 거부했다. 왜냐하면 3마일의 거리를 운행하는 요금으로 10센트는 과다한 것이라고 생각하지 않았고 특히 동료들이 술 마시는데 많은 돈을 소비하는 것을 알고 있었기 때문이다. 그는 자동차를 가지고 있었다. 그래서 동료들은 그가 요금인하를 반대한다고 생각했다. 그래서 그들은 그를 추적했다. 워싱턴을 가는 동안 그는 개인차를 이용하였으나 그들은 네브라스카 오마하에서 차를 빼앗았다. 그들은 아마 그것이 너무 크다고 생각해서 그렇게 했을 것이다. 그러나 이것은 그를 위해서 할당된 것이었기 때문에 그들이 그것을 빼앗을 권한은 없는 것이었다.

이러한 이야기를 하는 동안 환자는 정신이 명료했고 주의력도 유지되었다. 비록 전체적으로 이상한 거짓말을 하였지만 그에게 하는 말을 쉽게 이해했고 대답도 빠르고 적절했으며 일관성이 있었다.

병원에 입원해 있는 동안 모든 면에서 모범적 환자였고 자주 자신이 동료들을 모두 책임져야한다는 사실을 강조하기는 하였으나 동료들과 함께 열심히 일하였다. 가끔씩 그는 대단히 민감한 모습을 보였고 쉽게 모욕감을 느꼈으나 항상 이러한 실제적 혹은 가상의 모욕에 대해 보복보다는 회피하는 것을 선호하는 온화한 방식으로 반응하였다. 환각적 장애는 나타나지 않았다.

그의 과거 인생에 대해 여러 차례 이야기를 하였으나 각각의 이야기는 과거 모험에 대한 매우 환상적이고 서로 다른 이야기였으며 거의 큰 소리로 이야기하였고 발음을 틀리는 경우가 많았다. 그가 사용하는 단어들의 많은 부분은 발음으로 판단한다면 자신의 신조어였다. 그는 매우 즐거웠고 유쾌했으며 과거에 대해 이야기하는 것을 즐겼다. 이러한 모든 이상하고 놀라운 모험에서 그는 주인공 역할을 했고 무대의 중심에 있었다.

마침내 그가 거짓말을 즐겨하는 이유에 대해 설명하게 되었다. *"거짓말이 나를 기분 좋게 만들기 때문이다. 그것이 전부다. 내가 엄청난 이야기를 말 할 때 그것이 보통의 흑인들보다 약간 우위에 있다는 느낌을 준다. 그리고 나는 누군가에게 상처를 주는 말은 결코 하지 않는다."*

그의 이야기에서 진실과 거짓을 실제로 구별할 수가 없다고 말했다. 그는 사건을 과장하고 실제 사건을 가상의 이야기 속으로 섞어서 꾸며내는 습성에 대해 통제하는 데 어려움이 있어 보였다. "나는 변조하는 것을 잘 안다. 그것은 나의 평생 습관이다. 나는 항상 다소 과장하려고 노력한다. 그것이 나를 잠깐동안 다른 흑인들보다 내가 우위에 있다고 느끼게 한다. 그것이 전부이다. 나는 항상 정직한 삶을 살려고 노력한다고 알고 있다. 그리고 나의 습관이 결코 나를 방해하지 않는다."

거짓말을 하는 병적 기질에 대한 설명에서 이 남자의 기록은 많은 값진 자료를 제공해 줄 수 있었다. 그는 보통의 흑인 병사로서 준비된 풍성한 환상을 통해 자신을 환상적인 위치로 투사하고 왕족과 교제하는 데 성공했다. 우리가 이 사례에서 원인에 대해 조사한다면 우리는 무엇보다 이 사람의 거짓말에서 자신의 자연적 결핍을 보상하고자 하는 끝없는 갈망을 볼 수 있다. 그것은 인종적 결핍이었다. 그가 환상 속에서 대체하고자 한 것은 현실 속에서 결핍되었다고 느끼는 것이었다. 거짓말을 하고자 하는 경향성은 자신의 불가능한 거짓말을 절대적으로 믿게 만들고 환상적 이야기 속에서 스스로 무원감을 느끼게 만들 정도로 그의 정신구조 내에서 강하고 크게 자리 잡게 되었다는 것은 분명하다. 그는 자존감에 대한 열망, 현실의 결핍을 보상하고자 하는 필요, 비판이 사라진 자신의 준비된 풍성한 환상, 극단적 암시성, 마지막으로 가장 중요한 것은 극단적으로 결핍된 통각적 능력과 기억의 작화증 등으로 인하여 만들어진 이러한 이야기에서 도움과 위로를 받았다.

마지막 능력의 결핍은 특히 이어지는 기록에서 잘 설명된다. 그는 검사하는 동안 검사자의 관점을 분명히 하기 위해 생각해낸 "상어 이야기"라는 간단한 이야기를 반복할 것을 요청받았다.

"인디아나 지배자의 아들은 동양 증기선의 일등 관리였다. 인도양에서 배는 태풍에 의해 심하게 흔들렸다. 관리가 갑자기 바다 위로 떨어졌다. 구명 튜브가 던져졌으나 심한 격랑 때문에 보트를 보내기는 어려웠다. 그렇지만 승무원은 그를 시야에서 놓치지 않기 위해 배의 가장자리로 돌진했다. 그러나 그들이 몸서리치는 눈

앞에서 상어에 의해 그 불행한 젊은 남자가 물렸다. 그리고 물속으로 끌어당겨졌고 검붉은 피만이 남겨졌다."

이 이야기를 반복할 때 그는 말했다.

"동양 증기선의 지배자의 아들은 선장이었다. 의사 선생님. 나는 이 짧은 이야기를 생각할 수 없다. 그것은 내가 충분한 두뇌를 가지지 못했기 때문이 아니라 암송하는데 능숙한 자가 아니기 때문이다. 내 스타일이다."

"선장에게 무슨 일이 있었니?"

"나는 조금도 기억할 수 없다."

"배에 무슨 일이 있었니?"

질문에 대답하는 대신 그는 다음과 같이 말했다.

"의사 선생님, 나는 당신이 바다 위에서 발생한 거대한 난파선에 대해서 이야기를 들은 것 같다고 생각한다." (이때는 놀라운 타이타닉 재난이 모든 사람들의 입에 오르내리고 신문이 그 비극에 대한 기사로 가득 찼을 때이다.) 환자는 규칙적으로 신문을 읽었다.

"나에게 이 난파선에 대해 이야기를 해 달라"

환자는 다음과 같이 대답했다.

"배는 육지로부터 북쪽으로 1,200마일 떨어져 있었다. 처음에 1,800명이 생명을 잃었다고 보고되었다. 결국에는 군사령관과의 통화를 통해 단지 1,300명이라는 것을 알게 되었다. 절리아 스미스 부인이 배에 있었다(환자의 이름도 스미스이다). 그녀는 장관호지의 딸이다. 예를 들면 그녀는 실종된 것으로 계산되었으나 살아있는 것으로 확인되었다. 나는 그녀를 잘 알고 있으며 그 배에 있던 다른 많은 사람들도 알고 있다."

"당신은 얼마나 많은 사람들을 알고 있니?"

"글쎄, 나는 단지 그 일부만을 기억한다. 예를 들면 유력인사 모씨, 물론 나는 그를 잘 알고 있고 감히 모든 사람들을 알고 있다고 말할 수 있다. 그러나 나는 그를 가장 잘 알고 있다. 그 배는 E.C스미스가 책임지고 있었다."

"너는 선장 스미스를 알고 있니?"

"물론, 나는 그를 알고 있다. 나는 그를 개인적으로는 모른다. 나는 단지 그와 함께 엔젤 섬으로부터 항해를 한 적이 있다."

"그때가 언제이니?"

"1907년이다."

"난파된 배의 이름이 무엇이니?"

"정확히 기억하지 못한다. 그것이 트리포리라고 생각한다. 그것의 길이는 1,500피트 정도이다."

"그것은 어느 정도 가치가 있는 것이니?"

"잘 모른다. 그 배를 담당하고 있는 몇몇 후계자가 있었다. 자매 배로 불리는 트리닉은 2만 5천 달러정도의 가치가 있었다. 그것은 아마 그 배의 상갑판 선실가치에도 미치지 못할 것이다."

"당신은 그 배로 여행을 간 적이 있니?"

"없다. 나는 그 배를 타보지 않았다. 나는 자매 배인 트리닉을 탔다. 흰별해운사의 선주들은 이들 보트도 소유하고 있다. 나는 흰별해운사와 노란별해운사을 왕래하는데 이 배를 이용했다."

검사자는 그에게 노란별해운사를 모르겠다고 말했다. 그는 다음과 같이 대답했다.

"아, 예 의사선생님. 선생님은 모든 재난에 대해 보고하고 다른 배에 신호를 보내주는 유격함대에 대해 들어보았을 것이다."

우리는 여기서 그가 기본 골격으로 부분적 진실과 부분적이며 불완전한 사실로 환상적인 이야기를 만들어 내는 것을 볼 수 있다. 그는 규칙적으로 신문을 읽는다. 그러나 불행하게 난파된 배의 이름조차 모르거나 사고에 대해 어떤 특징도 회상하지 못한다. 그렇지만 그것이 무엇이냐고 물으면 그는 기꺼이 자신의 공백을 만들어진 이야기로 채울 수 있다. 그는 그에게 주어지는 이야기를 다시 재생하는 것은 완전히 불가능하다. 그리고 그가 직면한 어려움에서 벗어나는 수단으로써 타이타닉 사고에 대한 이야기를 이용했다.

그는 스스로 그의 말을 통해 자존심을 높이기 위한 갈망이 작용하는 것을 설명해주고 있다. "나는 이러한 큰일들에 대해 이야기할 때 그것은 나를 보통의 흑인들보다 우위에 있다고 느끼게 만든다." 그는 분명히 그런 말들이 보통의 흑인들보다 우위에 있다고 느끼게 하기에 충분한 사실이라며 그러한 이야기를 진실이라고 믿는다. 그의 피암시성은 캠브리지의 강을 암시하자 "학창시절 자주 앉아 있던 강둑" 이라는 이야기에서 잘 설명된다.

그의 상상력과 환상에 작용하는 소질은 잉크얼룩테스트로 증명된다. 간단히 말하면 잉크얼룩테스트는 환자에게 일련의 잉크 얼룩을 보여주고 그것에 대해 묘사할 것을 요청하는 것으로 구성된다. 다음은 그의 대답들 중 일부이다.

(1) 남성위에 앉아 있는 여성, 그녀는 손으로 뜨개질을 하는 것 같다. 작은 바늘이 두드러진다. 남성의 팔꿈치가 소매 뒤로 튀어나온 것 같다.

(2) 화산처럼 보인다. 바다에 떠있는 배라고 생각된다. 옆에 달려있는 구명보트를 볼 수 있다. 그 뒤로 물결이 일고 있다.

(3) 손지갑을 들고 있는 여성의 모습, 손목근처에 보기 흉한 팔, 그녀는 입을 벌리고 있고 주위를 둘러보고 있다. 바람이 그녀의 모자를 날려 보냈다. 그녀는 오른 손에 토시를 가지고 있다. 토시 주위에 작은 목도리가 있는 것 같다.

그가 한 얼룩에 대한 세부적 묘사를 주목하자. 위와 같은 일반적 이야기는 얼룩을 설명하는데 불충분한 것처럼 보였다. 그는 신조어에 호소해야만 했다. "그것은 퍼펜디카먼트(perpendicament)가 아니냐? 그것은 아귀와 같은 머리를 가지고 있다. 상체는 그 남자의 머리를 쪼려고 하는 공작처럼 보인다."

이번 사례에서 의문이 드는 다른 것이 있다. 그것은 간질의 과거력이다. 그는 결코 군 생활에서 경련의 기록이 없었다. 병원에서도 경련은 관찰되지 않았다. 그가 말한 그 밖의 모든 것은 완전히 믿을 수 없다. 그러나 반복되는 검사에서 그는 계속해서 과거 한차례 "발작"이 있었고 자주 우울증으로 고통 받았다고 말했다. 아마 한차례의 경련은 성질상 히스테리로 보인다. 그것은 다음 사례에서 보는 것처럼 병적 거짓말에서 자주 나타나는 현상이다.

여기서 우리는 대부분의 사람에게서 지극히 정상적인 것으로 여겨지는 정신현상인 거짓말이 사례에 나오는 사람에게서 그를 정신질환의 범주에 포함시키고 정상의 한계를 벗어날 정도로 심해서 그의 인격을 지배하게 되는 가를 볼 것이다.

물론 정신적 비정상의 증상으로서 거짓말의 진정성에 대해서는 의문이 없다. 그가 말하는 꾸며낸 이야기는 정신분열병 환자들이 망상을 통제하지 못하는 어떤 것이다. 사례에서의 증상은 자발적이고 병리적 정신상태의 진정한 표현이다. 그렇지만 그러한 병리적 현상이 한 개인의 인생에서 특정한 구체적 어려움, 이를테면 범죄에 대한 위협적 처벌과 관련될 때 그러한 증상의 진정성은 자주 의심받게 된다.

물론 우리는 논의되는 유형의 사람들이 정신적 증상을 쉽게 꾸며내는 것을 볼 수 있다. 현실과 가상은 이러한 사람들의 정신구조 내에서는 같은 가치를 갖는다. 그리고 그들의 정신적 산물 내에서는 진짜와 가짜를 분리하는 것이 자주 불가능하다.

이러한 종류의 사람들이 왜 그들이 정면으로 맞설 수 없는 어려운 상황으로부터 벗어나기 위해 꾀병에 호소하는 지를 알아내는 것은 어렵지 않다. 반대로 이러한 종류의 사람들이 위와 같은 방어를 포기하는 것이 이상하다. 물론 우리가 여기서 인용한 사람들의 기록은 법적 책임이라는 관점에서 심판의 기준이 되는 법에 의해 정신적으로 책임이 있는 것으로 여겨질 수 있다. 그러나 의사로서 이러한 이유 때문에 이들의 정신유형을 그들의 참된 색깔로 유형화하고자 하는 시도를 포기하여서는 안 된다.

상황은 다음 사례에서 잘 설명된다. 여기에서 병적 거짓말 증상이 병적인 사기성과 범죄성에 관련되고 꾀병의 기초에 대한 토양을 제공한다.

사례 2

E. D. C., 34세의 백인 남성이 1914년 4월 16일 미네소타의 교도소로부터 병원으로 이송되었다. 그는 위 교도소에서 강제 매춘으로 10년형을 살고 있었다. 입원시 소견서에는 그의 아버지가 폐결핵으로 사망한 것으로 되어있었다. 환자는 14세 때까지 간질의 과거력이 있었다고 했고 1900년과 1901년에 1년 반 동안 비엔나 정신병원에 환자로 있었다고 했다. 교도소 당국에 알아본 바로는 1913년 10월 11일 미네소타 감옥에 수감된 후로 우울증과 망상을 보였다. 현재의 증상은 우울증으로 기술되었다. 모든 사람들이 그를 학대하고 있다고 말했으며 그가 정부에 10억 달러에 팔기를 원하는 대단한 전기장치를 발명했다는 망상을 가지고 있었다. 또한 그는 "감옥에서 총으로 자신을 쏘아 죽을 것이다"라고 말했다. 신체 상태는 나쁘지 않았다. 환자는 심한 변비로 고통 받고 있었으며 다리와 발의 조절을 부분적으로 상실했음을 시사하는 독특한 질질 끄는 걸음을 보였다. 두정부에 지속적인 두통을 호소했으나 열은 없었다.

병원에 입원시 환자는 건강상태가 좋지 않았고 심한 빈혈이 있었다. 그는 매우 호리호리했고 말과 태도가 다소 여성스러웠다.

그는 오른쪽 다리를 심하게 절뚝거리며 걸었다. 이에 대해 그는 19세 때 처음 정신적 고통을 받은 이후 이런 식으로 고통을 받았다고 말하였다. 무릎반사는 양쪽 모두 크게 증가된 상태였으나 왼쪽이 더 심했고 발목 간대경련은 왼쪽에서 나타났다. 바빈스키 현상은 나타나지 않았다. 반사를 검사하는 동안 그는 왼쪽 무릎반사가 오른쪽보다 더 강하다고 스스로 말하였다. 그는 달변가였고 5개 국어를 유창하게 구사하였다. 그는 자신을 오스트리아 황제 의전관의 아들이자 유명한 백작 부인의 아들이라고 했다. 그와 함께 병원으로 보내진 공식문서상에는 몇 가지 가명이 쓰여 있었다. 그는 꾸민 듯하며 투덜거리는 말투로 말하였으며 계속해서 여러 가지 신체적 고통을 호소하며 심한 건강염려증을 보였다. 그는 자신을 가난하고 학대받으며 항상 오해를 받는 불행한 사람이라도 말했다. 그에게 10년을 감옥에서 고통 받도록 한 강제매춘은 그것으로 사건을 만들어야만 하는 보안관에 의해 날조된 것이라고 했다. 그는 진정을 가지고 결혼했었다고 말했다. 체포되었을 때 그는 대서양 해변에서 아내와 함께 파리의 항해를 준비하고 있었으며 파리에서 아내와 멋진 시간을 보내려 했다고 한다. 그녀는 재판에서 그에게 불리한 증언을 했다. 그는 검사가 그녀에게 불리한 증언을 하도록 압력을 넣었고 그녀는 겁이 많아서 검사의 압력에 굴복했기 때문이라고 생각했다. 그는 선고된 형을 모두 마쳐야만 한다면 그 전에 죽을 것이 틀림없다고 확신했다. 왜냐하면 감옥생활은 그가 지금껏 살아온 환경과는 너무나 달랐기 때문이다. 그는 너무 예민해서 감옥에서의 거친 생활을 견딜 수 없었다. 그를 곤경에서 구해주고 혈통을 확인시켜줄 수 있으리라고 믿는 오스트리아 대사관의 조사관에게 의뢰되었다. 오스트리아 대사관에서 몇 명의 조사관에 의해 조사받는 동안 그는 조사관들이 오스트리아 경찰로부터 입수한 명백한 증거를 그에게 제시했음에도 그는 거짓된 결백함을 계속 주장했다. 그는 오스트리아에서 아주 유명한 사람이고 누명을 쓰고 형을 살고 있는 것처럼 보이게 했다. 주립정신병원에 보내진 후 그는 탈출을 계획했다. 한번은 휴대용 톱으로 그의 방 창살을 자르려고 시도하였다. 그는 탈출에 도움을 얻기 위하여 병원 범죄담당 부서의 위험한 사람들과 교류하기 시작했다. 그는 자신의 발명품에 대해 마지못해 이야기했다. 그의 생각이 대단히 가치가 있다고 확신한다 하더라도 그 이야기를 하면 사람들이 미쳤다고 말하기 때문에 이러한 것들에 대해 이야기하는 것을 그만두기로 결심했다고 말하였다. 그는 몇몇 발명의 가치를 설명하기 위한 예를 들었다. 그것은 그가 발명한 빈대 잡는 덫이다. 그것을 침대에 놓는 종이주머니라고 묘사하며 소나무 기름으로 빈대를 유인한다고 하였다. 빈대들은 종이주머니 안에 집을 짓고 알을 낳는다. 그러면 주머니를 꺼내 불태운다고 하였다. 약 두 달간 병원에 있는 동안 그는 19세 이후 계속해서 고통을 받았다고 말한 심한 다리 고통으로부터 완전히 회복되었다.

그의 과거력을 얻고자 시도하였을 때 그것은 환상적으로 꾸며낸 이야기로 아무 가치가 없다는 것을 곧 알게 되었다. 그렇지만 병적 거짓말의 예에서처럼 그것은 걸작이었다. 그의 과거력에 대해 간단히 요약하여 글로 쓸 것을 요청하였다. 이러한 요약본은 약 12페이지에 달했다. 그것이 매우 흥미로운 읽을거리라 할지라도 우리는 그의 이야기를 완전히 반복함으로써 독자들에게 부담을 주지 않을 것이다. 그렇지만 간단히 그것을 보고자 한다.

그는 어머니로서 항상 존경하던 분으로부터 수년전 들었던 고백을 이야기 하였다. 그녀는 그에게 양어머니라고 말했다. 실제 그는 오스트리아 의전관과 백작부인의 아들이었다고 했다. 백작부인은 의전관과 이혼 후 그가 어렸을 때 양모에게 보냈다. 그녀는 그에게 부모가 남긴 천문학적인 재산을 상속할 자격이 있다는 공인된 증거를 주었다. 불행히도 그가 그녀를 구하기 위해 전력을 다했으나 질병으로 갑자기 죽었다. 그래서 그는 가장 중요한 증인을 잃게 되었다. 그의 고귀한 혈통을 증명할 수 있는 문서는 불행히도 체포될 때 빼앗겼고 지금쯤 아마 소실되었을 것이다.

양어머니는 그의 친어머니로부터 규칙적으로 돈을 제공 받았고 그에게 훌륭한 교육을 제공했으며 함께 여러 나라를 여행했다. 선처를 호소하며 아버지가 정신병으로 죽었고 젊을 때부터 간질을 앓으셨으며 20세 때는 정신병원에서 1년을 보냈다는 이야기를 하였다.

그의 극화하는 경향성과 동정과 공감을 갈망하는 경향성의 예로서 이러한 병적 사기꾼들에게 특징적으로 공통되는 다음과 같은 비엔나 정신병원에 입원하게 된 상황에 대해 그의 설명을 인용해 본다.

"휴가동안 여름 휴양지로 유명한 뵈르터제에서 아드본이

라는 이름의 한 여자를 만났다. 나는 가정교사를 남겨두고 떠났다. 그녀는 내가 만난 첫 번째 여자였고 나의 낭만적 성격과 쉽게 흥분하는 기질을 압도하게 했고 그녀와 깊은 사랑에 빠졌다. 몇 달 후 약혼을 했고 1899년 4월 23일 결혼을 할 예정이었다. 4월 22일 아름다운 신부는 나와 함께 공원에서 말을 함께 탔다. 그녀의 말은 놀라서 내쳤으며 매단 채 얼마간을 끌고 다녔다. 그녀는 움직임이 없었고 많은 피를 흘렸다. 나는 그녀가 죽은 것을 확인했다. 그녀를 잃지 않는 하나의 방법은 즉시 그녀의 영혼을 따라가는 것이었다. 그녀 옆에서 총을 꺼내어 나를 향해 쏘았다. 사람들이 모였고 나를 막았다. 나는 무슨 일이 일어났는지 몰랐다. 단지 오랫동안 아팠다는 것을 기억한다. 그 후로도 다시 아팠다. 그들은 그녀가 살아있다고 말했다. 그 뒤 그녀가 살아있지 않다는 것을 알게 되었다. 그리고 나는 다시 아팠다."

물론 전체 이야기는 꾸며낸 것이다. 환자는 많은 부분을 인정했다. 그러나 이 이야기에서 흥미로운 것은 거짓말이 얼마나 무의식적 동기와 강하게 관련되는가를 보여준다는 것이다. 이 이야기가 실제로 일어났다면 환자는 그의 독특한 기질 때문에 그의 환상적 모험에서 행동한 것처럼 행동했을 것이다.

그의 이야기는 계속되었다.

정신병원에서 일 년을 보낸 후 기분 전환을 위해 그의 양어머니와 함께 프랑스, 영국, 이집트, 터키를 여행했다. 마지막으로 트란

실베니아에 도착했을 때 한 가난한 여성을 보고 한 눈에 반했다. 그는 이전 사랑을 기억해서 그녀에게 아드본이라는 이름을 붙여주었고 결혼했다. 두 번째 결혼과 관련된 극적인 모험은 너무 많아서 자세히 기술할 수가 없다. 그는 매우 극적인 방식으로 이 여성이 뉴욕의 예술가들에 의해 유괴되어 바다 건너갔다고 설명했다. 이들 예술가 친구들과 전날 밤 함께 마신 차속에 들어있는 약물에 의해 의식을 잃고 난 후 깨어나자마자 그는 즉시 부두로 향했고 거기에 도착했을 때 그녀를 태운 배는 시야에서 사라지고 있었다. 그들을 추적하여 대서양을 건너고 영국과 대륙의 여러 나라를 찾아다녔다. 그리고 마침내 남아프리카 케이프 타운에서 그들을 발견했다. 거기에 도착했을 때 그는 심하게 부상을 입은 상태에서 사랑하는 아내가 허름하고 더러운 무대에서 공연하는 것을 발견했다. 위와 같은 극적인 추적기중 일부를 발췌하면 다음과 같다.

"우리는 라스팔마, 아순시온, 헬레나를 거쳐 갔다. 크리스마스와 새해를 배위에서 맞이했다. 그러나 나는 그것을 즐기지 못했다. 너무 스트레스를 받고 있었다. 내가 그곳에서 그녀를 발견할 수 있을까? 제때에 그녀를 찾아 갈 수 있을까? 어떻게 그녀를 찾을 수 있을까? 그녀는 살아 있을까? 나의 자극적인 상상은 두려운 의심을 불러 일으켰다. 나는 심한 고통을 받았고 우리는 결코 도착하지 못할 것 같이 느껴졌다. 그러나 드디어 해냈다. 1906년 1월 초순 경 나는 케이프 타운에 도착했다."

이곳에서 그는 그녀를 발견했다.

"나는 무서운 어떤 것을 볼 것이라는 것을 알았다. 그러나 나는 그곳에 있었다. 있어야만 했다. 그곳에는 광대, 춤꾼과 음악이 있었다. 그러나 나는 그런 것에는 흥미가 없었다. 나는 아내를 찾고 있었다. 작고 천한 무대에 사랑스런 아내가 짙게 화장한 얼굴에 꼭 끼는 옷을 입고 나타났다. 그녀는 대부분 술 취한 선원들로 구성된 청중 앞에서 천박한 춤을 추었고 음란한 노래를 불렀다. 나는 아내를 발견했다. 그것은 놀라운 것으로 순간 나 자신을 통제할 수 없었다. 즉시 나는 흥분을 가라앉혔다. 조용하고 침착하게 쇼가 끝날 때까지 기다렸다. 쇼가 끝난 후 나는 무대 뒤로 갔다. 아내가 다른 여자들과 함께 행복하게 웃고 있을 때 나는 그녀 옆으로 다가가서 그녀의 이름을 불렀다. 그녀는 나를 쳐다보고 기절했다."

이것으로 그의 극적인 인생에서 또 하나의 회화적 이야기를 끝냈다. 그의 인생에서 이와 유사한 몇 가지 극적인 모험이 이어졌고 그 마지막은 10년 동안 부당하게 그를 감옥에 보낸 것이다. 왜 모든 사랑이 그렇게 비극적으로 끝나는 지를 물었을 때 그는 대답했다. "의사 선생님, 나는 평생 어려운 처지의 여성을 돕는 일에 초이타적으로 몰두하는 것으로 고통을 받아왔습니다. 어떻게 내가 보상받아야 합니까"

이러한 유형의 사람들에 대한 책임과 "자유의지"와 관련된 어떤 논의도 당연히 무익하고 실제 중요성도 없다. 이러한 사람은 영구적으로 사회로부터 격리되어야만 한다. 그것은 그가 법을 위반했기 때문이 아니라 치유가 거의 불가능한 그의 중요한 정신적 결함이 범죄적 특성으로 표현되기 때문이다.

환상적 거짓말 이면에는 환상과 상상에 호소함으로써 보상을 얻고자 하는 갈망이 있다. 앞선 사례에서 예를 든 고유한 결점들에 의해 속임수는 쉽게 표현된다.

그를 정신병원에 보내도록 한 망상과 같은 순수 정신병적 증상과 하지의 이상은 물론 완전한 꾀병이다.

이것은 우리에게 고유한 꾀병의 문제를 제기해 준다.

III

꾀병에 있어서는 특정 상황과 관련된 속임수와 거짓말이 적용되는 것을 볼 수 있다. 앞선 사례에서 설명한 것처럼 몇몇 사람들에게 있어서 습관적인 반응양상인 꾀병은 다른 사람들에게서 인생의 특정한 스트레스 상황 하에서만 나타난다. 습관적인 거짓말쟁이들에게서 가장 뚜렷한 동기는 자신의 고유한 결점을 보상함으로써 자존감을 보존하기 위한 갈망과 같은 이기적인 성질의 것인 반면 꾀병을 하는 사람들에게서는 특정 고통스러운 상황에서 벗어나고자 하는 수단이자 자기보존의 수단으로써 이와 같은 반응양식에 호소하는 것을 볼 수 있다.

정신과 영역에서 꾀병이 주요 주제가 된 때가 있었다. 이것은 꾀병의 존재가 실제 정신질환이 존재하지 않는다는 것을 나타낸다는 잘못된 개념에 기인했던 것이 아니라 꾀병 그 자체로서의 고유한 실질적 중요성에 기인했던 것이다. 독립된 정신현상으로서 꾀병보다는 꾀병을 보이는 사람에 대한 관심을 불러일으키는 성격에 대한 좀 더 과학적 연구는 이 주제에 대해 우리의 태도를 완전히 변화시킬 것이다.

오늘날 꾀병과 정신질환은 상호 배타적이라는 생각을 하지 않고 있으며 꾀병 그 자체를 비정상적인 정신구조를 나타내는 것이라고 보기 시작했다. 정신병자들이 일반적으로 그들의 행동의 의미를 전혀 모른다고 생각하지 않는다. 대신 우리는 정신병에도 수많은 유형이 있고 순수한 정신병자라도 필요에 따라 정신증상을 꾸며내기 조차한다는 사실을 알고 있다. 경험이 부족한 정신과 의사는 율리시스의 정신병 이야기를 꾀병의 예로 간주한다.

율리시스 이야기는 율리시스가 트로이 전쟁을 피하기 위해 정신병자인체 했다는 것이다. 그는 소와 말과 함께 바닷가에서 쟁기질을 했다. 그리고 곡식대신 소금을 심었다. 팔라메드는 이타카왕의 아기를 밭고랑에 위치시키고 미친 척 하는 자가 쟁기를 옆으로 비키는 것을 관찰함으로써 속임수를 발견했다. 이것은 그의 행동이 분별력이 있음을 나타내는 증거로써 그가 실제 미친 것이 아니라는 것을 보여준다고 했다. 율리시스 사례에 대해 판단을 하지 않더라도 오늘날 누구도 그러한 기준을 지지하는 사람은 없다. 우리의 경험은 한 개인이 정신적으로 심하게 손상되었더라도 급박한 위험을 피하기 위한 행동의 분별력은 가지고 있고 급박한 필요에 도움이 되는 수단을 찾을 수 있다는 것을 알게 해준다. 이것은 사실일 뿐더러 우리는 많은 정신병을 한 개인이 인생의 폭풍우로부터 피난처를 찾고자 하는 소망의 직접적 표현으로 생각하는 단계까지 오게 되었다. 나의 환자 가운데 한 명은 그의 살인혐의에 사용된 총이 총알이 들어있지 않고 그의 적이 채워 넣은 종이 뭉치가 들어가 있어 그의 피해자는 죽을 수가 없다고 말하였다. 실제 그 남자가 살아있고 그의 적이 제공한 돈으로 좋은 시간을 보내고 있다고 생각한다. 또 다른 예는 살인 혐의로 종신형을 살고 있는 흑인의 이야기이다. 심하게 진행된 정신분열병환자가 보이는 증상 가운데 하나는 그가 스스로를 백인이라고 생각하는 것이다. 그의 검은 피부는 변장하기 위해서 사용한 페인트 때문이라고 생각한다. 그리고 그가 혐의를 받고 있는 살인은 흑인에 의해서 범해진 것으로 죄가 없다고 주장한다. 여기에서 동기는 아주 분명하다. 이들 두 사람 모두 자신이 저지른 죄의 결백함을 믿음으로써 인생을 좀 더 견딜만하게 했다. 정신질환의 증상이 특정한 목적에 기여함을 증명하는 많은 다른 예들을 들 수 있다. 정신병에는 실제로 많은 방법이 있을 수 있다.

그럼에도 불구하고 숨은 동기가 추론될 수 있는 환경하에서 그러한 방법이 발견될 때마다 보통 사람들, 그리고 드물지 않게 정신과적으로 훈련된 의사도 즉시 증상의 진정성에 의문을 제기하는 것을 관찰할 수 있다. 소위 정신병으로의 도피가 법정에서 자신의 생명을 방어하는 경우처럼 그것이 가장 정당화되기 어려운 상황 하에서 빈번히 나타난다는 것은 기묘한 일이다.

그렇지만 이러한 현상에 대해 좀 더 조사해 보면 더 잘 이해할 수 있도록 해준다. 그것은 그가 이웃의 입장에 있다면 그렇게 행동했을 것이라는 문제를 이웃의 탓으로 돌리고자 하는 인간의 매우 일반적인 경향에 뿌리를 두고 있다. 사람이 어떠한 환경하에서 이용할 수 있는 무기는 인간의 필수적인 특질로서 속임수나 꾀병일 수 있다. 그것은 진화적 투쟁에서 인간뿐만 아니라 모든 생명체에서 중요한 역할을 하는 무기이다. 넓은 의미에서 그것은 생명체의 기능으로 여겨지고 그것으로 인해 약하고 열등한 생명체가 강하고 우월한 생명체의 먹이가 되는 것을 피할 수 있게 된다. 이러한 기능은 자신들의 발견을 어렵게 하기 위해 주변 환경의 색깔을 취할 수 있는 동물에서 잘 설명된다. 그것은 여러 가지 곤충, 파충류, 양서류에서 일반적이다. 카멜레온은 특히 이러한 점에서 잘 언급된다. 자연선택의 과정에서 알 조차도 그것이 위치하는 장소의 색을 취한다. 뻐꾸기는 자신의 알을 다른 종의 둥지에 위치시킴으로써 그들이 알을 부화시키도록 속임수를 쓰기 위해 자신 알의 색과 가장 닮은 종을 선택함으로써 속임수의 성공을 도모한다. 여우가 하는 흉내 내기와 꾀병은 잘 알려진 사실이다. 꾀병은 원래 본능적 기능으로 진화의 과정에서 특정 동물의 행동이유가 되었다. 우리는 고대 신화를 조사함으로써 원시인들이 그들의 생존투쟁에서 특히 어려운 문제에 직면할 때마다 거짓에 의존했음이 틀림없다는 사실을 알게 되었다. 그것을 통해 조브(Jove)가 소년을 납치하기 위하여 독수리로 변하였다는 이야기를 듣게 되었고 여신의 아들 아킬레스가 자신을 여성으로 변장함으로써 트로이에 참여하는 불행한 운명을 피하고자 하였다는 것을 알게 되었다. 속임수는 오늘날 야만인과 열등한 인종의 일반적인 무기가 되었다. 속임수는 이러한 사람들이 그들이 되고자 하기 위한 수단이다. 그것은 이들 인생에서의 문제에 대해 좀 더 직접적이고 덜 어려우며 덜 지루한 해결책이 된다.

계통발생적 여러 단계를 반복하는 아이들의 발달은 속임, 모방, 위장의 단계를 보이는 경향성이 나타난다. 소위 도덕적 미치광이(moral insanity)가 교육을 받지 않은 아이의 연속이라는 것을 처음 증명한 롬브로조(Lombroso)는 아이들이 사기, 속임수, 모방에 끌리는 것이 당연하다는 것을 보여주는 많은 사실을 제시했다. 아이는 처벌과 손상의 두려움 때문에 또는 질투와 허영심 때문에 모방을 한다. 페라리(Ferrari)는 청소년 비행에 대한 그의 훌륭한 업적에서 아이들의 속임수와 꾀병에 대한 여러 가지 동기를 논의했다. 그에 따르면 무엇보다도 속임수는 아이들에게는 본능적이다. 아이들은 약함, 장난스러움, 흉내 내기, 이기주의, 질투, 시샘, 복수 등으로 인해 꾀병을 한다. 속임수는 그것이 부모와 선생님에 대한 유일한 방어이자 무기이기 때문에 자주 이용된다.

펜타(Penta)는 아이들에게서 정신증상으로 꾀병의 많은 실제 사례를 인용했다. 그 중 8살 된 소녀인 맘스테인의 사례는 특히 흥미롭다. 그녀는 아버지를 속이고 아버지가 그녀를 덜 심하게 다루게 하며 그녀에게 맛있는 것을 주는 집안사람들의 동정을 얻기 위해서 5개월 동안 벙어리인 척 했다. 그 시간이 지난 후 그녀는 더 이상 말하고 싶은 욕구를 억제하기 어려웠다. 그래서 그녀는 숲으로 갔고 누구도 보지 않는다고 믿고 노래를 부르기 시작했다. 그리고 다음과 같이 독백으로 친구들에게 말했다.

"나는 장난을 좋아하고 즐기기 위해서 선생님과 부모님을 수많은 거짓말로 속였다."

펜타는 아이들에게서 꾀병의 주제에 대한 철저한 연구를 한 후 아이들은 알려진 것보다 자주 다양한 형태의 속임수를 이용한다고 결론지었다. 그것은 몇몇 하등 동물들이 단순히 본능적 유희, 습관 또는 필요에 의해서 이용하는 것과 같이 아이들에게서 의식적이고 자발적인 무기로써 이용된다. 물론 이러한 타고난 경향성은 아이가 자라나는 환경에 의해서 상당 정도로 수정된다. 마지막으로 성장하는 아이들이 이러한 반응으로부터 획득하는 독립성은 인생의 문제를 정정당당하게 맞서게 하는 교육과 가르침으로부터 얻게 되는 능력에 직접적으로 비례한다. 우리는 뒤에서 꾀병을 하기 쉬운 유형의 사람들이 실제로 아동기를 벗어나지 못한다는 것을 볼 수 있다. 일상생활 문제에 대한 이들의 반응은 성질상 대체로 유아적이다.

꾀병은 그 존재이유를 가지고 있다. 결국 법조계 사람들이 그 존재에 대한 의심을 자주 하게 되는 것은 결코 이상한 것이 아니다. 의료계 사람들 또한 마찬가지다. 실제 그것은 매우 일반적인 현상이다. 그럼에도 불구하고 역설적으로 보일 지라도 정신질환인 순수 꾀병의 사례는 실제에서 비교적 드물다. 윌만(Wilmanns)은 죄수들의 정신질환 277사례에 대한 보고에서 순수 꾀병은 단지 두 경우에서만 확인되었다. 그 후 같은 집단에 대한 추적 진단에서 두 꾀병 사례는 존재하지 않았다. 본호프(Bonhoeffer)는 221사례에 대한 연구에서 단지 0.5%만이 꾀병이었다. 네치(Knecht)는 7년 반 동안 왈드하임 교도소에서의 경험을 통해 순수 꾀병의 사례는 한 번도 관찰하지 못했다. 빙트리니어(Vingtrinier)는 루앙에서의 경험에서 그가 관찰한 43,000명의 비행자들 사이에서 한 사례의 진정한 꾀병도 발견하지 못했다고 주장했다. 펜타에 의하면 그 외에 코놀리(Connolly), 발(Ball), 크래프트이빙(Krafft-Ebing), 얀센(Jessen), 시멘스(Siemens), 미텐워그(Mittenzweig), 슐(Scheule)도 순수 꾀병은 극히 드물다는 견해를 발표했다. 반대로 펜타는 네이플의 교도소에서 4년간 근무하면서 120사례를 관찰했다. 그가 관찰한 특이하게 높은 비율의 이유를 다음과 같이 설명했다. 교도소 수용자의 2/3가 카모라라는 비밀결사체 구성원이었다. 그 조직의 구성원은 사회 최하층의 가장 타락한 계층에서 선발되었고 그들에게서는 속임수와 사기성이 잘 발달되어있었다.

의문은 당연히 발생한다. 꾀병이 드문 이유는 무엇인가? 인간이 더 이상 속임수에 의지하지 않을 만큼 문명화되었기 때문인가? 분명히 아니다. 이유는 이러한 질문에 대한 우리의 태도 변화에 있다. 우리가 인간의 마음에 대한 더 진실한 통찰을 하게 됨으로써 우리는 인간의 약함에 대해서 더 관용하게 된다. 꾀병에 대한 연구에서 우리의 흥미를 끄는 것은 꾀병 증상이라기보다는 그러한 유형의 사람과 그의 정신 구조이다. 이러한 이유로 오늘날 대부분의 전문가들은 꾀병 그 자체를 인생의 부침을 극복할 능력이 없는 사람들의 적응을 위한 헛된 시도로서 병적현상으로 보고 있다. 정신병 비행자와 수년 간의 경험에 의하면 꾀병을 하는 자가 정신적으로 정상이라는 것은 아직 보지 못했다.

꾀병, 즉 인생에서의 특정한 고통 또는 어려운 상황을 좀 더 즐겁고 견딜만하게 하고자 하는 목적이나 그러한 상황을 완전히 없애고 그것을 개인의 환상에 의해 창조해낸 사건으로 대체함으로써 의식에서 제거하고자 하는 목적으로 거짓으로 만들어낸 정신상태에 대한 논의는 이러한 주제에 대한 프로이드 심리학을 고려하지 않으면 불완전하다.

그러므로 꾀병의 정신증상, 인생의 문제 등에 대한 고전적 접근방식의 생물학적 근원에 대해서는 간략히 검토할지라도 우리는 주로 서술적 정신의학의 관점을 고려할 것이다.

프로이드 심리학을 고려하면 정신생활의 상당부분을 해석적으로 접근할 수 있다.

프로이드는 정신생활 대부분은 "쾌락원리"와 "현실원리"라고 부를 수 있는 두 원칙으로 요약할 수 있다고 주장했다. 이들 두 요소는 우리의 내면에서 항상 서로 맞서고 있다. 쾌락원리는 일차적인 정신활동의 원형을 나타내고 한 개인과 인종 모두에서 발달의 가장 초기 단계에 특징적이다. 그래서 그것은 전형적으로 유아의 정신활동에서 발견되고 야만인의 경우도 적지만 발견된다. 그것의 주요 특성은 저급한 여러 가지 욕망의 즉각적인 만족을 끊임없이 그리고 어떤 희생을 치루더라도 요구한다는 것이다. 그것은 극단적으로 자기중심적, 이기적, 개인적, 반사회적이다. 그렇지만 이러한 쾌락원리는 현실원리와 끊임없이 갈등한다. 사회 체계와 환경의 엄격한 요구는 우리가 탐욕을 없애지 않는다면 대부분 욕망의 충족을 어렵게 한다.

이러한 금지된 욕망이 충족되는 두 가지 방법이 있다. 한편으로 바람직한 통로를 통해 표현되기가 거의 불가능한 본능적 갈망은 우리 사회의 윤리적 요구에 맞는 형태로 승화될 수 있거나 금지된 갈망이 개인의 환상 속에서 만족을 찾을 수도 있다. 우리는 여기서 정신적 적응이라는 두 번째 방식에 대해 관심이 있다. 이러한 적응방식은 아이나 미개인들이 현실과의 갈등을 해결하는 일반적 방식이다. 이들에게 보통 성인들이 생존투쟁에 필요한 현실에 대한 엄격한 인식은 일어나지 않는다. 사실 아이에서 어른, 미개인에서 문명인으로의 진화는 현실에 대한 인식의 진화와 그것에 대한 적응으로 이루어진다. 현실로부터 도피하는 방식 중 한 형태 또는 그들이 실제 존재하는 현실의 조작은 프로이드가 묘사한 한 환자의 "전능한 사고"로써 표현된다(Allmacht der Gedanken). 그것은 한 개인이 자기 사고의 전능성을 믿는 마음 상태로 그의 단순한 생각은 거대한 힘을 갖는다. 그가 어떤 행동을 생각하자마자 그것은 성취된다. 예를 들면 적들은 단지 그들을 해하고자 하는 생각만으로 실제 해를 입는다. 이러한 사고방식은 많은 마술적 의식의 기초를 형성한다. 이것은 자신의 사고에 전능한 힘을 부여하는 것으로 두 번째 방식의 작용기제이다. 또한 그것은 꾀병에서 자주 나타난다. 꾀병을 하는 사람들은 단지 바라는 바를 말하는 것으로 충분하다. 그의 공상의 환상적 창조물은 곧 현실이 되고 그에게는 현실인 것으로 지각된다. 그에 대한 유죄를 단지 구두로 부인하는 것은 그가 무죄라고 믿게 하는 데 충분하고 따라서 그렇게 행동한다. 단순한 말 또는 사고의 전능성과 환상을 현실로 변형시키는 그의 능력의 기원에 대해 조사했을 때 우리는 그것이 그들의 약함과 무능함에 대한 완전히 비합리적인 과보상에 있다는 것을 발견했다. 약함과 무원감은 당연히 인생에서 어려운 상황에 처했을 때 더 심해진다. 인생의 어려움을 맞서기 위한 헛된 시도로써 속임수와 흉내를 항상 이용하는 자들은 범죄자, 특히 상습범죄자들이다. 이들은 중요 범죄로 기소되었을 때나 감옥에서의 생활이 견딜 수 없을 때 일상적으로 꾀병에 호소한다. 특히 어려운 상황에 대해 현실을 완전히 무시한 채 단지 그가 바라는 상태를 주장함으로써 없애기 위해 현실을 조작하고자 하는 예는 다음 사례에서 볼 수 있다.

사례 1

M.은 좋은 가문 출신으로 38세까지 인쇄업자로서 상당한 돈을 벌면서 정상적 생활을 하였다. 38세 경에 그의 아이 가운데 한명이 죽었고 이것은 건강 상태의 악화와 함께 심한 우울증을 초래했다. 우울 기간 동안에 그는 자살사고와 죄책감에 시달렸다. 몇 달 후 그는 화재로 또 한명의 아이를 잃었다. 이때 그는 아내의 불륜에 대한 증거도 발견했다고 주장했다. 그의 우울은 심하게 악화되었다. 여러 차례 자살을 시도했고 매우 의심을 하며 두려워했다. 이후 피해망상이 생겼고 불타 죽을 지도 모른다거나 또 다른 무서

운 운명을 맞을 것을 두려워했다. 이러한 상태는 결국 그를 40세가 되던 1897년 5월 28일 주립정신병원에 입원하게 했다. 그곳에서 그는 서서히 좋아졌고 1899년 10월 22일 아버지의 보호하에 퇴원하게 되었다.

1903년 2월 19일 그는 딸을 유혹한 남자를 살해한 범인으로서 다시 입원하게 되었다. 우리가 여기서 다루는 유형의 사람에 대한 정보는 앞에서 예를 든 여러 스트레스 상황에 대한 그의 반응양식을 기억할 때 이미 얻을 수 있다. 그가 어려운 상황에 적응을 요구받지 않는다면 모든 것이 좋다. 그러나 아이를 잃는 것과 같은 상황은 그에게 정신질환을 발생시켰다. 그가 딸의 상처에 대해 살인으로 반응한 것은 적절한 적응능력이 없음과 무능력에 따른 것이고 살인에 따른 반응으로 그를 12년간 시설에 수용되게 하고 나머지 인생도 그곳에 머물게 할 수도 있는 정신질환의 발생은 그의 신경체계의 일반적 취약성을 보여주는 것이다. 그가 환경에 적응하기 위해 어떻게 노력하는가, 그가 어떻게 현실을 정신병으로 맞서는가를 보자.

그는 미개인들이 하는 것, 오늘날 어린이가 하는 짓을 했다. 현실을 맞설 능력이 없어 그는 그것을 없애버렸다. 그리고 그것을 환상이 창조해낸 세상으로 대체했다. 그 환상 속에서 그는 모든 상상 가능한 역할을 했다. 그러나 실제 그는 살인범으로 기소된 자이다. 미개인들은 현실과의 투쟁에서 마술적인 손기술을 이용하는 것과 마찬가지로 우리는 그가 단지 말로서 이러한 일을 한 것을 알 수 있다.

그가 거의 매일 우리에게 제출했던 편지 중 일부를 소개한다. 수신자는 조지아 5세(Geogia V)왕이다.

친애하는 선생님

나는 즉시 영국의 시셀 호텔로 돌아가기를 원하고 있습니다. 당신은 법원이 나의 이혼을 허락한 이후에도 아내를 데리고 가서 살지 않을 것이라고 말했습니다. 그러니 미국 상원인 당신이 와서 나를 데려갈 것을 허락하면 당신이 여기에 친히 와서 풀어주기를 기대합니다. 나는 당신이 뷰강에서 물에 빠졌을 때 구해준 청년입니다. 당신에게 나의 고민을 이야기 했을 때 이혼을 권유하였습니다. 호텔에서 온 손님들이 여기에 왔을 때 나의 가족들처럼 다시 호텔에 올 수 있기를 바라고 있었습니다. 동봉한 아래 수표를 확인하시고 신속히 행동해 주셨으면 합니다.

감사합니다.

수표

미국 재무부

워싱턴 1914년 10월 1일

영국의 조지아 왕에게 전문적 도움을 위해 1만 달러를 지급해 주십시오.

그는 단지 필력만으로 살인죄로 기소되어 평생 시설에 수용될 수 있는 보잘 것 없는 그가 조지아 왕과 접촉하고 임으로 미국 재무부를 끌어들이고 그가 불륜으로 고발한 아내를 제거하고 자신을 청년으로 묘사함으로써 현재 55세인 늙은 나이를 없애는데 성공했다.

이러한 그의 말에 대한 믿음은 주변 환경에 대한 지남력이 분명하며 자신의 사건에 항상 주의를 하고 있음에도 불구하고 절대적이다.

그의 과대한 보상은 지나쳐 모든 상상적 소망을 만족시킨다. 그의 믿음은 다음과 같다. "그는 범한 범죄 때문에 여기에 온 것이 아니라 아내와 이혼했기 때문에 여기에 왔다. 그는 이 건물을 책임지고 있는 관리자의 아들이다. 이 시설을 소유하고 있고 돈을 취급하는 장소를 위해 이 건물을 지었다. 그는 이곳에 46대의 마차에 실을 짐을 가지고 있다. 그는 250살까지 살 것이다. 왜냐하면 그는 이것을 확인하기 위해 가장 무거운 벌을 받았기 때문이다. 그는 병동 내 일을 돕는 것을 거부했다. 왜냐하면 담당자에게 하루에 1.5달러를 지불하고 어떤 일에도 빠지기로 했기 때문이다. 그는 아내를 고르기 위해 여기에 오게 됐다. 그들은 그에게 많은 푸른 눈에 금발 미녀들을 데리고 왔다.

그는 워싱턴 시설 5,000개의 병원, 5백만 직원의 주인이다."

1914년 11월 6일 금요일 아나코스티아

친애하는 대통령께

나는 46대의 마차에 실을 분량의 지폐를 가져가기 위해 이곳에 왔다. 그동안 상원이 많은 돈 때문에 내가 돌아가는 것이 안전하다고 생각될 때까지 보호하고 있는 것을 용인했다. 아래 문서에 사인을 해서 편지로 보내주었으면 한다. 상원은 내가 죄가 없기 때문에 나에게 편지 보낼 것을 명령했다.

1914년 11월 6일 금요일 워싱턴

워싱턴 수용소 책임자에게

위 사람을 즉시 나갈 수 있게 허락해 주시오.

감사합니다.

이것을 1분도 지체하지 마십시오.

우리는 이 남자의 망상구조 내용이 첫째, 고통스러운 현실을 없애기 위한 목적에 맞춰져 있고 둘째, 고통스런 현실을 그가 스스로 자유롭다고 생각하는 젊고, 많은 부와 아름다운 여성과 즐길 수 있는 세상으로 대체하고자 하는 의도로 구성되었다는 것을 알 수 있다. 그것은 그에게 유일한 협상이고 고통스런 현실을 보상할 수 있는 것은 백일몽 뿐이라는 사실이다. 이 사람의 정신질환은 시초부터 명백하여 꾀병에 대한 의문은 누구도 하지 않았다. 그렇지만 이 사례의 기저에 있는 작용기제는 꾀병으로 간주되는 사례와 본질적으로 다르지 않다. 두 사례 모두 정신병은 고통스런 현실을 정면으로 맞설 능력이 없는 개인이 고통스런 현실에서 도피하는 시도이다.

프로이드 심리학, 특히 결정론, 방어, 보상과 관련된 주제에 대한 깊은 탐색은 지금 논의되는 주제에 대한 더 분명한 통찰을 줄 수 있다. 그러나 그렇게 하는 것은 본서의 범위를 넘는 것이다. 지금까지 언급된 것으로부터 꾀병의 정신상태의 기저에 있는 정신과정은 일반적인 인간 마음에서 작용하는 것과 본질적으로 다르지 않다는 것을 알 수 있다. 행동의 두 가지 원칙, 즉 쾌락원리와 현실원리 사이의 만족스러운 타협을 이루려는 노력을 하는 사람은 자주 환상에 의지한다. 넓은 의미에서 꾀병, 즉 현실을 도피하고자 하는 시도는 미개인들, 오늘날은 어린이들과 미성숙한 마음의 일반적 반응 양식이고 엄격한 현실을 정면으로 맞설 능력이 없음을 의미하는 모든 사례에서 나타난다. 문제가 발생했을 때 특히 법정에서 자주 발생하는 꾀병은 적어도 상황을 악화시키는 것으로 간주되지는 않는다.

이러한 반응양식이 결코 무능력한 것으로 간주되지 않았던 사람들에게서 가끔씩 나타나는 것은 특정 스트레스 하에서, 특히 정신적 스트레스 하에서 사람이 기꺼이 낮은 문화적 수준으로 퇴행되고 이러한 수준에서 그 수준에 맞는 일반적인 방어 수단에 의지한다는 것을 보여준다.

임상적으로 꾀병은 세 가지 뚜렷한 견해로 나누어 볼 수 있다.

1. 순수 정신병에서 나타나는 꾀병
2. 외관상 정신적으로 정상인 사람에게서 나타나는 꾀병
3. 잠재적인 정신병으로 간주되어야만 하는 경계성 사례에서 나타나는 꾀병

보통 사람에게, 특히 법조인에게 한 사람이 실제 정신병으로 고통 받는 동시에 정신증상을 꾸며낼 수 있다는 것을 믿게 하는 것은 어려울 수 있다. 특히 법조인은 잘 분화되고 명확히 정의되며 완전히 인위적 개념을 가지고 일을 하기 때문에 정신적으로 건강한 것과 이상한 것의 명확하고 엄격한 분리를 요구한다. 인간이 만든 법령에 의하여 경계가 그어지고 한쪽에 정신적으로 건강한 사람을 위치시키고 다른 쪽에 정신적으로 이상한 사람을 위치시킨다. 게다가 그들은 한쪽에 위치한 사람들이 어떻게 다른 쪽에 속한 사람들에게 특징적인 행동과 반응 양식을 보일 수 있는 지를 상상할 수 없다. 그리고 인간의 진화과정에서 자연은 법령에서처럼 명확한 구분을 긋지 않았다는 것을 놓치고 있다. 자연이 이러한 면에서 좀 더 명확히 해준다면 그것은 매우 편리하고 전문가 증언은 혹평을 피할 수 있을 것이다. 그러나 자연은 결코 이러한 방식으로 작용하지 않는다. 자연에서의 구분은 무한한 단계를 통해서 일어나고 정상과 비정상 사이에 한 개인이 어디에 속하는 지를 말하는 것은 거의 불가능하다. 그러므로 진정한 정신병 환자도 때때로 정상행동과 조금도 다르지 않은 행동을 보이고 정상적인 사람도 때때로 정신병적 성격의 행동을 보인다.

정신과 의사들에게 있어서 정신질환자들이 보통사람인 재판관들이 정신질환의 존재를 의심할 수 없게 그들의 정신증상을 교묘하고 기술적으로 숨길 뿐만 아니라 때때로 필요가 있으면 자신의 증상을 강조하거나 꾸며내는 것을 보는 것은 아주 일반적인 일이다.

이러한 일은 이상한 것이 아니다. 정신병자가 자신의 소망을 표출하고자 하는 바램을 갖고 정상인 사람들이 이용하는 수단과 같을 것을 이용하지 않을 이유는 없다.

다음 사례는 이것을 분명히 보여준다.

사례 2

W. J. C.는 고등교육을 받고 꽤 능력 있는 기자. 수주간 지속되는 애매하고 불명확한 신경쇠약 증상을 호소한 후 이러한 증상으로 신문사로부터 방출되었다. 7월 어느 날 아침에 잠에서 깨어나 어린 아이를 들어 벽을 향해 던져 치명적 상처를 입혔다. 그리고 난 후 그는 얼굴을 벽 쪽으로 돌린 후 조용히 침대에 머물렀다. 이러한 행동에 대해 확인할 수 있는 이유는 없었다. 아이는 매일 아침마다 환자의 방에 들어가곤 했다. 그리고 아이는 그가 침대에서 일어나기 전까지 그와 함께 놀았다. 치명적인 아침에도 평소와 같은 상황이었을 것이다. 그는 일어난 후 곧 잠옷을 입은 채 집을 떠

나길 원했으나 경찰이 도착할 때까지 그렇게 하지 못하고 현장에 있었다. 6시간 30분 후 7월 27일 12시 30분 그는 정신병원에 보내졌다.

병원에 입원 시 그는 매우 불안해했고 호주머니에 손을 넣은 채 방을 왔다 갔다 하며 잠깐 동안 자리에 앉았다. 그리고 다시 걸었다. 그 날 늦게 그의 친구인 기자가 방문하였다. 그는 분명하고 조리 있게 대화를 하였다. 친구가 아이가 죽었다고 말해줬을 때 그는 심하게 낙담하여 우울한 표정을 지었다. 사건의 전모에 대한 그의 태도를 알아보려는 의도로 던진 질문에 대해 그는 항상 모른다고 대답했다. 한번은 매우 흥분해서 "하느님 도와주세요. 저는 사건에 대해 어떤 것도 알지 못합니다"라고 말했다. 그날 오후 늦게 그의 과거에 대해 조리 있게 설명했다. 자세한 정신상태 검사상 그에게 어떤 정신질환의 증거도 분명치 않았다. 그렇지만 그는 낮 동안 있었던 사건들에 대한 시간 개념에 상당한 부정확성을 보였다. 그는 전날 저녁 퇴근한 시간을 정확히 말할 수 없었다. 그렇지만 그는 잠자리에 든 것과 아내가 밤에 방에 와서 아이의 우유병을 채워 넣으라고 부탁한 것은 기억을 했다. 그는 그것을 했는지 하지 않았는지는 기억하지 못했다. 그가 기억한 것은 아침에 응접실에 앉아 있었다는 것이었다. 그는 당시 있었던 사람들을 정확히 묘사할 수 있었다.

그는 오후 내내 침울하고 우울해하며 저녁식사를 하지 않고 불안해 하였다. 그는 저녁 7시 30분에 다른 두 명의 의사와 함께 다시 만났다. 환자는 의사 한명에게 다가가 손을 내밀며 친숙하게

“안녕하세요. A 선생님“이라고 말했다. 이분은 A 선생님이 아니라고 하자 환자는 놀라고 혼란스러운 태도로 “오!”라고 외쳤다. 그리고 “내가 지금 어디에 있니?”라고 말하며 기절할 듯이 바닥을 비틀거리며 걸었다. 그는 의자에 앉혀 졌다. 그리고 질문이 주어졌다.

Q. “오늘은 며칠이니?”
A. “1910년 8월 26일(1910년 7월 27일)”

Q. “너는 여기에 얼마 동안 있었니?”
A. “1910년 7월 25일 부터”

Q. “그 기간이 얼마이니?”
A. “한 달…오, 아니다. 하루 오늘이 1910년 8월 10일 이다”

Q. “왜 당신은 이곳에 오게 됐니?”
A. “모른다.”

Q. “누가 여기로 데려왔니?”
A. “모른다. 아, 두 명의 경찰이다”

Q. “네 아이의 이름은 무엇이니?”
A. “모른다.”

Q. "네 아내의 이름은 무엇이니?"
A. "모른다."

그에게 그의 사건을 자세히 묘사한 신문을 주었다. 그는 기사를 자세히 읽었다. 그러나 그는 어떤 감정표현도 없이 "의사선생님, 이것은 무시무시한 일 아닙니까?"

Q. "당신은 자신의 아이가 죽는 사건에 대해 어떻게 느낍니까?"
A. "나는 그것에 대해 어떤 것도 모릅니다."

Q. "2곱하기 3은 얼마입니까?"
상당히 시간을 지체한 후 열중한 태도로
A. "70입니다"

Q. "6곱하기 7은 얼마입니까?"
상당한 지체가 있은 후
A. "모르겠습니다."

Q. "워싱턴에서 가장 큰 신문사는 어디 입니까?"
A. "모릅니다."(환자는 지역 신문의 직원이었다.)

단지 몇 시간 전까지만 해도 환자가 자신의 과거에 대해 조리있는 설명을 하고 정신병적인 어떤 증거도 보이지 않았다는 사실을 기억할 때, 그의 아내 또는 아이의 이름을 모르는 것, 2곱하기 3도 해결하지 못하는 것, 실신할 것 같은 모습 등과 같은 증상은 틀림없는 꾀병으로 간주되어야만 한다. 다음날 검사했을 때 그는 꾀병을 나타내는 더 많은 증후를 보였다. 그렇지만 그것에 대한 자세한 설명은 지면관계상 생략되어야만 했다. 이 환자는 분명히 정신이상이다. 유아살해와 같은 행동은 분명히 뒤에서 보는 바와 같이 비정상적 행동이다. 우리는 그의 신경쇠약적 증상과 이러한 증상으로 어떻게 직장을 잃었는지를 언급해야한다. 이 환자의 신체검사상 무릎반사의 항진, 양쪽 눈의 측면 안구진탕과 같은 신경학적 증상을 보였다. 그것은 5년 전 매독감염의 과거력이 있다는 관점에서 특히 신체 상태에 대해 더 많은 검사를 하도록 하는 것이다. 따라서 척수천자가 시행되었다. 척수액 검사결과는 다음과 같다. 액은 투명, 압력은 약간 증가된 상태, 노구치 부티르산 반응(noguchi butyric acid reaction)양성, 침전물은 비정상적으로 심한 과립형, 단위 밀리미터당 세포수 129, 감별세포검사상 림프구 94%, 식세포(phagocytes) 2.2%, 혈장세포(plasma cell0) 0.25%, 미분류형 2.25%, 척수액에 대한 와서맨 반응(Wassermann reaction)은 활성, 비활성 모두 음성이었다. 혈청에 대한 와서맨 반응도 음성이었다. 그렇지만 이 반응은 이 질환에서 나중에 양성이 된다. 위와 같은 검사소견은 분명히 이 환자가 뇌매독을 앓고 있다는 것을 나타낸다.

이 사례의 진행에 대해 세부적인 점에 대해서까지 논의할 필요는 없다. 적절한 치료로 그는 완전히 회복되어 1911년 6월 14일 퇴원했다는 점을 말하는 것으로 충분하다.

이 남자가 정신증상을 꾸며냈다는 것은 분명하고 실제 정신질환을 앓았다고 의심할 수는 없다. 그의 꾀병의 동기는 분명하다. 갑자기 영아살해죄로 기소될 운명에 처하고 그러한 인식이 가져다주는 여러 가지 갈등은 그가 정신증상에 대한 꾀병이라는 일반적 방어에 의지하게 했다. 우리는 그가 자신을 제외하고는 누구도 속이지 못했다는 것을 보았다. 사실 그는 매우 심한 병에 걸린 사람이다. 그가 사건으로 감옥대신에 병원에 먼저 온 것은 그에게는 행운이다.

최근 비슷한 사례에서 고살 혐의로 종신형을 선고 받았다. 이 사례에서 범인은 그 초기 과정에서 의사 대신 감옥 관리가 주로 관찰했다.

앞선 사례는 많은 꾀병에 있어서 원인과 결과 사이 관계와 실제 정신질환과 꾀병이 동시에 존재하는 현상이고 같은 질병에 공통된 기원이 있다는 것을 정당화하기에 좋은 것처럼 보인다. 그래서 펠만(Pelman)은 정상적인 사람에게서 흉내 내기는 극히 드문 현상이라고 주장하며, 흉내 내는 것과 한 사람의 실제 특성을 나타내는 것과의 구별은 극히 어려운 것이라고 했다. 나 자신의 경험도 펠만의 견해와 같다. 실제 정신질환과 꾀병 증상을 구별하는 데 있어서 혼란과 어려움은 두 가지로 표현된다. 동일한 사람이 한번은 실제 정신질환을 앓고 그 후 어느 시기에는 스트레스 상황하에서 정신병 증상을 흉내 내거나 앞선 사례에서 본 것처럼 실제 정신질환의 경과 중에 꾀병 증상이 나타날 수 있다. 이러한 점은 다음 사례에서 더 잘 볼 수 있다. 펠만의 견해는 뒤에서 논의되는 경계선 사례의 대부분에 적용된다.

사례 3

T. W.는 29세의 나이로 1910년 6월 16일 리벤웰스의 교도소로부터 주립 정신병원에 입원되었다. 그는 우체국 강도죄로 8년 형을 선고 받고 복역중이었다. 그의 가족과 과거력에 대한 그의 설명은 신뢰할 수 없었다. 그는 1904년 3월부터 1906년 3월까지 양팔의 마비가 있었고 그 시기에 요양원에 수용되어 있었다고 주장했다. 그는 요양원의 이름을 밝히지 않았다. 전체 이야기는 거짓인 것처럼 보였다. 어쨌든 그가 그러한 마비를 겪었다면 그것은 그로부터 4년 뒤 이 병원에 입원시에는 그러한 흔적이 없었다는 점에서 기능성 장애였을 것이다. 그는 음주와 무질서한 행동으로 전에도 여러 번 체포된 적이 있었다는 것을 인정했다. 그의 직업력은 매우 불규칙했다.

입원시 그가 가지고 온 소견서에 의하면 이번 발작의 시작은 다음과 같았다.

"1910년 4월 17일 저녁 환자는 갑자기 소리 지르고 노래하며 기도했다. 그는 신이 그의 마음속으로 들어왔고 임무를 부여받았다고 주장했다. 그 임무는 죄수들 사이로 가서 복음을 전하는 것이라고 했다. 그리고 매우 기이한 방식으로 이것을 표현했다. 사고는 흩어졌고 불연속적이었다. 정신운동성 좌불안석이 있었다. 교도소 내 의사에 의해 조울증으로 잠정 진단되었다."

병원에 입원시 환자는 영양상태가 좋았고 비록 그가 이 병원이 무슨 병원인지 모르겠다 정신병원은 아닌 것으로 알고 있다고 말했지만 말을 조리 있게 잘 했으며 정신은 명료했다. 그의 표현은 주로 종교적 성질의 것이었다. 그는 실제 엘리야 3세이고 진정한 예언자이며 예수가 방으로 찾아와 십자가를 주며 옷을 입고 따르라고 말했다고 주장했다. 교도소 관리는 복음을 전파하는 그의 능력을 질투하여 두 남자에게 죽이라고 시켰으나 그의 마음에는 신의 영혼이 있기 때문에 실패했다고 말했다. 관리인은 또한 그를 독살하려고 했다고 말했다. 그는 관리자가 준 음식 때문에 배가 아프다고 불평하였으며 방구석에서 십자가를 볼 수 있다고 말하며 낮은 목소리로 계속해서 혼자 말을 하며 중얼거렸다. 그는 이곳에서의 첫 날밤을 잘 보냈다. 그리고 다음 날 아침 보조원에게 밤 동안 간간히 그의 뒤에 서 있는 신을 보았다고 말했다. 1910년 6월 28일 그는 심한 종교적 흥분을 보이며 마당에서 큰소리로 설교하며 누군가에게 연설을 하는 듯이 크게 동작을 취했다. 그는 1910년 8월 초까지 주기적으로 흥분을 반복했다. 이번에 같은 건물에 수용된 두 명의 다른 정신분열병 환자들이 유사하게 종교적 흥분을 보였다는 것을 주목해야만 한다. 꾀병의 증상 선택에 있어서 암시가 중요한 역할을 하고 이러한 유형의 사람들 특징 가운데 하나가 높은 암시성이기 때문에 이것을 주목하는 것은 중요하다.

병동에서의 그의 행동은 조용하며 단정했고 합리적이며 조리 있게 말을 했다. 그러나 항상 그의 망상적 사고에 대한 대화가 화제에 올랐다. 의사에 대한 그의 처신에서 매우 회피적이었고 의심하며 깊은 대화를 하는 것을 꺼려했다. 좀 더 철저히 조사하기 위한 시도가 실패한 직후 그는 의사에게 시카고의 랜디스 판사에게 보내는 편지를 주었다. 편지에서 판사에게 지온 시(Zion city)의 모든 것을 소유한 갑부인 볼리바(Voliva)를 제거하고 지온 시를 진정한 엘리야 3세이자 정당한 후계자인 그에게 넘겨야 한다고 말했다. 이 일이 있은 후 한동안 조용한 시기가 있었다. 그 기간 동안 그의 행동은 상당히 좋았다. 약 한 달 뒤 그를 자세히 검사하기 위한 시도가 다시 있었으나 의사의 그러한 의도를 알자마자 그는 매우 의심하고 회피적으로 되었으며 협조를 완전히 거부했다. 이러한 사건은 전과 마찬가지로 곧 다음과 같은 편지를 보냈다. 편지는 리벤웰스 교도소의 관리자에게 보내는 것이었다. 그는 매우 중요한 편지이므로 편지를 즉시 보내달라고 요구했다.

> "친애하는 선생님 : 당신이 이 편지를 받았을 때 즉시 나를 교도소로 돌려보내는 조치를 취해야 한다. 나는 교도소에서 수행해야 할 신성한 임무가 있다. 당신은 늙었다. 당신은 신의 선택을 받은 예언자 엘리야를 조롱했다는 것을 알고 있니? 당신이 신의 대리인을 감히 공격한다면 신이 당신에게 격노할 것이 두렵지 않니? 당신은 당신과 훼방꾼인 볼리바가 지온 시에 있는 나의 재산을 공모해서 빼앗을 수 있다는 것을 잠깐이라도 생각해본 적이 없니? 나는 주인으

로서 혼낼 것이다. 그리고 신성한 주인으로서 일을 계속 할 것이다. 신이 우리 편으로 인한 세상이 나를 반대하더라도 문제될 게 없다. 자, 늙은 파충류 같은 당신, 이것을 받는 즉시 당신은 목사를 방출해야 할 것이다. 그는 거기서 더 이상 볼 일이 없다. 내가 되돌아갔을 때 내가 그의 역할을 할 것이다. 왜냐하면 나는 주님의 성유를 받은 엘리야 3세이기 때문이다.

T.W 엘리야 3세
워싱턴에서"

한 동안 그는 병원에서 탈출하기 위한 여러 가지 음모를 빈틈없이 준비하는 것이 주목되었다. 그는 정교하게 여러 종류의 무기를 제조하고 병원 직원과 대화를 할 때 망상에 빠져 있는 것과 같이 보였다.

환자가 다른 두 명의 환자와 함께 매우 대담한 탈출을 계획하고 실행한 직후 체포되어 병원에 되돌아 왔다. 이러한 모든 것이 의사로 하여금 환자가 많은 증상을 흉내 내고 있고 적어도 그의 정신병적 상태를 과장하고 있다는 의심을 들게 했다.

그렇지만 순수한 꾀병과는 어울리지 않는 모순점이 있었다. 그의 생각에 대한 설명은 일관됐고 화려하지 않았다. 그리고 어느 정도 정신분열병 사례에서의 설명과 유사했다. 다시 말하면 환자가 꾀병을 하는 것이 분명해 보였지만 동시에 그가 정신병을 앓고 있는 것도 분명해 보였다. 몇 차례 그는 망상적 생각에 대한 반응으로 한 번에 며칠씩 식사를 거부했다.

탈출시도 후 위험성 때문에 그를 교도소로 돌려보내기 위해 진짜 증상과 꾀병 증상의 감별을 위한 철저한 검사를 해야만 했다.

그래서 4월 8일 다시 철저한 검사가 시행되었다. 다음과 같은 결과가 나왔다. 그는 위에서 본 것과 같이 그의 망상적 생각을 되풀이 했다. 미친 것이 아니며 교도소 관리들이 지온시에 있는 그의 재산을 빼앗기 위해 병원에 보냈다고 주장했다. "전지전능한 신은 지온시를 나의 소유로 할 것을 지시했다." 이것은 그가 십자가를 본 날 밤에 결정된 것이라고 했다.

Q. "일 년은 몇 월로 구성되었니?"
A. "12개월"

Q. "한 주는 며칠이니?"
A. "7일"

Q. "월의 이름을 말해볼 수 있니?"
A. "3월, 4월, 6월, 7월, 8월, 10월, 11월, 12월, 1월, 2월"

Q. "일 년의 마지막 달은 무슨 달이니?"
A. "10월"
Q. "일 년의 첫 달은 무슨 달이니?"

A. “3월”

Q. “크리스마스 달은 언제이니?”
A. “잘 모르겠다. 하지만 1월이라고 생각한다.”

Q. “식초의 맛은 어떠니?”
A. “달다.”

Q. “레몬 맛은 어떠니?”
A. “달다.”

Q. “오렌지색은 어떤 색이니?”
A. “푸른 색”

Q. “1에서부터 20까지 세어 볼 수 있니?”
그는 매우 천천히 숙고하며 세었으나 11에서 15까지는 빠뜨렸다.

“4 x 2=8; 8 x 4=28; 9 x 3=27; 7 x 4=24; 6 x 4=22; 6+7=13; 19+11=30; 7+8=14; 3 x 3=9; 4 x 2=12; 6 x 4=14; 5 x 2=10; 1+9=10; 9+11=21; 11+9=18 50+5=11; 8÷2=4; 27÷9=4.”

Q. “요일의 이름을 말해보아라.”

A. "화요일, 수요일, 목요일, 금요일, 토요일, 월요일"

매우 단순한 이야기를 반복해 주었을 때 그는 내용을 완전히 바꾸었고 몇몇 중요한 부분을 생략했다.

우리는 위와 같은 일부 답변을 할 만큼 무식하지 않다는 것과 그가 분명하게 정신병을 보였을 때에도 의식상태는 명료해서 위와 같은 답변을 할 만큼 그 주변과의 접촉을 상실하지 않았다는 것을 기억할 때 그가 꾀병을 하고 있다는 것은 분명했다. 이러한 점은 그의 위험한 경향성과 함께 우리가 그를 1911년 4월 11일 교도소로 다시 보내는 결정을 내리게 했다.

그는 4월 13일 교도소에 도착했다. 그리고 4월 20일 밤 그는 다비드의 아들이며 세상에 나가 설교를 해야 한다고 주장하며 큰 소리로 설교를 시작했다. 그는 방에서 나와 독방으로 보내졌고 그곳에서 4월 23일까지 식사를 거부했다. 이 기간 동안 그는 대부분의 시간을 설교와 종교적 노래를 부르는데 소비했고 때때로 몇몇 가상의 인물과 종교적 주제에 대해 길고 뜨거운 논쟁을 했다. 위의 날짜로부터 1911년 9월 24일 주립정신병원에 이송될 때까지 그는 계속해서 매우 혼란되고 파괴적인 상태를 유지했고 자주 연속해서 몇 끼니를 거르곤 했으며 설교하고 노래하고 저주했다. 또한 위와 같은 여러 가지 망상적 생각을 표명하고 환각상태에 있음을 시사하는 객관적 증거를 보였다. 계속해서 그는 정신적으로 아무 문제없기 때문에 워싱턴 정신병원에 되돌아가지 않겠다고 주장했다.

정신병원에 두 번째 입원을 하기에 앞서 그를 검사한 교도소 의사는 다음과 같은 언급을 했다.

"T. W.의 정신검사상 흉내 내기를 강하게 암시하는 일관성 없음이 나타난다. 나는 이 사례에서 감옥정신병과 자주 연관된 어느 정도 꾀병이 있다고 믿는다. 그렇지만 나의 의견은 틀림없이 정신병이 있다는 것이다."

그는 정신병원에 돌아와서 병실로 가는 중에 별일도 아닌 일로 폭력사건에 연루되었다. 이 일이 있은 후 몇 주 동안 그는 매우 불만스러워 하며 침울해 하고 접근하기가 어려웠지만 다른 정신병적 증상은 보이지 않았다. 입원 후 4일째부터 그는 지역 신문을 구독했고 신문을 규칙적으로 읽으며 일반적 주제에 대해 관심을 유지했다. 그는 정신적으로 명료했고 모든 것에 대해 지남력을 유지했으며 그에게 제공되는 정규 식사를 완전히 거부하는 점을 제외하고는 새로운 환경에 잘 적응을 하였다. 약 3주 동안 그가 구입한 캔디와 과일만을 먹으며 특별한 식사를 제공해 주지 않는다면 굶겠다는 결심을 고집했다. 특별한 식사가 그에게 제공되었고 그는 더 이상 식사문제를 일으키지 않았다. 망상이나 환각은 나타나지 않았고 지능검사상 지적 손상은 없었다. 불쾌한 기분과 잦은 내인성 우울을 보이는 경향을 제외하고는 비정상적인 증후는 없었다.

이러한 상태에서 그는 특별한 병원치료가 필요치 않았고 그가 교도소에 돌아가면 잘 행동할 것이라고 약속했기 때문에 1912년 2월 20일 다시 교도소로 이송되었다.

그렇지만 교도소에 돌아간 후 그는 주변의 자극에 대해 주기적으로 파괴적인 흥분을 보이는 일이 계속되었다. 그럼에도 불구하고 그는 형기를 마칠 때까지 교도소에서 관리되었다.

이와 같은 사례에서 꾀병인 것과 진짜 증상을 정확하게 구별할 수 있게 하는 적절한 수단이 있는 지는 매우 의심스럽다.

이 남자는 분명히 정신병을 앓았지만 마찬가지로 그가 꾀병을 한 것도 분명하다. 그렇지만 진짜와 가짜를 정확히 구별하는 문제는 엄격하게는 학문적인 것이고 실질적인 중요성은 그다지 크지 않은 것처럼 보인다. 꾀병과 정신질환이 같은 질병의 토양에서 나온다는 것과 그 원천은 아마도 그 사람의 범죄적 경향성에 기인한다는 것을 인정하는 것이 어떠한 중요성을 갖는 것인가? 범죄, 정신질환 그리고 꾀병은 인생의 문제에 대한 매우 낮은 수준에 속하는, 대체로 유아적 성질의 반응양식 가운데 서로 다른 상태로 간주되어야만 한다.

현실을 직면하는 이러한 유아적 방식은 기질적으로 고유한 이상에 달려있다는 점은 이러한 사람들이 새로운 적응을 해야만 할 때 항상 그러한 방식으로 반응한다는 사정에 의해 입증될 수 있다. 스트레스 상황으로부터 피하기 위해 정신질환에 반복적으로 의지하는 것은 여러 곳에서 보고된 일련의 사례들에서 충분히 설명된다.

꾀병이 실제 정신질환과 한데 얽혀서 정확한 구별을 하기가 거의 불가능한 경우로써 또 다른 형태는 실제 정신질환을 앓고 그 뒤로 스트레스 상황에서 정신병적 상태를 흉내 내는 형태이다. 이러한 사례에서는 상습 범죄자들을 정신병원에 위탁할 위험이 특히 높다.

이러한 사람들이 하는 것처럼 정신병으로의 피난처를 성공적이고 편리하게 경험했을 때는 이들이 법위반에 직면했을 때 다시 이러한 피난처를 찾는 것은 당연하다. 그러나 이러한 것은 자연스럽고 무의식적으로 동기화된 정신반응이지만 그 후로는 정신증상을 흉내 내는 의식적이고 의도적 행동으로 탈출을 위해 이용 가능한 유일한 수단이 된다.

사례 4

J. E. M은 1912년 6월 15일 입원 당시 27세, 입원 후 4일째 환자로부터 얻은 가족력은 신뢰할 수 없었다. 그는 아일랜드에서 사망한 그의 조부모에 대해서는 아무것도 아는 것이 없었다. 4-5년 전 아버지에 대한 마지막 소식을 들었을 때까지는 아버지는 살아 있었다고 했다. 그는 중등도의 알코올 의존자였다. 직업은 마부였다. 어머니는 알 수 없는 원인으로 뉴욕 벨뷰 병원에서 55세 때 사망하였다. 형 한 명은 익사하였다. 누나 한 명은 결핵성 임파선염으로 사망하였다. 그의 친척 중에 어떠한 형태로든 신경질환, 정신병, 간질과 같은 질환은 없었다고 했다.

환자는 1884년 10월 12일 아일랜드에서 태어났다고 했다. 그는 학교에 다닌 적은 없으나 읽고 쓰는 것은 어느 정도 할 줄 알았다. 알려진 바에 의하면 어린 시절은 특별하지 않았다. 그는 4세 때 미국에 왔고 12세경에 뉴욕 거리에서 신문을 팔기 시작했다. 그 이후 그의 직업은 뉴욕 항구에서 부두 노동자와 증기선 선원을 하는 것이었다. 그는 정확하지는 않지만 1907년 경 샌프란시스코에서 해군에 징집되었다고 말했다. 그는 잠수함에서 석탄운반부로 복무를 했다고 했으나 음주로 불명예 제대를 했다. 그는 다시 재징집 되었고 3년 반 동안 밀워키에서 수병으로 복무했다. 그는 현재의 어려움에 처해지기 전까지 밀워키에서 잘 지냈다고 말했다. 그는 1911년 1월 15일 동성애로 10년형을 선고받았다. 환자는 그가 제시한 사건의 날짜에서 모순을 발견하지 못했으나 위에서 말한 것처럼 그의 말은 전혀 신뢰성이 없었다.

6월 28일 국방부로부터 온 편지는 그가 1909년 1월 14일 군대를 탈영한 L이라는 이름의 사람과 같은 사람인지를 확인하기 위하여 J. E. M.이라는 사람의 신원확인을 요청하였다. 편지에 동봉된 사진은 환자의 모습이었다.

그는 어린시절 홍역과 볼거리를 앓았으나 건강하게 회복되었다. 임균과 매독 감염은 부인하였다(혈청 와셔맨 검사상 음성). 술집 난투극에서 그는 책상다리로 머리를 맞아 약 15시간 가량 의식을 잃었었다. 이것은 1908년 무렵이었다. 그는 두피 손상 이외에 다른 부상은 없다고 생각했고 단순한 드레싱으로 치료는 충분하다고 생각했다. 그 후 약 1년 동안 후두부위에 두통이 계속 되었고 절인감이 있었다. 그 후 위스키 두 잔만으로 충분히 취할 만큼 술에 대한 내성이 감소되었다. 그는 위 사건에 관심이 없었기 때문에 손상 후에 능력 또는 정신구조 내에 어떠한 변화가 있는 지에 대해 알지 못했다. 그는 18세경에 술에 빠져들기 시작했다. 그는 그 정도에 대해 자세한 설명을 주지 못했으나 보통 생활비를 제외하고는 모든 돈을 술을 사는 데 소비하였다. 그는 육지에 돌아올 때는 항상 술에 취한 상태였고 갈 곳도 할 일도 없다고 말하였다. 자위는 하지 않았다고 했다. 그는 평균적인 나이에 정상적인 성관계를 가졌다고 주장했다. 그는 동성간 성행위로 10년형을 선고 받았음에도 불구하고 성도착을 강력하게 부인했다. 그는 자신의 범죄사실에 대해 무죄를 주장했다. 그는 전에 한 번도 체포된 적이 없다고 말했으며 그에 대한 유죄판결은 그가 이유를 알 수는 없지만 그들이 그에게 화가 나서 날조된 사건에 의한 것이라고 믿고 있었다. 위와 같은 범죄 사실로 유죄판결을 받은 후 그는 교도소에 보내졌다. 그가 그곳에 보내진 후 얼마 동안은 의자공장에서 일을 하며 잘 지냈다. 그는 이러한 일을 싫어했다. 왜냐하면 그곳에서는 먼지와 톱밥을 흡입해야 하기 때문이었다. 그는 그것으로 인해 결핵에 걸릴 것을 두려워했고 다른 곳으로 보내줄 것을 요청했다. 이러한 요청은 결국 허락되어 그는 주방에서 일하게 되었다. 그는 그곳에서 잘 지내지 못했다고 했다. 곧 다른 어려움을 겪었고 지하 감옥에 보내졌다. 그곳에서 침대에 묶인 채 약 12개월을 지냈다고 생각하고 있었다. 그는 그 기간 동안 빛을 보지 못했다고 했다. 그는 왜 이러한 엄격한 조치가 내려졌는지 몰랐다. 그러나 그가 묶였었다는 것은 사실이었다. 그는 현재의 어려움이 언제 시작되었는지 몰랐다. 그는 의사에게 두통과 구토에 대해 자주 호소했다고 말했다. 두통은 후두부에서 심했고 때때로 더 심해졌다. 그는 현재의 시설로 이송된 것을 기억하지 못했고 이곳에 도착 후 처음 2-3일간 있었던 일들을 기억하지 못했다.

그가 이곳에 가지고 온 소견서에는 다음과 같이 쓰여 있었다.

"환자는 동성애로 유죄판결을 받았고 현재 복역 중이다. 1912년 2월 6일 처음 증상이 나타났다. 심한 두통으로 교도소 의사의 처방을 받았다. 위 날짜 이전에 이 환자에 대한 교도소 기록을 보면 1911년 4월 15일과 8월 10일 경련이 있었다. 이들에 대해서는 자세한 기록은 없었다. 그 당시 교도소 의사는 환자가 기질성 뇌질환 증상을 보였다고 기록했다. 1912년 2월 26일 그는 폭력적으로 되었고 그 이후 강박을 해야만 했다. 그에 앞서 얼마동안은 그의 행동은 기괴했다. 이 병원으로 이송되기 직전의 증상은 다음과 같았다.

자해와 타해를 방지하기 위하여 강박을 해야만 했다. 음식과 물을 주었을 때 의심을 자주 했다. 때때로 그가 음식을 원할 때 즉시 제공해 주지 않으면 시끄럽게 소란을 피웠다. 원인은 알 수 없었다. 적도 지역의 항해에서 머리에 손상을 받았다는 불확실한 기억이 있었다. 질병이 처음 시작되었을 때 타살의 위험이 있었다."

환자는 1912년 6월 15일 오전 10시 30분에 이 병원에 입원되었다. 입원시 그는 두 명의 직원에 의해 이끌려 왔다. 그의 다리는 쇠사슬이 채워졌고 손에는 수갑이 채워졌다. 그는 분명히 도움을 받지 않고는 설 수 없었고 혼자 세워두자 곧 쓰러졌다. 동공은 크게 확대되었고 우안에 내사시가 있었다. 안면 근육은 돌아갔고 작은 소리로 빠르고 무감각하게 혼자 말을 계속 반복했다. "먹을 것을 줘라. 나는 그것을 할 수 없다. 먹을 것을 줘라…"

그는 깊은 혼돈에 있는 것 같았다. 그가 어디쯤 있는지를 알 지 못하는 것처럼 보였고 주의를 집중하지 못했다. 그는 완전히 접근이 어려웠다. 침대에 옮겨졌을 때 그는 아주 좌불안석했고 바닥으로 굴러서 다시 침대로 올라가지 못했다. 다리 근육은 약간의 강직이 계속 되었고 오른 발은 안쪽으로 감겨진 채로 유지되었다. 바늘로 여기저기 피부를 깊숙이 찔러도 반응이 없었다. 그에게 음식을 주었을 때 그는 음식에 덤벼들어 순식간에 입에 넣어 입을 가득 채운 후 삼켜버렸다. 그리고 기도를 자극하여 음식을 강제적으로 토해내었다. 그에게 질문을 해도 관심이 없었고 위에서 묘사한 것처럼 낮고 단조롭게 혼자 말을 계속했다. 그는 스스로 혼자 설 수 없었으나 누워 있을 때 그의 다리는 자유롭게 움직였다. 방에 혼자 있을 때 그는 이불로 얼굴과 머리를 덮은 채 침대에 조용히 누워있었다. 그러나 누군가 방에 들어가자마자 좌불안석하고 그들을 꼭 붙잡고 있었다. 병원에서의 첫 날밤 그는 잠을 잘 잤고 청결하게 유지했다. 다음 날 아침 그는 접근 불가했다. 그는 아침을 게걸스럽게 먹어치우고 혼자 계속해서 중얼거렸다. "먹을 것을 줘라, 마실 것을 줘라" 물을 그에게 주었을 때 한 번에 물을 다 마실려고 노력했다.

입원 다음 날인 6월 16일 낮 동안 그는 아주 즐거운 표정으로 손과 다리를 부비며 침대 옆에 앉아 있는 모습이 자주 눈에 띄었다. 그렇지만 누군가 그의 방에 들어갔을 때 즉시 위에서 묘사한 것과 유사한 문구를 혼자 중얼거리기 시작하며 좌불안석하고 사람들을 꼭 쥔 채 질문에는 관심을 갖지 않았다. 다음날인 6월 17일 그는 상당히 좋아졌다. 사람이 다가서도 행동이 훨씬 조용해졌고 도움 없이도 안정되게 방안을 왔다 갔다 하며 15분에서 20분 정도 창문을 통해 마당을 보기도 했다. 누군가가 그에게 다가갔을 때 그의 걸음걸이는 훨씬 불안정해졌고 종아리와 허벅지가 넓게 꼬이는 것이 관찰되었다. 입원시 존재했던 사시는 완전히 사라졌고 동공은 약간 확대되어 있었다. 17일 오전 그는 옷을 요구했고 산책을 위해 마당에 나가는 것이 허락되었다. 몇 가지 질문을 하였을 때 적절하고 조리 있게 대답했다. 그는 이름은 J. E. M.이라고 말했고 나이는 모른다고 했다. 그는 배에서 떨어졌는데 배이름은 워싱턴이었고 그가 얼마나 오랫동안 배에 있었는지 몰랐으나 꽤 오랜 기간이었다고 생각했다. 그가 지금 어디에 있는지 물었을 때 그는 군함 내 영창에 있다고 말했다. "어디라고요", "모르겠습니다." 그가 미쳤는지를 물었을 때 그는 "아니오"라고 대답했다. 언제 여기에 왔습니까? "1년 전" 그에게 무슨 문제가 있는지를 물었을 때 "아무 문제없습니다. 그들은 나를 너무 오랫동안 감금했습니다." 대변을 마지막으로 본 것은 언제냐고 물었을 때 "약 1주 전"이라고 대답했다.

6월 19일 그는 과거에 대해 조리 있게 논리적인 설명을 했다. 그는 자유롭게 말했고 면담자와 모든 면에서 협조가 잘 되었다. 요청에 대해 잘 순응했다. 그날 실시한 신체검사상 그는 잘 단련된 건장한 백인이었다. 얼굴은 약간 비대칭이었다. 피부는 부드럽고 매끄러웠으며 여드름은 없었으나 여러 개의 문신이 있었다. 후두부에는 선상의 함몰된 흉터가 있었다. 근육 긴장도는 좋았고 근력은 상지에서 좋았다. 하지에 대한 처음 검사에서 수동적 움직임에 충분히 저항할 수 없다고 말했지만 암시를 주자 하지의 근력은 훨씬 강해졌고 상지의 근력과 같아졌다. 악력은 강했고 양쪽이 같았다. 꾸준하게 서있게 하고 확고한 걸음걸이를 암시했을 때 자세와 걸음걸이는 손상되지 않았다. 혼자 세워 두었을 때 약간 불안정한 경향이 있었다. 눈을 감고 발을 모으게 했을 때 상당히 흔들렸다. 그는 넘어질 것 같다고 말하였다. 자발적 움직임은 잘 수행하였다. 그는 어떤 손으로도 정확하게 원, 삼각형, 사각형을 공중에 그렸다. 움직임은 꾸준했고 정확했다. 손가락-코 검사, 손가락-손가락 검사상 협조(Coordination)가 약간 손상되었다. 움직임의 종결시 약간의 떨림이 있었다. 허벅지 근육은 약간의 강직성 비틀림을 보였다. 이것에 주의를 집중시켰을 때 그는 어느 정도 그것을 조절할 수 있었다. 앉아 있게 했을 때 비틀림은 해소되었다. 그는 그것이 약한 발목 때문이라고 말했다. 혀를 내밀게 했을 때나 이빨을 보이게 했을 때 입술은 떨리지 않았다. 손가락과 팔을 펴게 했을 때 미세한 떨림이 있었다. 얼굴 근육의 떨림은 없었다. 마비는 없었으나 하지가 약간 약한 것처럼 보였다. 위축이나 비대는 없었다. 삼두근과 요골 반사는 분명히 증대되어있었다. 대퇴근 건을 두드렸을 때 허벅지 근육의 활발한 수축에 이은 가벼운 경축이 이어졌다. 한 쪽 무릎을 두드렸을 때 다른 쪽 무릎이 잠깐 동안 가벼운 경축을 보이는 경향이 있었다. 무릎차기는 분명하게 증대되어 있었다. 아킬레스건도 증대되었다. 발목 경축은 없었다. 기계적 자극에 대한 근육의 자극성은 증대되어 있었다. 발바닥 방어 반응이 약하다는 점을 제외하고는 표재성 반사는 정상이었다. 피부 감각도 정상이었다. 냉·온은 쉽게 구별되었고 바늘에 의한 가벼운 터치를 느꼈고 위치를 정확하게 지적했다. 위치감각도 정상이었다. 입체인식불능증은 양손 모두에서 나타나지 않았다. 과도한 발한도 없었다. 눈은 맑았고 홍채는 갈색, 동공은 둥글고 규칙적이며 약간 확대되었지만 모든 검사에 잘 반응했다. 눈의 움직임은 모든 방향에서 잘 되었으며 안구진탕이나 사시는 없었다. 시력은 양쪽 모두 약간 떨어졌으나 안경을 쓰면 좋아졌다. 유리체는 맑았다. 외직근은 약간 약화되었고 각막과 시야는 정상이었다. 안저도 약간의 충혈이 있는 점을 제외하고는 정상이었다. 후각, 청각, 미각, 언어는 손상되었다.

정신은 명료하였다. 그는 말을 쉽게 이해했고 대답은 신속하고 적절했다. 시간에 대한 지남력은 없었다. 그는 이곳이 어떤 곳인지 안다고 했다. 그것에 대해 어제 들었다고 했다. 그는 교도소의 지하 감옥에 갇혀 있던 1년 중 수 개월에 대해 기억상실이 있다고 주장했다. 그는 그곳으로부터 이 병원으로의 이송에 대해 모른다고 했다. 그는 이곳에 도착한 것과 처음 이틀 동안 어떻게 행동했는지 기억하지 못했다. 그는 6월 17일에 주위를 지각하기 시작했고 그가 어디에 있는지 희미하게 깨닫게 되었다고 말했다. 환청 또는 망상은 그 당시 존재했었지만 이끌어낼 수 없었다. 그는 교도소에서 괴롭힘을 당했고 클로로폼 가스를 마셨으며 음식에 약을 넣었다고 말했다. 그들은 그를 이곳으로 보낼 수 없었기 때문에 그를 제거하기 위해 갖은 노력을 했고 의사는 에테르를 그의 목에 부었다고 했다. 그는 의사의 이름을 알지 못했으나 그것이 에테르라는 것은 냄새로 알았다고 했다. 이것 때문에 그가 이곳에 도착시 그의 다리를 이용할 수 없었다고 했다. 그는 왜 그러한 대우를 받았는지 몰랐으나 그들이 원한을 품었다고 생각했다. 환청은 이끌어 낼 수 없었다. 그가 어떤 것을 보았는지를 물었을 때 지하 감옥은 깜깜했기 때문에 아무것도 볼 수 없었다고 말했다. 음식에서는 항상 나쁜 냄새가 났고 때때로 그것 때문에 구토를 했다고 했다. 한번은 하얀 분말을 보았다고 했다. 그에게 작용하는 전기, 충격, 외부적 힘 등은 없다고 생각했다. 그는 그가 어떤 것도 몰랐던 기간이 반이었기 때문에 지하 감옥에서 얼마나 오랫동안 묶여있었는지 몰랐다. 그들은 그에게 바늘로 찔렀다고 했으며 피하주사의 증거로 그의 팔위의 흔적을 제시했다. 얼굴 표정은 완전한 만족을 표시했다. 그는 아주 좋은 상태이며 걱정하는 타입이 아니기 때문에 어떤 것도 걱정하고 있지 않다고 했다. 여기서 잘 대우를 해주고 있다고 말했다. 통찰은 불완전했다. 그가 미쳤는지를 직접 물었을 때 아니라고 대답했다. 입원시 그가 보인 여러 가지 증상을 설명해주었을 때 그가 그러한 증상을 보였다면 미친 것이 틀림없다는 것에 대해 기꺼이 동의했다. 장기 기억은 검사상 손상을 보이지 않았다. 그가 어디에 있는지 처음 깨달았다고 한 6월 17일까지 지난 수개월간에 걸쳐 애매한 기억 상실이 있었다.

주의력은 보존되었다. 그는 계산문제를 잘 못하는 것을 제외하고는 지적검사에 잘 반응을 했다. 윤리적 문제에 대한 질문에서는 주로 무지 때문에 다소 낮은 도덕적 수준을 보이는 대답을 했다. 6월 17일 이후 병실에서의 생활은 완전히 정상이었다. 그는 독서와 다른 환자와의 대화로 대부분의 시간을 보냈다. 그는 환경에 대해 완전히 만족해했고 주위 사람들과 스스럼없이 대화를 했으며 자신의 상태에 대해 서서히 통찰을 얻어갔다. 그렇지만 그는 여전히 에테르를 그가 모르게 쏟아 붓는다는 주장을 계속 했다. 그는 이러한 일이 지하 감옥에 갇혀 있을 때 실제 발생한 일이라고 분명하게 기억한다고 말했다. 그렇지만 그는 그 당시 그들이 그에게 원한을 갖고 한 것이라고는 생각하지 않았고 그들이 생각하기에 최선의 것을 한 것이라고 생각하고자 했다. 입원 후 4일이 지난 6월 19일, 그와의 대화에서 그는 모든 면에서 완전히 정상적 행동을 보였다. 위에서 말한 기억상실을 말하였고 솔직하게 이야기하는 것 같아 보였다. 입원시 존재했던 신체증상이나 망상, 환각은 관찰되지 않았다.

마지막으로 국방부에서 그의 신분확인을 위해 보내준 사진을 보여주었을 때 그는 약간의 감정 반응을 보였으며 사진 속 모습은 자신이라고 말했다. 그러나 그는 계속해서 군인이었다는 사실을 부인했다. 대체로 그는 문제를 가볍고 좋은 쪽으로 보려고 했다.

그의 발병 경과는 전형적인 히스테리 정신병의 예를 보여준다. 심각한 혼돈, 여러 가지 다양한 신경학적 증상, 감각장애 특히 바늘로 찔러도 무감각한 감각, 기억상실과 환경변화 후 빠른 회복,

이 모든 것들은 진단에 들어맞는다. 이것은 죄수들에서 자주 보이는 반응 양식이고 이것을 설명하는 더 좋은 용어가 없어서 감옥 정신병이라고 부르는 것이다. 어쨌든 환자가 보인 증상의 진정성은 의심할 수 없다.

우리가 그러한 유형의 정신병적 반응은 불안정하고 심하게 취약한 정신구조와 좋지 않은 환경, 이 사례에서는 감옥 환경의 상호작용 결과라는 사실을 기억할 때 위와 같은 사례를 더 잘 이해할 수 있다.

1912년 7월 16일 그는 회복되어 퇴원하였고 해군 당국에 인계되어 다시 감옥으로 돌아갔다. 감옥에 돌아간 후 곧 그는 우울, 말없음, 자신과 주변에 대한 무관심, 비체계적인 망상이 주목되었다. 신체적으로 빈혈기가 있었고 전반적인 떨림과 검사상 반사가 증가되었으며 롬버그 증후가 양성이었다. 정신병원에 두 번째 입원 시 환자를 데리고 온 의사는 감옥으로부터 오는 도중 그가 보스턴 레스토랑에서 종업원이 그를 추적했다며 공격하려고 했다고 말했다. 기차를 타고 오는 동안 의사에게 그에게서 눈을 떼지 않으면 의사의 머리통을 부숴버리겠다고 했다.

그는 1913년 2월 6일 주립정신병원에 재입원되었다. 입원 시 신체검사상 시력이 약간 떨어진 점, 이 때문에 안경을 주어야 했던 점을 제외하고는 이상이 없었다. 뒤에서 보는 것처럼 정신이 명료했음에도 시간에 대한 지남력은 상실되어 있었다. 비록 1분 뒤에 그가 위치한 건물의 이름을 정확히 맞추었지만 처음에는 건물의 이름을 모른다고 답했다. 그는 그를 여러 가지 방법으로 괴롭히고 다른 감옥으로 보내려고 한다고 생각하는 해군 관리에 대해 매우 적대적으로 말했다. 입원 다음날인 2월 7일 그는 해군 장교에게 다음과 같은 편지를 썼다.

1913년 1월 29일 하워드홀

해군 장교님께–나는 내 생명을 위태롭게 할 수는 없기 때문에 당신이 조사를 해주었으면 감사하겠다. 그것은 계속적으로 나의 음식 속에 있고 종종 내 방 공기속의 분말가루가 나를 질식시키는 것을 느낀다. 당신이 할 수만 있다면 나에게 알려 달라. 이만 줄인다.

감사드린다.
J. E. M.

환각은 관찰되지 않았고 망상적 생각은 해군관리에 한정된 것이었다. 그들이 그를 괴롭히고 있고 처음에 그에게 부당한 처분을 하였으며 그들에게 보복할 것을 두려워하고 있다고 말했다. 지능검사상 그는 꽤 잘 대답을 하였다. 그러나 검사하는 의사는 그가 자주 의식적으로 질문에 틀린 답을 한다는 것을 발견했다. 처음에 그는 정서적으로 다소 우울해 하였으나 나중에는 사라졌다. 그는 행동에 있어서 문제를 쉽게 유발하였고 쉽게 자극되었으며 남을 비난하는 경향이 있었다.

그렇지만 행동에 있어서 이러한 장애는 의사가 있을 때마다 더 악화되었다. 그는 서서히 보조원들과 친해졌고 병동 일을 기꺼이 도왔으나 의사가 그를 검사하려고 시도할 때마다 매우 공격적으로 되었다. 이것은 특히 이 병원에 처음 입원시 그를 담당했던 의사가 다시 맡게 된 1913년 12월에 뚜렷해졌다. 그 당시 그는 수개월 동안 행동을 아주 잘했고 일상생활에서 정신병의 단서는 발견할 수 없었다. 그렇지만 의사가 그를 검사하고자 시도할 때마다 계속해서 망상적 생각을 선전하였다.

전에 진료했던 의사가 돌아와 그에 대해 검사를 하기 전인 1913년 12월 22일 까지는 모든 것이 좋았다. 그러나 의사가 돌아온 후 환자는 매우 공격적이고 위협적인 태도를 보였고 모든 종류의 기괴한 망상을 이야기하기 시작했으며 거의 한 달 동안 흥분과 파괴적 상태를 계속했다. 이러한 기간이 지나자 그는 의사에게 그의 행동에 대해 사과하며 잠깐 동안 난동을 부릴 수밖에 없었던 것은 그의 기질 때문이라고 말했다. 그리고 다시 교도소에 돌아가지만 않는다면 행동을 아주 잘 할 것이라고 약속했다. 이것이 1914년 1월 초였다. 그 이후 그는 모든 면에서 모범적인 환자였다. 그때 이후 그가 어떤 발작도 보이지 않은 것은 말 할 것도 없고 어떠한 정신병적 증상도 보이지 않았다.

그 후 그는 모범적이었고 자발적으로 병동 일을 도왔으며 한번은 몇몇 환자들이 탈출을 시도한 과감한 음모를 성공직전에 막아냈다.

병원 집행부와 병원에 상주했던 해군 장교인 쉬한 박사의 추천으로 그의 나머지 형기가 감면되었다. 그는 1914년 6월 29일 석방되었다. 석방되기 전 6개월 동안 그의 행동은 모범적이었고 이 기간 동안 실외에서 상당한 자유가 주어졌지만 결코 이러한 특권을 남용하지 않았다.

이 남자의 감형의 경이적인 효과는 명백했다. 다른 한편 우리는 이 특이한 사람이 다시 감옥으로 돌아갔다면 오래지 않아 심각하게 문제 있는 환자로 다시 보게 될 것이라는 점도 역시 확신한다.

이 사례는 여러 점에서 매우 흥미롭다. 첫 번째, 흥분을 아주 잘하고 반응이 빠른 감정적인 유형의 사람이 스트레스 상황에 처하게 되었을 때 쉽게 정신적으로 붕괴되는 것에 대해 통찰을 준다. 이런 유형의 사람은 감옥 규율하에서 관리하는 것이 매우 어렵다. 우리 생각으로는 정신병원과 교도소 중간 정도의 시설이 필요하다고 판단한다. 이러한 사례에 대해 우리의 사법체계가 일정기간의 형을 선고하는 것은 대단히 비합리적이다. 우리의 감옥이 교화시설로 기능하고자 한다면 이러한 특이한 사례에 있어서는 교화에 어느 정도의 기간이 소요될 지 미리 예측할 수 없다는 것은 분명하다. 이것은 마치 폐결핵을 앓고 있는 사람에게 그와 같은 사람을 위해 마련한 장소에 일정기간, 예를 들면 5년 동안 회복여부와 무관하게 가 있어야만 한다고 하는 것과 유사하다.

이러한 사례는 다음과 같은 점을 고려하여 형기를 감면할 수 있게 하는 것을 제안한다. 무엇보다 동성애는 그러한 행동에 동의를 할 능력이 안 되는 사람에게 행해지거나 강제로 행하지만 않는다면 투옥에 의해 처벌할 수 있는 범죄라고 생각되지 않는다. 성적 기능의 이상은 죄가 아니라 질환이다. 따라서 사법기관이 아닌 의사의 관리하에 있어야만 한다. 둘째, 남자는 2년 동안 해군에서 좋은 성적으로 복무를 했다. 우리의 판단으로는 이런 사람은 상습범죄자가 되지는 않을 것이다. 그러므로 적어도 한 번의 기회는 주어야 할 가치가 있다. 그렇지만 이러한 고려는 여기서 논의하는 범위를 벗어난 것이다. 이러한 사례는 정신질환을 흉내 내는 것이 실제 정신질환과 얼마나 밀접하게 관련된 것인지를 잘 설명해 준다. 둘 다 모두 같은 기초를 갖는 토대에서 나오는 증상임을 보여준다. 주어진 사례에서 어떠한 증상이 진짜이고 가짜인지를 구별하는 것은 거의 불가능하다. 그의 첫 번째 입원시 그는 중대한 정신질환을 앓고 있었고 그것으로부터 누가 보더라도 완전히 회복한 것이었다. 그 후 같은 스트레스 상황에 처하게 되었을 때 그는 다시 그 상황을 대처할 수 없게 되었고 우울해하고 의심하며 망상적으로 되었다. 그렇지만 우리의 마음에는 이러한 증상에 대해 그 진정성에 상당한 의심이 있다. 분명한 진실은 이러한 사람의 정신병질적 기질이다. 그것이 스트레스하에서 한번은 중대한 정신병을 발생시키고 다른 한번은 꾀병을 발생시킨다.

이러한 사례는 범죄자를 위한 정신병원에서는 결코 예외적인 것이 아니다. 교도소가 일반 사회에서보다 10배나 많은 정신병 환자를 병원에 보내게 되는 것은 이러한 유형의 죄수들 때문이다.

우리가 꾀병에 대해 가지고 있는 모든 확신은 국립정신병원에서 정신병 범죄자들과의 광범위한 경험으로부터 얻어진 것이다. 우리가 정신적으로 정상인 꾀병 환자를 아직 보지 못했다고 주장할 때 우리의 경험이 다소 어느 한쪽에 치우진 것이라는 사실을 충분히 의식하고도 그러한 주장을 한 것이다. 우리가 말하고자 하는 것은 우리가 관찰한 환자는 정신병원이라는 범위 내에서 우리의 관심을 끈 것이란 점이다. 그래서 순수한 꾀병환자를 보지 못한 것은 이러한 환경에 기인한 것일 수 있다. 우리는 이러한 점에 대해 더 이상 다투지 않겠지만 우리가 감옥과 법정에서 꾀병임이 확정으로 인정된 경험은 없다는 사실을 말해둔다. 우리는 우리가 말한 유형의 사람들을 나중에 병원에서 환자로 만나 연구하게 된 많은 기회를 가졌다.

꾀병임이 인정되어 교도소에 보내진 사람들의 그 후의 경과를 추적하고 이들 중 얼마나 많은 사람들이 정신병원에 가게 되는 지를 연구하는 것은 매우 흥미로운 연구이다. 이러한 사람의 숫자가 상당하다는 것이 최초 조사자의 진단적 능력에 대한 비판으로 해석되어서는 결코 안 된다. 그것은 꾀병환자들에게서 결코 정상으로 볼 수 없는 유형의 사람을 본다는 것과 그들에게서 실제 정신질환 뿐 아니라 꾀병도 결코 드문 현상이 아니라는 우리의 주장을 실증하는 것이다.

우리는 매년 꾀병으로 판단되어 교도소로 보내지는 상당수가 나중에 진실로 인정되어 정신병원으로 이송되고 있다고 확신한다. 그렇지 않다면 많은 연구자들이 보고하는 죄수들이 일반 사람들보다 10배 이상 정신질환이 많다는 사실을 설명하기 어렵다. 분명히 이것은 환경에만 기인하는 것일 수는 없다. 그 이유는 주로 교도소에 들어가는 사람들의 유형에 있다. 그들 중 많은 사람은 교도소에 보내질 때 이미 정신이 이상했거나 그러할 잠재인자를 가지고 있었다. 그리고 투옥과 같은 어려운 환경 속에 처하게 되었을 때 쉽게 정신질환이 발생된다. 우리는 이것을 이들에게 정신병원으로의 이송이 가지는 바람직한 효과에서 잘 설명할 수 있다. 우리는 꾀병 그 자체가 병적 현상이고 항상 정신적으로 열등한 사람들에게서 나타나는 것이라는 의견이 옳다고 확신한다. 그것은 심인성 질환으로 간주될 수 있고 번바움과 기타 다른 많은 학자들에 의하면 꾀병의 발생가능성은 퇴행적이고 결함 있는 정신구조의 지표이다. 시멘스(Siemens)는 "흉내 내기를 한다는 것이 결코 그 질병을 모방한다는 것에 대한 입증이 아니다. 정신질환의 존재를 배제할 수는 없다"라고 말했다. 펠만(Pelman)은 정신적으로 정상인 사람들에게서 흉내 내기가 나타나는 것은 극히 드물다고 주장했다. 그는 흉내 내는 것과 한 개인의 실제 특성을 표현하는 것을 구별하는 것은 항상 곤란한 일이라고 했다. 멜부르치(Melbruch)도 흉내 내기는 정신적으로 비정상적인 사람들에게서만 관찰되는 것이라고 했다. 왜냐하면 그러한 대다수의 사례에서 만약 정신질환이 존재하지 않는다면 그러한 사람들은 정신적 균형감이 심하게 결핍되어 항상 정신병의 가장자리에 서 있기 때문이라고 했다. 펜타(Penta)는 꾀병환자들을 철저히 조사한 연구결과 보고에서 꾀병은 항상 병적 현상이라는 결론에 도달했다고 발표했다. 그것은 약하고 무능력한 사람들이 힘든 상황에 직면할 때마다 의지하게 되는 수단이라고 했다. 따라서 그것은 히스테리, 신경증, 기타 유형의 정신병질과 정신병자 그리고 중대한 범죄자에게서만 나타나는 것이라고 보았다.

우리가 정신적으로 건강하다고 생각한 꾀병 사례에 대한 위와 같은 언급은 우리의 논의를 순수한 정신병 밖에서 꾀병의 실제 대부분을 구성하는 경계선에 위치한 사람으로 돌리게 한다. 여기서 우리는 앞에서 언급한 성격유형에 대한 본스테인(Bornstein)의 고전적 기술을 인용하고자 한다. 그에 의하면 위와 같은 사람들은 유전적인 오점을 가지고 태어나며 특정한 신체적 이상(예를 들면 귀, 구개, 두개골 형성, 모발의 성장 등에서의 이상)을 가지고 있고 아이 때부터 이미 이들의 개성에서 결정적인 정신적 특성을 보인다고 한다. 무엇보다도 그들은 심한 과민함과 여러 정신 기능간의 조화로운 관계가 부족한 특징을 보인다. 이러한 부조화는 지적 기능에 대한 정서적 요소의 지배로 표출되고 정서적 기능에 지적 기능이 완전히 종속된다. 더욱이 그들의 느낌은 강도와 기간 모두에서 비정상적 방식으로 표현된다. 정서반응은 지나치게 강하거나 반대로 자극에 비해 비정상적으로 약하다. 그리고 표현의 지나침에도 불구하고 빠르게 사라지거나 지나치게 오랫동안 과도한 강도로 유지된다. 표현의 강도가 강하거나 기간이 지속적임에도 불구하고 이러한 정서적 반응은 항상 진정한 깊이가 없다. 그들은 항상 피상적이고 근거가 충분치 않으며 사건 의존적이다. 강렬한 사랑에서 타오르는 증오, 깊은 존경심에서 혐오, 변치 않는 충성에서 잔인한 배반 등과 같이 한쪽 극단에서 다른 쪽으로의 전환은 이러한 사람들의 일상 경험을 구성한다. 그들은 힘과 주도성이 부족하고 확고하지 못하며 변화무쌍하다. 또한 자기비하를 하는 경향이 있다. 정서적 영역의 지배와 잦은 모순 그리고 여러 감정 표현간의 부조화는 병적 의심, 병적 공포, 지나치게 과장된 자기중심주의 그리고 모든 장소에서 개인적인 손해나 모욕을 느끼게 만드는 예민함을 불러일으킨다. 결국에는 그들은 성적 본능의 지나친 발달을 보이게 되고 정상적 성 발달로 부터 여러 가지 탈선을 나타낸다. 그들 대부분은 이성적 능력이 부족하고 충동과 이것이 맞다는 단순한 느낌에 전적으로 의지하여 행동한다. 그 밖에도 이들 중 많은 사람들은 형이상학적 공상과 백일몽에 몰두하는 강한 경향성을 보이고 인생에 대한 냉철한 논리와 상관없이 그들이 결코 충족할 수 없고 어떻게 다루어야할지도 모르는 꿈과 같은 공상을 사실로 변형시키는 경향을 나타낸다. 이들은 인생이 요구하는 것에 대해서는 등을 돌린 채 자신만을 내세우고 수시로 변하고 모든 외적 자극에 따라 수시로 강도와 깊이가 변하는 변화무쌍한 감정의 놀음에 굴복한다. 또한 자신의 견해, 판단 그리고 행동의 동기에 대해 확신이 없다. 이들은 인생에 대한 어떤 방향감도 없고 주된 생각도 없으며 의지도 주도성도 없이 살아간다. 뿐만 아니라 어떠한 체계적 노력도 할 수 없으며 가끔씩 순간적인 감정의 영향을 받아 나중에 무가치하고 헛된 것이라고 판명된 것들을 이루기 위하여 기꺼이 모든 것을 희생한다. 그들은 분명한 기준과 방향도 없이 순간적인 외부적 영향에 맹목적으로 의존한다. 그리고 인생의 어려운 상황을 겪으면 비참함과 결핍에 시달리며 유혹에 굴복하여 자주 방랑, 음주 그리고 범죄에 빠져든다. 감옥에서 그들은 자주 정신질환을 보이고 꾀병으로 간주되며 감옥과 정신병원을 왔다 갔다 한다. 그리고 그들이 다시 사회에 돌아가면 옛 생활을 반복한다.

이러한 불행한 자들을 다루는 정신과 의사들이 건강의 경계와 질병이 시작되는 지점을 발견하는 데 어려움을 겪는 것은 이상할 것이 없다. 이러한 사람들이 보이는 정신병은 대부분 순수하게 심인성이고 외부적 사건의 영향을 받는 증상의 민감성이 두드러진 특징가운데 하나이다. 주변 환경에서의 사건에 따라 증상이 형성되는 경향성은 자주 꾀병의 의심을 불러일으킨다. 왜냐하면 정신병의 의심을 받는 자들에게 너무 많은 행동의 자유재량이 있는 것처럼 보이기 때문이다.

우리는 이러한 일련의 사례에 대해 여러 곳에서 보고를 했고 이러한 사람들이 보이는 정신병의 성질과 성격에 대해 자세한 논의를 했었다. 대부분의 사례는 감옥과 정신병원 모두에서 한번 이상 발생하였고 체포와 투옥은 모두 새로운 정신질환의 발생을 유발하기에 충분했다.

다음 사례는 이러한 유형을 잘 설명한다.

사례 5

J. H., 백인 남성, 1913년 11월 13일 입원 시 나이는 27세. 그는 부정한 군입대 혐의로 포트머스 해군 교도소에서 1년형을 선고

받고 복역 중 그 곳 관리들에게 1909년 8월 7일 뉴욕의 로체스테에서 한 소녀를 살해했다고 말했다. 그는 아주 자세히 묘사했다. 그는 소녀를 로체스터에 있는 한 공동묘지에서 만났으며 강간을 시도했었고 저항하자 목을 졸라 살해했다고 말했다. 그녀를 죽일 생각은 없었으나 자기도 모르게 치명적 손상을 가하였다고 말했다. 그가 고백을 하게 된 것은 죄를 속죄하고픈 바람과 후회 때문이라고 했다. 그는 해군 당국에 설득되어 뉴욕 로체스터 민간 당국에 신병을 인계할 때까지 고백을 계속 했다. 그곳에 인계되었을 때 그의 알리바이가 확인되어 살인 혐의는 없는 것으로 인정되었다. 그래서 민간 당국은 그의 법적 지위를 결정하기 위해 상당한 조사를 했다. 그리고 마침내 해군 당국에 소속된다는 결정을 내리고 감옥에 다시 보내게 되었으며 이러한 사기 혐의로 1년형을 추가로 받고 1909년 12월 13일 새로운 형을 살기 시작했다. 새로운 형을 선고 받는 동안 그를 괴롭힌다고 주장하며 위병하사관을 공격했다. 이러한 공격으로 그는 5년형을 추가로 받았다. 1913년 7월 16일 이 병원에 입원할 때까지 복역 중이었으며 병원 입원 시 다음과 같은 소견서를 가지고 왔다. "첫 증상은 1910년에 나타났다. 환자는 1909년 8월 7일 한 소녀를 죽였다는 고정된 망상을 가지고 있었다. 현 증상은 자책 망상과 전에 본적도 없는 의무 장교가 자신을 괴롭혔다는 피해망상이다. 흥분하고 폭력적이며 불손하다. 말은 천하고 지리멸렬하며 장교에 대해 공격을 시도했다. 콘코드 교도소에 있는 동안 1910년 2월 15일 자살을 시도했다."

이 병원에 처음 머무는 동안 그는 질서 있게 행동했고 감옥 관리들에 대해 가벼운 피해사고를 표현하는 것을 제외하고는 정신병적 증상은 없었다. 이곳에 있는 동안 단 한번 문제를 일으켰고 이것은 순전히 그의 잘못이었다. 그는 1913년 9월 23일 퇴원하였고 진단은 "정신병은 없으며 정신병질적(psychopathic) 기질"이었다. 그는 해군 교도소로 다시 보내졌다. 그곳에 되돌아갔을 때 그는 말라리아에 감염된 것이 주목되었다. 그는 이것이 정신병원에서 감염된 것이라고 주장했다.

그는 1914년 3월 15일 다음과 같은 소견서를 가지고 이곳에 다시 입원하였다. "환자는 해군에 입대하기 전 코카인을 흡입했다고 말했다. 그의 말에 따르면 그가 저질렀다고 믿고 있는 살인은 피해자가 성관계를 거부했기 때문에 일어난 일이라고 했다. 환자는 현재 1909년에 살인을 저질렀다는 고정된 망상을 가지고 있다. 그는 계속 괴롭히는 사람들로부터 벗어나기 위해 속죄하기를 원하고 있다. 그는 자극을 받을 때면 분노하고 울부짖으며 지리멸렬한 이야기와 함께 자해를 시도하기도 한다. 마당에서 일을 하는 동안 이유 없이 동료 환자를 때리고 삽으로 위협한다. 조증 발작동안 그는 지저분했고 감옥안의 가구를 부수었으며 매우 어렵게 억제될 수 있었다. 그는 늘 두정부에 바늘로 찌르는 듯한 통증과 마비를 호소했다." 이러한 증상의 가능한 원인으로서 감옥의 틀에 박힌 생활을 들 수 있다. 이것은 1년형을 추가로 선고 받게 한 살인을 저질렀다는 것과 같은 사기에서 볼 수 있다. 이번에는 이것이 그를 이 병원에 다시 보내게 한 증상가운데 하나이다. 병원에 다시 오게 된 것에 대한 환자의 설명은 다음과 같다. "포츠머스 교도소에 이송된 직후 관리들은 미친 녀석, 독한 놈이라고 부르며 괴롭히기 시작했다. 그는 위병 하사와 갈등이 있었다. 왜냐하면 그를 저주했기 때문이다. 그는 살인에 대한 이야기를 표현하기 시작했고 이것이 그를 다시 병원에 보내게 한 이유라고 생각한다."

두 번째 입원시 정신상태 검사와 의사의 기록에는 눈에 띄는 정신병적 증상은 없었다. 환자는 여전히 그가 로체스터에서 실제로 죄를 범하였다고 주장하고 그것에 대해 자세히 이야기 했다. 그는 포츠머스 교도소에 갇혀있는 동안 전에 범한 죄에 대해 후회를 했고 고백을 결심했다고 말했다. 두 번째 입원기간 동안의 그의 행동은 모범적이었다. 그는 1914년 4월 20일 위원회에 출석했고 정신병질적 성격이라는 진단이 내려졌다. 의견서에는 다음과 같이 쓰여 있었다. "환자의 이야기에 있는 비정상적인 것들로부터 진실을 가려내는 것은 매우 어렵다. 환자의 일반적 감정 반응 중에서 많은 것들이 그 이야기와 잘 들어 맞는다." 환자가 자신을 순교자로 위치시키기 위해 곤란을 유도했다고 생각된다. 이 모든 것이 그의 과대적 성격과 잘 맞는다. 억압을 받게 될 때 그는 자신의 중요성을 충족시키는 방법으로 그것을 끌어들였다. 병원에 입원해있는 마지막 기간 동안 환자는 교도소에 다시 보내지는 것을 불안해하며 그가 입원 시 표명했던 생각을 모두 포기 했다고 말했다. 의사는 그가 이 병원에 두 번 입원한 것은 모두 그가 꾀병을 한 것이라는 확신을 하게 되었다. 그가 꾀병을 하게 만든 주된 불안은 교도소에서 잘 지낼 수 없는 자신의 무능력 때문에 또 다른 형을 선고 받는 것이었다고 말했다. 그는 이것을 피하는 유일한 방법은 심하게 미치는 것이라고 생각했다. 환자는 1914년 7월 9일 이곳에서 퇴원되어 교도소에 다시 보내졌다.

환자는 1914년 11월 13일 병원에 다시 입원했다. 소견서에는 "진단 : 기질적 정신병질 상태(입대 전부터 존재한 것임, 복무 중 발병한 것이 아님). 그는 올해에만 약 4개월간 정신병원에 입원했었다. 그의 상태는 좋아지지 않았다. 2일전 갑작스런 발작이 있었다. 그는 그 이후 엄격한 감시 하에 있게 되었다. 그는 신입 죄수를 때렸고 방안에 갇힌 후에는 의자를 부수어 강박을 해야만 했다. 그를 군내 감옥에 가두는 것이 바람직한 것으로 보이지 않는다."라고 쓰여 있었다.

이번 입원동안에 환자에게서 본질적으로 새로운 것은 나타나지 않았다. 환자는 처음부터 조용했고 잘 행동했으며 근로부서에서 자발적인 근로를 했다. 정신질환의 증후는 없었다. 물론 그를 병원에 세 번째 입원하도록 하게 한 그가 연루된 문제에 대해 감옥의 관리를 다시 비난했다. 환자가 마지막으로 갇혀 있었던 해군교도소 의무관이 보내 온 편지에는 그곳에서 환자를 감시하는 동안 환자는 훌륭한 노동자이며 성미가 급하다는 점을 제외하고는 모든 면에서 정상이라는 인상을 받았다는 내용이 쓰여 있었다. 그들이 주목한 유일한 어려움은 감옥에서 환자에게 불리하게 증언한 사람을 공격한 것이었다. 그 이후 그는 영창에 갇혔고 가까이 오는 사람은 모두 죽이겠다고 위협했다. 군의무관은 환자가 미친 척하고 있다는 인상을 받았다.

세 번째 입원을 하게 된 상황에 대한 환자의 설명은 다음과 같다.

그는 사소한 규칙 위반 혐의로 감독관에 의해 사령관에게 보고되었다. 그는 그것이 죄가 되지 않는다고 항변했다. 감독관이 보고를 끝낸 후 그는 사령관에게 이 일로 행동을 잘 하면 석방시켜주겠다고 약속한 금년 7월에 석방을 못 하게 되는 지를 물었다. 사령관은 석방이 어렵다고 단호하게 말했다. 이 말을 듣자 그는 스스로를 억제하지 못하고 분노가 폭발하여 그에 대해 보고를 한 감독관을 때렸다. 그가 재입원을 하게 된 행동은 이 일이 있은 후 시작되었다. 환자는 이 일이 있기 전에는 감옥 규칙에 따라 약 4개월간 행동을 아주 잘 했다는 사실을 강조했다. 감옥에 수감되어 있는 동안 그는 실제 모범적 죄수였고 그것은 사실이었다.

현 입원기간 동안 그는 정신질환의 어떤 증후도 보이지 않았다. 그리고 앞 선 두 번의 입원을 하게 한 증상들은 그가 꾸며낸 것이라고 주장했다. 왜냐하면 그가 미친 것으로 여겨지지 않는다면 해군 당국에 의해 더 큰 처벌을 받게 되는 것을 두려워했기 때문이라고 했다.

이 남자의 과거력

환자는 농사일을 하는 평범한 가정출신이다. 조부모는 보헤미아 출신이다. 그는 그들에 대해 아무 것도 모른다. 아버지는 알코올 중독이었으며 신장염으로 사망하였다. 그 외의 가족력은 얻을 수 없었다.

환자는 그의 출생 장소와 시간을 잘 몰랐다. 그렇지만 현재 약 30세라고 믿고 있다. 7세경에 학교에 입학했으나 불량학생으로 낙인 되었다. 아버지는 결국 그를 학교에 보낼 수 없었다. 그는 가출을 습관적으로 했고 아버지가 찾아 데리고 올 때까지 온 나라를 방황하며 여기저기 농장을 찾아가 그가 집이 없는 고아라고 주장했다. 그는 학교를 완전히 포기한 후 농장에서 노동자로 일하며 평균적 임금을 받았다. 그는 자주 직장을 옮겼고 돈을 헤프게 썼으며 아버지를 재정적으로 조금도 돕지 않았다. 이러한 생활은 그가 아버지 이름으로 25달러짜리 수표를 위조하여 5년 형을 선고받은 1904년까지 계속 되었다. 그는 위조혐의로 미네소타 소년원과 교도소에서 형을 살았다. 1907년 가을 그는 가석방되었으나 킴리카라는 이름으로 군에 입대함으로써 가석방 규칙을 위반하였다. 약 한달 뒤 위와 같은 속임수는 그의 아버지를 통해 발각되었다. 그는 불명예 제대되었고 교도소에 보내져 6개월형을 살게 되었다. 그 기간이 끝날 무렵 다시 가석방되어 조지아 홀이라고 불리우는 미네소타 농장에서 일을 했다. 그곳에서 그의 발이 절단기에 잘릴 때까지 약 2개월간 일했다. 이 사건이 있은 후 그는 일을 오래 할 수 없게 되었다고 말했다. 고용주는 그가 쉬고 있는 것을 좋아하지 않게 되었고 그는 다시 교도소로 가게 되었다고 했다. 이에 대해 그는 가석방된 죄수들은 그들의 직장을 잃으면 교도소에 보내진다고 말했다. 감옥에서 2개월이 지날 때까지 감옥 당국은 그에게 새로운 직장을 얻어줄 노력을 하지 않았다. 그래서 그는 형기를 마칠 때까지 교도소에서 보내게 되었다. 그는 1908년

3월에 출소하였다. 그리고 약 2주후 고향집에 돌아갔다. 그 후 미네아폴리스에 가서 제임스 홀이라는 이름으로 해군에 입대하였다. 그러나 그는 신병모집장교에게 그의 감옥 경험과 군 경험에 대해 이야기하지 않았다. 입대 후 4개월이 지날 무렵 그는 뉴포트(Newport)에서 민간인 복장으로 배를 타다 붙잡혔다. 이것은 해군규정을 위반한 것이다. 환자는 군복을 입고 극장이나 댄스장 출입하는 것을 허락하지 않아 일을 저질렀다고 말했다. 그는 시내에 있는 Y.M.C.A.건물에 민간인 복장을 보관하고 그곳에서 옷을 갈아입곤 하였다. 그는 이러한 탈선행위로 불명예 제대되었다. 제대 전인 1908년 7월 군 재판에 회부되었었다고 말했다. 그 후 그는 프로비던스(Providence)로 갔고 허맨 한손이라는 이름으로 육군에 입대했다. 환자는 보스턴 내에 있는 앤드류 항구에서 다시 민간인 복장을 입고 하사와 다투다가 체포되었다. 환자는 하사가 술에 취해 싸움을 걸었다고 말했다. 이 일로 환자는 영창에 보내졌고 6개월형을 선고받은 후 불명예 제대되었다. 형기 중 2개월은 앤드류 교도소에서 나머지는 섬 교도소에서 복역하였다. 석방 후 그는 1주일 동안 뉴욕 시내를 방황하다가 로체스터에 갔다. 이때가 1909년 5월이었다. 그곳에서 그는 농장에서 일을 하다가 다음달인 1909년 6월 빌트라는 이름으로 해병대에 입대하였다. 그는 브룩크린 해병대로 보내졌으나 그곳에서 약 1주를 보낸 후 그의 총을 깨끗이 정비하지 않아 문제가 발생했다. 이 일이 보고되고 이전 사기들이 발각될 것이 두려워 탈영을 결심했다. 그는 로체스터에 돌아왔고 유리공장에서 일했다. 다시 제임스 홀이라는 이름으로 육군에 입대한 직후 코뼈의 결함 때문에 군에서 거부되었다. 이 일은 콜럼브스 군부대 내에서 발생했다. 육군에서 거부된 후 해군에 입대했고 노로포크(Norfolk)로 보내졌다. 그렇지만 마찬가지로 그는 코의 결함 때문에 거부되었고 전역명령서를 기다리는 동안 그가 사기로 입대하였다는 것이 발각되었다. 그는 군법원에 회부되었고 1년형을 선고받았다. 이때가 1909년 11월 20일이다. 이러한 일이 있은 후 그의 행적은 이미 앞에서 요약한 내용이다.

우리가 이 사람의 전체 인생역정을 고려한다면 그가 특별히 어려운 상황에 처하게 되었을 때 꾀병에 호소하는 것은 놀랄 일이 아닐 것이다. 그가 나타내는 모든 정신병적 증상이 흉내 낸 것이라는 사실은 그가 이것을 인정하지 않는다 할지라도 분명한 사실이다. 그러나 우리가 그를 정신적으로 정상인 사람으로 간주한다면 이것은 중대한 실수를 범하는 것이다. 어린 시절부터 이 사람은 정신병질적 특성을 보여 왔다. 이러한 것 중 특별히 강조되어야 할 것은 가출, 상습적 결석, 목적 없이 계속 바뀌는 직업, 명확한 목표를 향해 꾸준한 노력을 할 수 없는 무능력, 조기에 나타난 범죄 성향, 잦은 처벌에도 불구하고 반복되는 군법위반, 마지막으로 정신병원에 세 번이나 입원을 하게 할 정도의 정신적 혼란을 유발한 감옥 규칙에 적응하기가 절대적으로 불가능하다는 사실이다. 그가 고통스런 상황을 피하기 위한 마지막 시도로 꾀병에 호소해야만 한 것은 자연스러운 것으로 보인다. 꾀병은 인생의 문제를 정면으로 맞설 능력이 없는 위와 같은 사람에게는 자주 도피의 유일한 수단이 된다.

꾀병을 유발하는 정신구조의 유형에 대한 설명을 위해 더 이상의 사례를 드는 것은 특별한 가치가 없다. 왜냐하면 현재의 정신과 의사들 사이에서 이 문제에 대해서는 거의 의견일치가 있기 때문이다.

결 론

정신병원의 범죄병동에서 나타나는 꾀병에 대한 연구로부터 안전하게 내릴 수 있는 결론은 다음과 같다.

1. 주어진 사례에서 꾀병의 발견은 결코 실제 정신질환의 배제를 의미하지 않는다. 두 가지 현상은 상호 배타적이지 않을 뿐만 아니라 자주 한 사람에게서 동시에 나타나는 현상이다.
2. 꾀병은 인생에서 특별히 고통스런 상황을 피하기 위한 목적으로 나타나는 정신반응의 한 유형이고 주로 정신병질자, 히스테리 실제 정신병자와 같이 정신적으로 비정상적인 사람들이 호소하는 수단이다.
3. 꾀병과 관련된 특성(거짓말과 속임수…)은 항상 의식적으로 동기화된 행동 유형이 아니다. 그것은 자주 의식아래에 있는 정신세계에서 작용하는 동기에 의해 결정되고 따라서 그러한 행동에 대한 한 개인의 책임에 상당한 정도로 영향을 미친다.

4. 일반적으로 꾀병 증상과 실제 증상을 감별하는 것은 극히 어렵고 한 사람을 꾀병 환자로 선언하는 데에는 상당한 주의를 요한다.

참고문헌

1 BRILL, A. A.: "Artificial Dreams and Lying," Journal of Abnormal Psychology, vol. ix, No.5.

2 DELBRUCK, ANTON: "Die Pathologische Luge," Enke, Stuttgart, 1891.

3 FERRARI, L.: "Minorenni Delinquenti," Milano, 1895.

4 PENTA, PASQUALE: "La Simulazione della Pazzia," Napoli, Francesco Perrella, 1905.

5 WILMANNS: "Ueber Gefangnispsychosen," Halle, S. 1908.

6 BONHOEFFER: "Degenerationspsychosen," Halle,S. 1907.

7 KNECHT: Quoted by Penta.

8 VINGTRINIER: "Des Alienes dans les Prisons," Annales d' hygiene et de med.-legale, 1852-53.

9 JONES: Introduction to "Papers on Psycho-analysis."

10 PELMAN: "Beitrag zur Lehre von der Simulation," Irrefreund, 1874, and Arch. de Neurolog., 1890.

11 BIRNBAUM, K.: "Zur Frage der psychogenen Krankheitsformen." Zeitsch. f. d. ges. Neur. u. Psych., 1910.

12SIEMENS: "Zur Frage der Simulation von Seelenstorung," Arch. f. Psych. und Nerv., xiv, 1883.

13 MELBRUCH: Quoted by Penta.

14 GLUECK, BERNARD: "Catamnestic Study of Juvenile Offender," Journal of Am. Inst. Crim. Law and Crimin., viii, No.2.

5장

절도광 사례의 분석

도입

지난 2년간 범죄학에서는 매우 유익한 발전이 있었다. 그것은 범죄자를 연구하는 새로운 통계학적 방법과 범죄자를 연구하는 성격적 접근의 탄생을 가져왔다. 이러한 새로운 관점에서 범죄 또는 반사회적 행동에 대한 연구는 성격에 대한 연구가 되었고 동시에 인간행동의 동기와 동력에 대한 과학적 접근을 요구했다. 그리고 행동은 정신세계의 결과이기 때문에 정신적 요소가 연구의 가장 중요한 부분이 되었다. 이러한 연구 업적은 오랜 노력에 따른 획기적인 성과였고 두 명의 저명한 학자인 고링(Goring)과 힐리(Healy)에 의해 범죄학의 과학적 발전을 가져왔다.

고링의 책 "영국의 범죄자, 통계적 연구(The English Convict, a Stastistical Study)"는 1913년에 출간되었고 이것은 4천명의 영국 남성 범죄자에 대한 엄격한 통계학적 연구결과였다. 저자는 그것을 위해 12년을 바쳤다. 힐리의 책 "비행자(The individual

Delinquent)"는 1915년 초에 출간된 것으로 저자가 시카고 청소년 범죄자 연구소 책임자로 5년간 일한 경험을 통해 천 명의 상습범죄자에 대한 과학적 연구결과물이다. 이런 책들에 대한 다양한 검토는 의학과 범죄학 문헌에 자주 등장했다. 우리는 책에서 논의되는 주제와 관련하여 두 학자들 접근방식의 차이를 다룰 것이다. 우리는 고링의 책에 대한 와이트(White)박사의 비평을 자주 인용할 것이다. 왜냐하면 그가 우리의 주제인 절도에 대해 잘 다루고 있기 때문이다. 여기서는 특정 절도를 다룬다. 예를 들어 어떤 사람은 이전에 도덕적이었으나 매독의 진행마비의 전구기 증상으로 절도를 할 수 있고 어떤 사람은 경조증의 흥분상태에서 절도를 하고 다른 사람은 도덕적 결함의 결과나 심한 정신적 결핍의 결과일 수 있다. 어떤 사람은 술에 취해 절도를 할 수도 있다…. 이러한 각 유형의 사람들에 대해 절도와의 관련성을 연구하는 것은 우리의 능력을 벗어나기 때문이다.

우리는 고링이 12년 동안 연구한 4천 명이 영국 남성 범죄자라는 사실이외에 어떤 공통점도 없다는 점을 기억할 때 와이트 박사의 접근이 설득력 있다. 우리는 고링의 연구에 대한 비평이 논의할 가치가 있는 일부분만을 선별할 의도가 아니었다는 점을 강조한다. 그의 업적은 20세기 기념비적인 성과로써 영원히 기억될 것이다.

범죄학에 대한 힐리의 기여에 관한 우리의 비평은 이 책에서 다루어 질 것이다. 우리가 여기에서 보고하는 사례에 대한 해석의 세부적 부분에 대해 힐리가 동의하지 않을 수 있다고 하더라도 우리는 여기서 문제에 대한 그의 접근 방식을 다룬다고 믿고 있다.

정의

다른 많은 사람들과 마찬가지로 우리는 절도광(Kleptomania)이라는 용어를 싫어한다. 우리는 대신 그러한 상태를 나타내는 용어로 병적 절도(Pathological stealing)라는 용어를 훨씬 선호한다. 병적 절도는 언론에서 자극적 용어로 이용하는 과도한 절도라는 의미와는 동의어가 아니다. 또한 절도광은 충동적인 미치광이의 한 형태라는 클래펠린(Kraepelin)의 선언도 반드시 적절한 것은 아니다. 그렇지만 그것은 일종의 비정상적 상태의 행동인 것은 분명하다. 병적 절도에 대한 힐리의 기준은 어떤 인식 가능한 목적과 부합하지 않는 비행이라는 것이다. 말하자면, 위험성에도 불구하고 물건 자체가 필요하거나 본질적으로 원하는 것이 아님에도 절도 그 자체를 위해서 절도가 탐닉된다. 이러한 정의는 탐욕으로부터의 절도나 습관으로부터 발생한 절도와 관련된 사례는 모두 배제시킨다. 그것은 또한 물품음란증, 심한 정신박약 그리고 간질발작시의 자동적 절도와 같은 정신질환에 의한 절도도 배제시킨다.

힐리에 따르면 병적 절도의 대다수는 확정적으로 미치지는 않는 비정상적으로 조건화된 절도충동에 굴복하는 사람들에게서 나타난다.

반사회적 행동의 정신분석학적 연구

정신분석학이라는 용어를 이 책에 도입함에 있어 우리는 이전의 정신분석학적 업적을 잘 이해하고 있고 우리가 다루는 주제에 대한 정신분석학적 업적을 잘 알고 있다. 정신분석학에서 고도의 기술적인 방법론을 제외한다면 정신분석학은 본질적으로 인간행동의 동기에 대한 연구이며 인간행동을 더 잘 이해하기 위한 것이다. 우리는 인간 행동에 대한 정신분석학적 접근 방법의 복잡한 기술적 측면에 대한 고려는 생략할 것이다. 다만 정신분석학적 정보를 얻을 수 있는 원천인 무의식, 즉 의식의 바깥에 있는 인격의 한 부분으로 특별한 접근방법에 의하지 않으면 스스로 또는 제3자가 접근하기 어려운 영역은 우리의 연구 영역에 포함될 것이다. 우리가 논의하는 것에 대한 적절하고 공감적 이해를 위해서는 무의식에 대한 완전한 이해를 하는 것이 바람직할 뿐 아니라 필수적이라고 말할 수 있다. 그렇지만 이렇게 제한적인 책에서 모든 것을 다루는 것은 거의 불가능하다. 그 주제에 대해서는 그동안 여러 권의 책이 발간되었다. 우리는 단지 독자들에게 여기서 우리가 논의하는 주제와 관련된 적절한 안내를 위해 와이트가 쓴 무의식에 대한 책들로부터 인용하는 결론을 받아 들여 줄 것을 부탁하고 싶다. “정신세계, 즉 마음은 의식과 일치하는 것이 아니라는 중요한 결론에 도달했다. 사실, 행동의 동기가 되는 근원은 대부분 의식 밖에 있고 의식은 정신의 표현 중 작은 부분만을 차지한다. 의식은 단지 우리가 알고 있는 것만을 포함하며 의식 바깥에는 행동의 깊은 동기가 위치한 더 넓은 영역이 있다. 그리고 그것은 행동을 조절할 뿐 아니라 의식에 무엇이 들어가야 하는 지를 명령한다."

정신분석학파가 발전시킨 방법의 기초는 힐리에 의해서 잘 요약되었다. 이것은 모든 인간행동의 경향을 설명하기 위해서는 초기 인생에서의 정신적, 환경적 경험을 추적해야만 한다는 것이다. 이러한 지식을 획득하는데 도움을 주는 것 중 하나는 한 개인의 꿈과 상징적 생활을 조사하는 것이다. 무의식을 탐구하는 이유는 꿈과 상징에도 그대로 적용된다. 이러한 주제들을 밝히기 위해서는 이 책보다 훨씬 더 많은 지면을 필요로 한다.

꿈을 통해서 무의식은 나타나고 꿈에는 정신적, 사회적 검열 때문에 무의식에 억압된 소망의 충족을 표현한다. 잠자는 동안 이러한 장벽은 중지되고 비록 변형되고 상징적인 형태일지라도 무의식적 내용은 표현될 수 있는 기회가 주어진다. 꿈에 대한 해석은 인간생활에서 상징에 대한 지식을 전제로 한다.

인간에 대한 정신분석학적 연구를 통해 사실을 탐구하기 위해서는 어려운 많은 관념에 직면한다. 정신분석학에는 대단히 중요한 많은 것들이 있어서 우리가 어디에서부터 논의를 시작해야 할지를 결정하기가 어렵다. 우리가 주로 범죄학에 관련된 사람들을 언급했기 때문에 정신적 결정론부터 다루는 것이 좋을 것이다. 정신과정에서 자유의지를 선호하는 사람들의 일반적인 정서와는 상반되게 정신분석학에서 밝혀진 사실은 모든 정신과정의 엄격한 결정론을 지지한다. 정신분석학적 연구는 정신현상에서 우연한 것, 임의적인 것, 대수롭지 않은 것은 아무것도 없다. 일상생활의 정신병리학이라는 책에서 프로이드는 이러한 주제에 대해 매우 확신에 찬 언급을 했다. 명백히 하찮아 보이는 실수, 말, 글 또는 행동에서의 실수나 망각 등은 의식이 모르는 동기에 의해 결정되고 일정하게 동기화된다. 이러한 비의도적 행동의 동기가 무의식에 숨겨져 있고 단지 정신분석학적 방법에 의해서만 드러나는 이유는 이러한 현상이 의식이 알지 못하는 무의식에 들어있는 동기에서 유래하는 것이며 무의식을 벗어나면 모든 표현방법을 박탈당했다는 사실에서 찾을 수 있다. 그러므로 우리는 정신현상과 마찬가지로 인간 행동도 우연히 일어나는 것은 없으며 상당부분 무의식에 특정한 동기를 가지고 있다는 사실을 알 수 있다.

여기서 질문이 생긴다. "왜 정신세계에서 무의식이 광범위하게 참여하는가"라는 의문이다. 이것은 우리에게 저항과 억압의 원리에 대해 논의하게 한다.

"무의식"에 대해서 이야기 할 때 저항과 억압의 원리에 대한 논의의 연속선상에서 그것을 다루기 위해 우리는 의도적으로 그 전체 내용이 한 개인에게서 어떻게 의식적 정신세계로부터 분리되는 지에 대한 논의를 생략했다. 넓게 말해서 무의식의 내용은 이들 두 원리의 활동을 통해 이루어진다. 우리가 정신분석을 통해 병적인 무의식적 충동을 밝혀내려고 하거나 한 개인의 의식적 행동을 유발하는 본능적인 생물학적 충동을 의식으로 끌어내려고 한다면 그러한 것들이 의식화 되는 것을 막고 무의식에 유지시키려는 힘과 매우 강한 저항이 환자에게서 나타나는 것을 볼 수 있다. 이것이 프로이드의 저항 개념이다. 프로이드는 무의식을 노출시키려고 할 때마다 계속해서 저항이 나타나는 것으로부터 과거에 이러한 망각을 일으키고 불쾌하고 병적인 경험을 의식 밖으로 몰아내야만 했던 힘이 현재에도 무의식에서 망각되었던 것이 의식화 되는 것을 차단하는 힘으로 작용한다는 것을 추론했다. 프로이드는 이러한 작용기제를 억압이라고 불렀다. 우리는 불쾌한 병적 경험 또는 정신적 외상이라고 일컫는 것에 대해 언급했다. 그러나 같은 원리는 특정한 본능에도 적용된다. 그러한 본능은 독특한 성질 때문에 한 인간의 윤리적, 도덕적, 미학적 특성과 일종의 생존투쟁을 벌이게 되고 의지적 행동에 의해 의식적 정신구조 밖으로 밀려난다.

우리는 여기서 프로이드의 성본능에 대한 이해에 필수적인 것을 설명하기 위해 특히 수용할 수 없는 본능에 대해 다루고 있다.

프로이드가 거의 25년 동안 수행했고 그의 추종자들이 지난 10여 년간 해온 인간 정신의 철저하고 끈질긴 해부를 통해 인간 발달 과정에서 분명한 사실들을 많이 발견했다. 이러한 발견은 프로이드에게 인간의 성 본능에 대한 근본적이고 혁명적인 이론을 정립하게 했다. 고등 유인원에 대한 최근의 행동연구는 이러한 동물들의 성본능에 대해 매우 흥미로운 사실을 알려주었다. 프로이드는 오랜 경험으로부터 신경증의 원인으로 확고한 성적 기제와 같은 몇 가지 주장을 했고 그의 경험은 지금껏 이러한 원칙에 어떤 예외도 보지 못했다고 주장했다. 이러한 주장은 보통 사람뿐만 아니라 경험 있는 의사들로부터 심한 비난을 불러 일으켰다. 이러한 비난의 원인은 성적 주제에 대해 금기시하는 주제 자체의 본질에 있다. 히치맨(Hitschmann)이 말한 것처럼 불행히도 의사들은 개인의 성생활과 관련하여 아이들에 대한 어떤 우선권도 주지 않았으며 많은 아이들은 성적 문제에 대해 문명인들의 태도를 지배하는 욕망과 내숭의 결합이 이루어지지 못한 상태이다. 특히 프로이드의 유아 성욕이론은 대부분의 사람들에게 역겹게 보였고 이전까지 이러한 주제는 주로 도덕주의적 관점에서 보았다. 일부 사람들은 이것을 이상하거나 조숙한 타락의 무서운 예로 언급하였다. 인간에게 고유한 모든 무서운 타락 또는 정신분석학적 연구가 발견해낸 보편적으로 존재하는 심각한 범죄적 요소 가운데 성적 타락이 가장 격렬한 공격을 받아야만 한다는 것은 다소 이상하다. 정신분석학적 시각으로 사람들을 보는데 익숙한 사람에게는 로슈코프(Rochefoucauld)의 날카로운 지적이 결코 낯설게 느껴지지 않는다. 그는 “나는 나쁜 사람이 주인공인 것을 결코 보지 못했다. 그러나 좋은 사람이 주인공인 것은 어렴풋이 알 수 있었다. 나는 놀라웠다.”라고 말했다. 우리가 인간의 성 본능에 대한 프로이드의 이론을 인용하는 것과 관련된 정신분석 문헌에 익숙하지 않은 자들에게는 이러한 것들에 대해 관대히 이해해 줄 것을 바란다.

프로이드는 영아와 아이들에게서 나타나는 유아 성욕을 특별히 강조했다. 영아는 성욕의 기틀을 가지고 세상에 나온다. 그렇지만 이 단계에는 성적 느낌이 다른 사람을 향하지 않고 하베록 엘리스(Havelock Ellis)가 자체성애(autoerotic)라고 언급한 것과 같이 자신의 몸을 통해 충족되기 때문에 유아 성욕을 이해하기가 극도로 어렵다. 이러한 자기애적 만족은 성감대를 통해 얻어진다. 즉 성적 자극에 특히 민감한 신체부분을 통해 얻어진다. 이러한 성감대로는 입, 입술, 혀, 항문 부근, 방광 그리고 여러 피부와 감각기관이 해당된다. 1879년에 이미 헝가리 소아과 의사인 린드너(Lindner)는 아이들의 빨기에 대해 선구적인 연구를 했다. 프로이드는 영아가 영양을 공급받음에 있어서 음식을 먹는 것과 무관하게 빠는 것을 통해 얻게 되는 성적 쾌락을 즐긴다고 강조했다. 많은 사람들에게 빠는 것이 식욕 본능과 무관하게 나타난다는 것을 알게 하는 것은 놀라움을 주는 것일 수 있다. 그렇지만 입이 처음에는 단지 식욕의 충족에 관련된다는 것은 명백하다. 그 후로 그러한 방식으로 얻게 되는 즐거운 경험의 반복을 위한 욕망은 영양분을 얻기 위한 필요와는 분리되고 그러한 점막 표면은 성감대로 변형된다. 마찬가지로 정신분석에 경험이 없는 사람들은 아이들이 항문지역에서 쾌락적 감각을 이끌어 낸다는 것을 상상하기가 어렵다. 우리의 사례에서 항문 성애가 중요한 역할을 하기 때문에 우리는 이러한 형태의 자기성애에 대해 더 자세히 언급할 것이다. 우리는 자주 아이들이 화장실에 가서도 대장 비우는 것을 거부하는 것을 관찰한다. 이것은 변을 축적함으로써 정체된 대변이 점막을 강하게 자극할 때 배변으로부터 강한 쾌락을 얻을 수 있기 때문이다. 대변가리기 의식, 즉 대장을 비우는 것과 관련된 독특한 결벽성이 인간 진화에서 차지하는 중요성은 그 동안 폭넓게 논의 되어왔다. 하베록 엘리스는 이와 관련하여 다음과 같이 말했다. "아이들에게 가장 보편적인 성적 상징은 분변과 관련된 것이고 분변기관의 중요성은 프로이드와 그의 학파에 의해 자주 강조되었던 것이다. 배뇨와 배변 통로는 성적 기관에 매우 밀접히 관련되어 배뇨기관과 배변기관간의 서로 가까운 관계는 쉽게 이해될 수 있다. 야간 유뇨증과 성적 활동, 때때로 마스터베이션간에는 분명한 관련이 있다. 아이들은 자주 어른들의 성적 활동은 배뇨와 배변과 관련이 있다고 믿는다. 배뇨를 둘러싼 신비감은 이러한 이론을 지지하게 해준다. 사춘기까지 배변과 관련된 관심은 정상적인 것으로 여겨진다. 이러한 나이에 이르기까지 아이들은 원시인들의 마음과 많은 공통점을 가지고 있다. 신화와 설화에서 보는 것처럼 원시인들은 배설기능에 상당한 중요성을 부여한다."

우리는 신경증 환자의 분석에서 배설의식과 관련된 것들은 자주 발견한다. 우리는 여기에서 유아들의 성감대 활동에 대해 더 깊게 논의하지는 않겠지만 유아들의 성활동에서 자체성애의 중요성은 정신성적 발달의 다음단계인 잠재기로 진행하는 것과 관련하여 다시 한 번 강조된다.

신생아에서 성적 흥분의 기원은 한동안 발달하고 성적 잠재기 동안에 점차 억제되게 된다. 신체발달과 필수적인 교육의 결과로 이 기간 동안 수치심, 혐오, 미적, 도덕 기준과 같은 정신적 힘이 형성되고 이것은 나중에 성적 본능을 억제하고 댐과 같이 이 경로를 좁힌다. 이 "잠재기" 동안 성적 에너지의 일부는 성적 목표로부터 분리되어 문화적, 사회적 목표에 적용된다. 프로이드는 이러한 과정을 문화적, 역사적, 개인적으로 중요한 것으로 승화라고 명명했다.

승화 또는 성성의 사회화는 성적 본능의 특정 요소를 본질적으로 성적인 것이 아닌 목표를 위해 이용하고 변형시키는 것이다. 잠재기가 끝날 때 아이의 성성은 다시 나타나고 이것은 유혹에 의해 필연적인 것은 아니지만 자주 조숙하게 나타날 수 있다. 위에서 말한 자체성애적 만족 이외에 이 시기의 아이는 성적 감정이 수반되는 사랑하는 대상을 선택할 수 있다. 아이의 의존성 때문에 사랑하는 대상의 첫 번째 선택은 같은 성 또는 반대 성의 보모나 부모에게 향한다. "근친상간 콤플렉스" 유혹을 강하게 받는 아이는 다형 도착(polymorphous-perverse)이 될 수 있고 특정 형태의 성도착이 될 수 있다. 마찬가지로 그는 동성애적 대상선택을 선호할 수 있다.

사춘기에 한 개인의 정신성적 발달에서 두 가지 중요한 변화가 일어난다. 첫 번째는 생식기가 제 1의 기관으로 나서는 것이고 두 번째는 지금까지 자체성애적 성활동이 사라지고 본능의 대상을 발견한다. 첫 번째 변화가 성공적으로 이루어지기 위해서 여러 성감대들로부터 진행되어온 모든 본능적 경향의 융합과 생식기의 우월함속으로 종속되는 것이 필요하다. 이 모든 것은 생식기관의 발달과 정낭 분비의 정교화에 의해서 촉진된다. 이러한 상태에서 사춘기에 정상적인 성적 활동으로 성의 쾌락적 만족, 최고의 쾌락이 추가된다. 두 번째 기능인 사랑하는 대상의 선택은 부모나 보모에 대한 유아기 선호에 의해 영향을 받는다. 이러한 성향은 사춘기에 되살아나고 위와 같은 사람들에 대한 근친상간의 장벽에 의해 영향을 받는다. 병리적 유전성과 경험 때문에 여러 원천으로부터 발생하는 흥분의 융합과 성적 대상에 대한 그 적용이 일어나지 않는다면 성적 본능의 병리적 탈선이 초래된다. 그러한 병리적 탈선은 초기 다형 도착 경향의 한 부분이 존속되는 것과 같은 초기과정에 의해 결정된다. 그러므로 도착은 아이의 미분화된 경향성에 존재하는 씨앗으로부터 발생되고 어른에서는 정지된 발달의 한 상태로 구성된다.

성적 충동은 사춘기의 새로운 현상으로 갑자기 나타나는 것이 아니고 이 시기에 나타나는 그 형태는 인생의 가장 초기에도 존재했던 요소로부터 서서히 발전해 나온다는 사실을 알 수 있다. 성욕은 아이에게 존재하지 않는 것이 아니고 단지 다를 뿐이며 잘 구성되어있지 않아서 나중에 나타나는 그 기능에 충분히 적응하지 못하는 것이다. 위에서 열거한 쾌락적 활동의 모든 원시적 매체는 성장과 교육의 결과 많은 변화를 겪는다. 좁은 의미로 어른의 성적 충동을 형성하기 위해서는 단지 한 부분만이 선택되고 분화된다. 더 많은 부분은 사회적 의식과 양립될 수 없는 것으로 인식되고 억압되어 묻혀 지고 망각된다. 그렇지만 억압된 충동은 사라지는 것이 아니다. 생각하는 것보다 오랜 소망을 없애는 것은 훨씬 어렵다. 그것은 인생전체를 통해서 계속해서 만족을 위해 노력한다. 이것은 직접적으로 할 수는 없고 간접적이고 상징적인 표현을 찾도록 강요되어진다. 그 에너지는 이차적이고 좀 더 허용가능한 형태의 활동으로 변형되고 사회적, 문화적 관심과 일반적인 발달(승화)을 이루는 인류의 노력 대부분을 제공한다.

프로이드 이론에 대한 설명이 비록 제한적이었지만 우리가 성욕에 대한 프로이드 관점을 명확히 하는데 성공했는지에 대해서는 잘 모르겠다. 그렇지만 우리는 여러 저자들이 자주 표현한 다음과 같은 두 가지 의견으로부터 얻어야만 하는 감흥을 남기고 싶다. 즉 "인간은 삼라만상에 성적 특징을 부여했다.", "인간이란 성 그 자체이다."

성욕과 범죄성

본래의 제한된 영역이외에도 이미 예술, 시, 종교, 민속, 신학 등 인생의 여러 문화적 측면에 빛을 주고 있는 심리학적 분석방법은 범죄학의 문제에 대해서도 몇 가지 매우 도움이 되는 발견을 제공하고 있다. 병적 도벽에 관한 많은 연구가 이미 있어왔다. 부유한 또는 적어도 잘 사는 여성들이 가끔씩 대형 백화점에서 절도로 체포되는 사실은 항상 세인의 관심을 받고 있다. 이런 현상에 대한 연구는 두보시온(Duboisson), 컨템푸스(Contemps), 라세구(Lasegue), 레툴(Letulle)에 의해서 시행되었다. 연구된 각 사례에서 여성들은 어떤 알 수 없는 힘이 갑자기 그녀를 어떤 물건에 손을 대게 만들었고 그것을 주머니에 넣게 하였다고 주장했다.

비엔나의 정신치료가인 스테켈(Stekel)은 반복해서 절도광의 모든 경우는 그 뿌리가 충족되지 않은 성적 본능임을 입증했다고 주장했다. 이들 여성들은 유혹에 대해서 저항하고 있다. 그들은 항상 그들의 욕망과 투쟁을 하고 있다. 그들은 금지된 것을 하고 싶어 하고 그들이 소유하지 않은 것을 만지고 싶어 한다. 이들의 병적 절도에 거대한 성욕이 직접 또는 간접적으로 작용한다는 확실한 증거를 줄 수 있다 하더라도 우리는 이 책의 문헌에서 분석한 사례를 논하지는 않을 것이다. 이것은 단지 물품음란증과 관련된 것에 한정되는 것은 아니다. 문헌에는 다양한 사례가 보고되고 있다. 그러한 스테켈보다 덜 급진적인 프로이디안이라 하더라도 병적 절도에서 성욕의 중요성을 인정한다. 상습성에 관한 권위자이며 보수적인 힐리(Healy)도 다음과 같이 말했다.

"훔치고자 하는 충동의 원인에 대한 해석은 매우 흥미롭다. 우리는 정신적 갈등에 관한 논의에서 그러한 충동이 어떻게 정신세계에서 억압된 요소를 구제하기 위한 현상인지 보았다. 억압은 성적인 것에 대해서 자주 발견된다." 또한 "절도 충동과 여성에서 생리 또는 생리전 기간과의 상관관계는 우리에게 같은 결론을 이끈다. 이 두 현상간의 관계에 대해 가장 깊게 연구한 구던(Gudden)은 그가 조사한 상점절도의 거의 모든 경우는 범행시에 생리기간이거나 그 무렵이었다." 힐리는 이것에서 더 이상 나아가지 않았다. 그는 아직 몇몇 성적 어려움이 병적 절도의 배후에 있는 유일한 갈등이라는 점에 동의할 준비가 되어있지 않았다.

이러한 소개와 함께 우리는 우리의 사례에 대한 논의로 넘어가고자 한다.

사례 X

23세, 유색인, 남성이 1915년 1월 16일 절도에 대한 공판을 대기하던 구치소로부터 주립정신병원에 이송되었다.

환자, 그의 친척, 관리들로부터 얻은 환자의 개인력은 환자는 명망 있는 가문출신으로 그의 아버지는 도시의 유명한 목사라는 취지의 내용이었다. 환자는 8남매 중 하나였고 환자를 제외하고 다른 형제들은 모두 성공적인 삶은 살고 있었다. 환자는 1892년 4월 17일 워싱턴에서 태어났다. 출생 및 4세 때까지의 발달은 정상적이었다. 4세경 그는 큰 개에게 심하게 물렸고 그 일로 약 2달간 병원 치료를 받았다. 그는 갇혀 지내는 생활을 참기 어려워 탈출을 시도하다가 창문에서 떨어졌다. 친척들은 환자의 모든 문제는 두 사건에서 기인한다고 생각했다. 왜냐하면 그런 일들이 있은 후 그의 절도 습벽이 나타났기 때문이다. 환자 자신은 절도의 시작을 아주 어렸을 때 그의 아버지로부터 10센트를 훔친 것이라고 대략적으로 말하였다. 그가 뒤에서 설명할 감각을 처음 경험한 것은 이러한 절도와 관련된 것이었다. 그의 학교생활은 소년원에 자주 들락거렸기 때문에 불규칙했다. 그는 7세 때 학교에 들어갔고 11세 때 처음 소년원에 보내졌다. 이러한 조치는 그의 아버지에 의해 이루어졌다. 왜냐하면 소년원에 보내기 전 몇 년 동안 절도로 자주 체포되었기 때문이다. 그의 친척 말에 따르면 그는 자주 이용할 수 없는 물건을 훔쳤지만 타고 놀 수 있는 말과 그 밖의 탈것에 대한 분명한 선호를 보였다. 예를 들면, 이웃으로부터 12개의 벽돌을 훔친 적이 있다. 환자가 소년원에 있는 동안 소년원의 관리이자 콜롬비아 지역의 보호관찰책임관은 병원에 보내온 편지에서 다음과 같이 말하였다. “X는 소년원에 있는 동안 도둑질 한 것을 제외하고는 거의 문제를 일으키지 않았다. X는 그가 쥘 수 있는 모든 것을 훔치곤 했다. 물건이 그에게 유용한 것인지 여부는 중요하지 않았다. 물건들을 훔친 후 그는 그것을 숨기려는 노력을 하지 않았다. 그리고 물건을 훔친 것이 발견되고 문책을 당하게 될 때 그는 훔친 것을 인정하였으나 왜 물건을 훔쳤는지에 대해서는 모르겠다고 말하곤 했다. 단지 알 수 없는 어떤 것이 그에게 물건을 가져오라고 했다는 말을 하였다. 이러한 생각이 들었을 때 그것에 저항할 힘을 가질 수 없었다. 그는 물건을 가져와야만 한다고 느꼈다. 교화소에서 우리는 그를 독특한 사람으로 생각했다. 우리는 훔치고자 하는 욕망이 정신이상으로 분류될 수 있다는 점을 제외하고는 실제 그를 정신이상으로 생각하지 않았다.”

환자의 비행을 일관되고 완전하게 설명하는 것은 어렵다. 국립교화학교에서의 그의 기록은 다음과 같다. “1906년 9월 4일 절도 혐의로 유죄판결을 받고 복역하다가 1907년 8월 30일 탈출하였다. 1907년 9월 5일 다시 돌아왔고, 1909년 10월 23일 특별가석방되었다. 1910년 2월 3일 절도 혐의로 다시 수감되었다. 1911년 5월 2일 수술 후 치료를 위해 주립병원에 입원 중 탈출하였다. 1911년 5월 25일 다시 돌아왔다가 1912년 7월 13일 다시 도망갔다.” 여러 차례 수감되어있는 동안 그는 고집 세고 방종한 것으로 기록되어있었다. 그가 석방될 때마다 아버지는 그를 학교에 보내려고 하였고 짧은 기간 동안 야간 학교와 하워드 대학 법학과에 다녔다. 이와 같이 아버지는 그를 교화하기 위해 많은 노력을 하였고 그에게 애원도 하고 상당한 돈을 주기도 하였으나 아버지의 노력은 그가 받은 여러 처벌만큼이나 효과가 없었다. 소년은 얼마간은 잘 행동하였으나 얼마가지 못해 절도로 체포되곤 하였다. 환자는 그가 경찰을 피해 여러 차례 절도를 했고 대낮에 절도하는 것을 좋아했고 과감하게 훔쳤으나 경찰에 잘 잡히지 않은 것은 신이 그에게 이러한 특별한 인생을 살도록 했기 때문이라고 믿었다. 그리고 이러한 믿음의 결과 그는 수입 1/4을 자선을 위해 기부하였다. 그는 아버지로부터 성경에서는 수입 1/5을 자선을 위해 사용하라는 것을 배웠으나 재산을 획득한 방법 때문에 더 많은 돈을 자선을 위해 사용해야한다고 느꼈다.

위에서 기록한 체포경력 이외에도 그는 발티모아, 필라델피아, 뉴욕 등에서 절도 혐의로 체포되었었다. 그리고 약 19개월 동안 펜실바니아 교화학교에 수감되었다.

그의 마지막 체포와 주립 정신병원에 입원하게 된 것은 1914년 8월 1일 주거침입을 시도한 것 때문이었다. 그는 물건을 훔칠 의도로 집에 침입했고 그곳에서 상당한 보석과 장롱에서 30달러를 발견했으나 갑자기 어머니가 생각났고 그가 체포된다면 어머니에게 걱정을 끼치게 될 것이라는 생각 때문에 모든 것을 그대로 놓고 집을 떠났다. 그는 집을 떠날 때 발각되어 체포되었다. 환자의 입장에서 이러한 행동은 특별한 것이 아니었고 그는 자주 어머니가 생각날 때마다 훔치려는 물건을 놓고 떠났다고 말했다.

병원에 입원 시 환자는 정상적인 모습을 보였다. 그는 과거 인생에 대해 조리 있고 분명하게 묘사했고 솔직하고 진실 되어 보였으며 최선을 다해 검사자에게 협조하기 위해 노력했다. 그는 지남력이 있었고 망상과 환각이 없었으나 절도 습벽을 설명하면서 자신은 물건을 훔치는 데 매우 성공적이었고 절도로부터 얻은 수입의 1/4은 자선을 위해 사용하였기 때문에 자신이 절도를 하게 되는 것은 신의 영향이라고 말하였다(그는 이러한 방식으로 합리화했다). 그는 범죄를 저지르기 전날 밤 무엇을 해야 할지 가르치고 인도하는 사람에 대한 꿈을 꾸었다고 말하였다. 그가 꿈에서 본 것은 신의 특사라고 생각하였으나 그와 면담한 H박사가 그것은 단지 그가 범죄를 저지르도록 하는 악마라고 하자 그는 이에 대한 자신의 생각을 바꾸었다. 지능검사에서 결함은 발견되지 않았고 그의 지식의 양은 교육수준에 합당하였다. 그는 현 상황에 대해 잘 알고 있었고 새로운 환경에 잘 적응을 하였다.

신체검사상 그는 잘 단련된 몸매를 가진 흑인이었고 등에 약간의 여드름이 있었고 머리는 약간 비대칭, 입천장은 깊게 만곡되어 있었다. 오른쪽 쇄골 위쪽으로 약간의 함몰이 있었고 이 부분에 해당되는 폐의 손상이 있었다. 심음은 거칠었고 요검사와 매독검사는 음성이었다.

병원에 있는 동안 그의 행동은 모범적이었다. 꾸준히 작업장에서 일을 하였고 여가시간에는 독서와 악기연주를 하였다. 악기연주는 수준급이었다. 비록 이곳에 있었던 처음 며칠간 절도 시 느꼈던 감각을 경험하였다 할지라고 알려진 바에 의하면 환자는 이곳에 온 이후로 어떠한 절도 습벽의 증거도 확인되지 않았는데 이것은 주목할 일이다. 환자가 최대한 협조한 이곳에서의 그의 꿈에 대한 분석에서도 위에서 언급한 절도 전에 있었던 꿈의 어떤 것도 나타나지 않았다.

분석

환자의 과거력에서 시사적인 점들은 계속되는 처벌에도 불구하고 유사한 범죄, 즉 절도를 반복해서 한다는 점이다. 그리고 절도는 실제 그것의 필요성이 없을 때에도 일어난다는 점, 즉 돈이 충분할 때, 이용할 수 없는 물건, 돈으로 전환할 수 없는 것들에 대한 절도가 자주 일어난다는 것이다. 또한 교화학교 기록에서 보는 것처럼 환자는 도둑질을 그의 운명이라고 믿고 그의 수입 1/4를 자선에 기부하는 것과 같이 자신의 비행에 대한 보상의 방법을 찾는다는 점, 마지막으로 절도 시에 수반되는 독특한 신체적, 정신적 감각이 특징적이다. 이러한 점들에 대해 조사가 수행되었다. 첫 번째 인터뷰에서 환자는 그의 문제점들에 대해 매우 제한된 자료만을 줄 수 있었다. 그는 도둑질을 그만하기 위해 계속해서 노력하고 있고 습벽으로 인해 부모님들께 상당한 걱정을 끼쳐드리고 있다는 것을 알고 있으며 자신에게도 상당한 어려움을 준다고 했다. 그는 진정으로 과거 행동을 후회하고 장래에는 도둑질을 그만할 수 있을 것이라고 믿고 있었다. 그 뒤의 인터뷰에서 전에 언급한 것처럼 그의 첫 번째 도둑질은 아버지에 대한 것이었다고 말하였다. 그가 아버지에게서 10센트를 훔쳤을 때 처음 독특한 신체적, 정신적 감각을 경험했다. 그는 그러한 느낌을 다음과 같이 설명했다. "나는 불안하고 현기증이 나는 느낌이 들기 시작했다. 내가 어떤 것을 해야만 하는 것처럼 느꼈다. 이러한 느낌은 내가 집에 들어가 훔치게 될 때까지 점차 심해졌다. 훔치는 동안에 나는 매우 흥분되었고 통제할 수 없이 숨이 가빴고 마치 마라톤을 한 것처럼 빠르게 숨을 쉬었다. 이러한 느낌은 더 심해졌다. 나는 화장실에 가서 배변을 보아야 할 것처럼 느꼈다. 그것이 모두 끝난 후 나는 지쳤고 안도감을 느꼈다." 그 다음 인터뷰에서 환자는 이러한 탈진과 안도의 느낌을 마치 성교후의 느낌과 같다고 설명했다. 그의 초기 인생에서 항문감각에 대한 반응으로 화장실에 가곤 했으나 실제 배변을 보아야만 하는 상황은 아니었다. 근래에는 이러한 일을 더 이상 하지 않았다. 처음에는 위와 같은 느낌을 아버지로부터 훔칠 때만 느꼈으나 그 뒤로는 어머니에게서 훔칠 때도 느끼게 되었고 결국에는 어떤 사람에게서 훔치더라도 그러한 느낌이 들게 되었다. 여기서 아버지에 대한 그의 태도에 주목하는 것은 흥미롭다. 분석초기에 그는 아버지를 매우 사랑하고 존경하며 아버지에게 걱정을 끼쳐드린 것에 대해 매우 죄송스럽게 생각한다고 단호하게 주장했다. 그러나 분석이 더 진행되면서 그가 어머니를 더 선호한다는 사실이 드러났다. 그의 어머니는 아버지에게 혼날 때마다 항상 그의 편이었다. 과거에 그의 아버지가 자주 혼냈기 때문에 여러 차례 아버지에 대한 극단적인 분노를 느꼈다는 것을 인정했다. 그러나 가끔씩 아버지가 죽기를 바랬다는 것을 인정한 것은 그의 꿈에 대한 통찰을 얻고 분석이 끝난 후의 일이다. 그는 2월 4일에 아버지가 죽었다는 꿈을 꾸었다. 꿈속에서 그는 아버지가 관속에 있는 것을 볼 수 있었고 어머니, 누나, 형들이 울고 있었다. “나는 꿈이 끝나기 전에 깨어버렸다.” 이러한 꿈에 대한 분석을 위한 환자와의 첫 번째 시도는 많은 고통과 감정, 눈물을 수반했다. 특히 그러한 꿈이 그의 소망을 나타내는 것이라는 점이 시사될 때는 더욱 그러하였다. 2월 15일 인터뷰에서 그는 위와 같은 해석이 전혀 불가능한 것이라고는 더 이상 생각하지 않는다고 말했다. 그리고 의식적으로 결코 아버지에 대해서 위와 같은 생각을 즐기지 않는다는 것이 확실하다하더라도, 그러한 해석 속에는 상당한 진실이 있을 수 있다는 것을 인정했다. 이러한 그의 언급과 관련된 정서적 표현은 드러나지 않았다.

위에 언급된 꿈을 꾸기 전 날 밤에 그는 우리에게 아주 중요한 자료가 되는 또 다른 꿈을 꾸었는데 그것은 그의 현재의 갈등을 잘 나타내는 것이었다. 2월 3일 꿈에서 두 형들이 그를 만나러 왔다. 그들은 환자가 사귄 적이 있었던 젊은 여자를 데리고 왔다. 그리고 그에게 결혼을 한다면 그가 나올 수 있도록 하겠다고 말했다. 그는 어떤 여자와도 결혼할 수 없다고 대답했다. 그의 형 중 한명은 “그렇다면 니는 이곳으로부터 결코 나올 수 없다”라고 말했다. 그리고 나서 그들은 싸웠다. 형은 그가 결혼을 해야만 한다고 주장했으나 그는 여전히 거부했다. 데리고 온 젊은 여자는 그에게 결혼해 달라고 애원했다. 그리고 그녀는 최선을 다할 것이다라고 말했으나 그는 계속해서 거절했다. 헤어질 때 그의 형 중 한

명이 다음과 같이 말했다. "네가 망가지더라도 우리는 결코 너를 위해서 어떤 것도 해줄 수 없다." 그리고 나서 환자는 식은 땀을 흘리면서 잠에서 깨었다. 그리고 실제 싸운 것처럼 화가 났다. 그 꿈은 "결혼해라, 그러면 너를 이곳에서 나오게 해주겠다. 그렇지 않다면 너는 파멸할 것이다. 우리는 결코 너을 위해 어떤 것도 해줄 수 없다"라고 인식되었다. 다시 말하면 "이성애를 갖는 삶을 살아라, 그러면 너의 어려움은 끝날 것이다. 그러나 네가 지금처럼 한다면 너는 파멸할 것이다."라는 내용이었다. 환자가 훔칠 때마다 느꼈던 일련의 감각, 자동적으로 성행위시의 감각에 비유될 수 있는, 더 나아가 항문기 성애의 고착을 시사하는 느낌과 함께 그의 무의식에 대한 논의는 환자의 문제점에 대한 상당한 단서을 제공해준다.

어느 날 밤 어머니가 그를 아내와 사별한 남자와 함께하는 장소에 데리고 가는 꿈을 꾸었다. 그의 임무는 홀아비의 세 마리의 말을 돌보고 관리하는 것이었다. 말 중에 한 마리는 포악하였고 나머지 두 마리는 온순하였다. 우리가 세 마리의 말을 남성의 상징으로 간주한다면 이러한 꿈의 의미는 즉시 명백해진다. 환자는 그를 물으려고 하는 포악한 말을 아버지와 관련시킨다. 여기서 또한 그를 구하러오는 것은 어머니이다.

환자가 꾼 수많은 다른 꿈들은 단지 소원성취를 바라는 것으로 특별히 흥미로운 것은 아니었다.

환자는 항상 명랑하고 사교적이었으며 농담을 즐겼고 수년 동안 탐정이 되고자 하는 강한 바람이 있었다. 사실 그가 인생에서 어떤 야망을 가진 것이 있다면 그것은 바로 탐정이 되는 것이었다. 그는 과거에 여러 차례 탐정 놀이를 하였다. 그는 수 시간동안 사람을 추적하는 일을 자주 하였다. 주목해야 할 점은 그가 그러한 일을 할 때 그는 도둑질을 할 때 느꼈던 것과 유사한 감각을 느끼는 일이 자주 있었다는 점이다. 탐정역할을 할 때의 감각은 결코 도둑질을 할 때 느꼈던 감각만큼 강렬하지 않았고 결코 절정에 도달하지 않았다. 환자가 우리와 인터뷰도중 자발적으로 탐정 경험에서 그가 누구도 체포하지 못했기 때문에 절정에 도달할 수 없었다고 생각한다는 말을 하게 된 것은 바로 어제이다. 우리는 환자의 항문성애의 반사회적 승화와 함께 환자가 좀 더 바람직한 승화를 시도했었다는 사실을 알게 되었다. 반사회적 승화는 단지 그의 허세와 실행에만 달려있는 반면 좀 더 바람직한 승화는 탐정으로서의 능력과 그의 바람에 대한 사회적 인정이 있어야 이루어질 수 있다. 우리는 이러한 환자의 두 가지 활동, 즉 도둑질과 탐정은 절대 받아들일 수 없는 동성애를 승화하기 위한 노력의 결과라고 확신한다. 그는 교도소에서 동료 죄수가 그에게 성폭행을 시도한 것은 단 한번이라고 주장했다. 그는 의자로 그 동료의 머리를 때림으로서 보복했고 이일로 그는 심하게 처벌을 받았다. 우리는 이 사례에 대한 이론을 완성하기 위해 환자와 다른 정보원으로부터 얻은 정보에만 의존할 수도 있었지만 이론을 좀 더 구체화하기 위해 우리의 관찰 하에서 발견되는 환자의 행동을 참작했다.

우리는 교도소 관리로부터 환자가 시설에 있는 동안 아무 가치가 없는 물건을 자주 훔치고 그러한 절도를 숨기려고 하지 않았으며 행동에 대해 비난을 받을 때면 환자는 어쩔 수 없었다는 말을 했다는 이야기를 들었다. 시설에서 환자는 성적 만족을 위해 절도를 통한 승화에 전적으로 의지했다. 그때까지 그가 탐정놀이의 가능성을 의식하지 못했을 수 있다.

이 병원에서는 입원 직후 두 번 절도의 욕망을 가졌었다. 그러나 그러한 유혹에 저항할 수 있었다. 그의 사례에서 우리의 적극적인 관심의 표현이 있은 후 그는 점점 더 유혹에 저항할 수 있는 자신의 능력에 확신을 가지게 되었고 나아지고자 하는 참된 바람을 표현하였다. 물론 생물학적 성에 대한 어려움이 여전히 존재하였고 성적 요구는 전과 같이 지속되었으며 절도를 통한 표현의 가능성을 거부하였을 때 적어도 지금은 그가 알고 있는 다른 통로인 탐정놀이에 의존하였다. 이와 함께 그는 어느 날 아침(1915년 3월 30일 우리에게 매우 가치가 있다고 생각되는 정보를 알게 되었다고 적힌 노트를 건네주고 개인면담을 요청하였다. 노트에는 탐정놀이에 대한 설명을 자세히 적은 후 그는 우리가 자신의 문제를 해결해 주기 위해 노력한 것에 대해 감사함을 느꼈기 때문에 탐정놀이를 잘 할 수 있게 되었다고 쓰여 있었다. 우리는 환자가 탐정놀이의 전과정을 세심하게 수행하는 방식에 주목해야만 했다. 지난 얼마동안은 전날 밤에 꾼 꿈에 대한 내용을 적은 종이를 잘 접에서 매일 아침마다 우리에게 건네주었다. 위에서 말한 3월 30일 아침에는 두 장의 종이를 주머니에 넣어가지고 왔으나 우리에게는 단지 위에서 설명한 노트만을 건네주었다. 그는 우리가 꿈을 적은 노트만을 보고 다른 노트는 보지 않을 것을 두려워해서 한 장의 노트만을 건넸다고 설명하였다. 위와 같은 노트로 인한 인터뷰 동안에 환자는 같은 교화소에 있는 소송을 일삼는 자가 작성한 소장 다발을 우리에게 건네주었고 그 소장은 환자의 친척을 통해 최종 목적지까지 전달되도록 하였다. 이 소장을 작성한 자가 바보가 아니라는 점 이외에도 소장을 작성한 자는 환자와 예배당 참석과 같은 특권을 누리는 유일한 두 명이었기 때문에 환자에게 불만을 가지고 있다는 점에서 환자가 이 자의 신임을 얻는 것은 상당한 재주를 요하는 것임이 틀림없었다.

소장에 적힌 바로는 흑인인 환자와 함께 예배당 참석을 강요하는 것이 지난 두 달동안 소송을 하게 된 자의 가장 큰 불만이었다. 이 자는 환자에 대해 이야기할 때 매우 공격적 표현을 사용하였다. 그럼에도 불구하고 환자는 이 자의 완전한 신임을 얻는 데 성공했다. 이렇게 하기 위해서 환자가 했던 과정을 설명하면서 환자가 표현한 흥미와 관심은 매우 인상적이었다. 인터뷰 동안에 환자는 다음과 같이 말했다. "내가 탐정놀이를 할 때 절정에 이르지 못하는 이유는 내가 누구도 체포하지 못했기 때문이라고 생각한다. 의사선생님, 이것이 바로 내가 하고 싶어 하는 일입니다. 나는 언젠가는 탐정과 관련된 일을 할 수 있기를 바라고 있습니다."

우리가 이 사례로부터 얻은 많은 흥미로운 점을 생략해야만 한 것은 유감스럽다. 이 사례에 대한 분석은 뜻밖의 새로운 것들이었다. 지난 수 년 동안 우리는 상습성에 대한 문제에 관심을 가지고 있었다. 우리가 상습범죄자들에 대한 연구를 할 많은 기회를 가지고 있었고 매우 흥미로운 사례를 많이 보았음에도 불구하고 우리는 한 사람이 보이는 상습성의 특정한 실제 원인에 대해 다루지 못했다. 왜 지력을 갖춘 사람들이 범죄 인생을 선택해야만 하는지, 그리고 반복적인 처벌에도 왜 범죄를 반복하는 지는 항상 우리에게 해결되지않는 비밀이었다. 우리는 특히 같은 범죄를 반복해서 저지르는 사례에 대해 당황을 하고 있다. 비록 몇몇 사례에서는 정신병이나 정신병질적 기질로 어느 정도 설명이 가능하다 하더라도 많은 사례에 있어서 이러한 설명만으로는 만족스럽지 못하다.

우리가 위에서 설명한 사례에서 반복적인 절도범행이 그 사람의 개인력에서 어떤 의미를 갖는지를 살펴보자. 절도행위시에 늘 수반되는 일련의 신체적, 정신적 현상에 대한 환자 자신의 설명은 성교시에 수반되는 신체적, 정신적 현상과 매우 유사할 뿐 아니라 환자 스스로도 그렇게 인식하고 있다는 것을 알 수 있다. 다시 말하면 그 환자에게서 절도를 하도록 작용하는 동기적, 본능적 요인은 보통 사람들에게서 성행위를 하도록 이끄는 힘과 같다. 왜 이 흑인 소년이 절도를 함으로써 겪게 되는 시련에도 불구하고 왜 성적 만족의 수단으로 절도에 반복적으로 의지하게 되는 가에 대한 설명은 아직 불충분하다. 왜냐하면 이 환자는 성적 욕망을 자연스러운 이성애적 방식으로 만족시킬 모든 기회를 가지고 있었고 같은 인종의 다른 사람들은 정상적 방식의 성적 만족을 얻는 데 어려움이 없기 때문이다.

대답은 이 환자의 절도가 주는 성적 만족의 유형에 있다. 우리는 이 환자가 직장 내에 제거해야 만하는 어떤 것이 들어있는 듯한 느낌과 같은 항문 감각을 언급했었다. 그리고 그러한 감각은 수년 동안 이 환자가 도둑질을 한 후 곧 화장실에 달려가도록 만들었다. 성본능과 심리학에 정통한 사람들에게는 이러한 현상은 단지 한 가지 현상을 의미한다. 그것은 우리가 여기에서 성적 수용기가 항문부근에 집중해 있는 항문성애를 가진 동성애자를 다루고 있다는 것이다.

이러한 사람들의 행복하고 만족스러운 삶의 가능성은 이러한 도착된 생물학적 욕망의 만족에 달려있다. 이러한 사람에게서 상습적으로 절도를 하게 하는 것은 위와 같은 방식의 성적 표현에 대한 그의 전체인격의 저항과 강력한 혐오 때문이다. 그는 절도 시에 수반되는 심리적 느낌이 생물학적인 성적 욕망을 충족시키는 것을 발견하자마자 그의 인생을 상습범으로 특징짓게 할 정도로 고집스럽게 절도에 집착했다. 즉, 이 사람에게서는 우리가 말한 승화의 과정이 병적 절도를 일으키는 비사회적인 방식으로 전환된 것이다.

동성애의 발생의 문제에 대하여 논하는 것은 이 장의 범위를 훨씬 넘기는 것이어서 우리는 그러한 시도는 하지 않을 것이다.

병적 절도의 사례에서 우리가 받는 인상은 어떤 희생을 치르더라도 만족을 요구하는 강력한 생물학적 욕망에 뿌리를 둔 비사회적 행동과 유사하다는 것이다.

나아가 그 원인론적 요인의 특성 때문에 개선의 가능성은 매우 낮고 예후는 좋지 않다. 앞에서 설명한 환자는 현재 절도와 주거 침입으로 다시 체포된 상태이다.

이러한 연구로부터 어떤 일반적인 결론을 내리거나 치료의 일반원칙을 세우는 것은 아직 시기상조이다. 이 책에서 의도하고자 한 것은 위와 같은 선상에서의 연구를 위해 범죄와 관련된 학자들의 관심을 촉진하고자 하는 것이다.

참고문헌

1 GORING. C.: "The English Convict," His Majesty' s Stationery Office, London, 1913. pp. 440.

2 HEALY, W.: "The Individual Delinquent." Little, Brown, & Company, Boston, 1915.

3 WHITE, W.: "The English Convict." A review in Journal of Am. Ins. Crim. Law and Criminology, vol. v.

4 WHITE, W.: "The Unconscious." The Psychoanalytic Review, vol.II, No.1.

5 FREUD, W.: "Psychopathology of Everyday Life." English Translation by BRILL. The Macmilan Co., 1914.

6 HITSCHMANN, E.: "Freud' s Theories of the Neuroses." English translation by C.R. PAYNE. Nervous and Mental Dis. Monograph Series, No. 17, 1913.

7 ELLIS, H.: "Sexual Problems." Modern Treatment of Nervous and Mental Diseases. Edited by White and Jelliffe, Lea and Febiger. Philadelphia and New York, 1913.

8 STEKEL, W.: "The Sexual Root of Kleptomania." Zeitschrift f. Sexualwissenschaft. George H. Wigand, Leipzig. English Abstract by ALIBRECHT, in Journ. Am. Inst. Crim. Law and Criminology, vol.2, p.239.

역자 약력

오 채 근

대원외국어고등학교 졸업
고려대학교 의과대학 졸업
고려대학교 대학원 졸업(법의학 석사)

제45회 사법시험 합격
고려대학교 법의학교실 의료법학실장 역임
삼성서울병원, 국립춘천병원 수련의(정신과 전문의)
미국 미시간주립대학교 법심리학 객원연구원 역임
인천지방법원 부천지원 조정위원 역임
오채근 법률사무소 대표변호사(現)
삼정병원 부설 정신감정연구소 소장(現)
고려대학교 의과대학 외래교수(現)
세종사이버대학교 범죄심리학 초빙교수(現)
사단법인 한국의료법학연구소 감사(現)
대한최면의학회 법제이사(現)
대한법정신의학회 학술이사(現)
대한신경정신과의사회 법제이사(現)

저서 및 논문 : 비교정신분석학, 반사회적 성격분류에 의한 연쇄살인범 분류체계, 보건의료영역에서의 성년후견제 외 다수

법정신의학

-사례연구-

초판인쇄일	2010년 10월 20일
초판발행일	2010년 10월 30일
저 자	Bernard Glueck
역 자	오 채 근
펴 낸 이	오 무 근
펴 낸 곳	도서출판 **하나의학사**
주 소	서울시 종로구 홍파동 13-4 한솔빌딩 1층
출판등록	제2-541호(1988. 4. 1)
전 화	(02)730-2555, 2556
팩 스	(02)730-2557
이 메 일	hanampc@yahoo.co.kr

정가 19,000원

♦ 저자와의 합의로 인지 생략

♦ 잘못된 책은 구입처에서 교환해 드립니다.

ISBN 978-89-92141-64-2-93510